歯内療法の
レベルアップ&ヒント

北村和夫 編著

珠玉のアイデア&テクニック

田中利典	林 美加子	鷲尾絢子	和嶋浩一
吉岡隆知	福西一浩	北村知昭	原 節宏
石井 宏	和達礼子	佐藤暢也	加藤雄一
大墨竜也	須藤 享	佐藤勧哉	石井隆資
野杁由一郎	澤田則宏	菅 俊行	林 誠
西藤法子	阿部 修	松尾敬志	中原 貴
柴 秀樹	興地隆史	三橋 純	鈴木茂樹
古澤成博	中川寛一	木ノ本喜史	竹中彰治
武市 収	坂東 信	山本弥生子	岡口守雄
小木曾文内	牛窪敏博	辻本恭久	岩谷眞一
三橋 晃	寺内吉継	吉田 格	高橋慶壮
吉岡俊彦	前田宗宏	田中浩祐	長尾大輔
辻本真規	五十嵐勝	井澤常泰	稲本雄之
朝日陽子	前田英史	加藤広之	

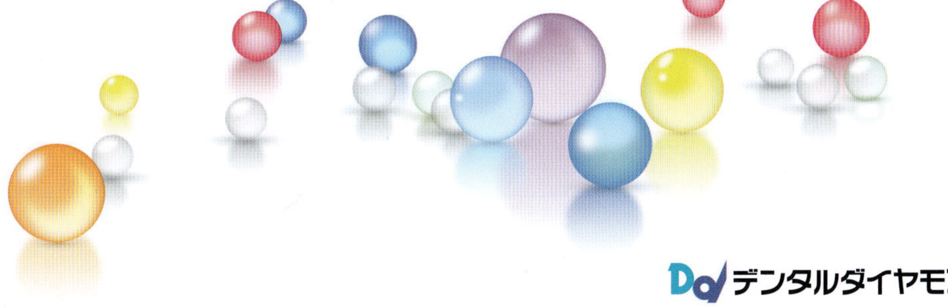

デンタルダイヤモンド社

刊行にあたって

「日常臨床において、何気なく行っている治療手技でも、操作の基本やコツを摑めば、さらなる効率化やレベルアップに繋がり、より良好な予後へと直結します。また、歯科器材の開発や歯科治療の考え方も日進月歩しており、その変化をすばやくキャッチして臨床に取り入れることで、臨床の幅も広がることでしょう」

上記のようなコンセプトで、10カテゴリー（コンポジットレジン修復、歯内療法、歯周治療、クラウン・ブリッジ、インプラント、有床義歯、外科手術、小児歯科、高齢者歯科、トピックス）、全72項目を収載した書籍『日常臨床のレベルアップ＆ヒント72』を、2015年12月に小社より上梓しました。各分野の専門家に執筆を依頼し、それぞれに創意工夫を凝らしているポイントや注意点といった"勘所"を中心に、端的にまとめたところ、多くの読者の支持を得ました。同時に、各カテゴリーでの"レベルアップ＆ヒント"の出版を望む声を多く頂戴しました。

本書は、その各論シリーズの第一弾です。口火を切るに相応しいテーマとして、最も要望の多かった歯内療法をチョイスしました。

本書もほとんどの項目を2〜4頁で構成し、ポイントを絞って端的にまとめるように編集しています。さらに、執筆陣は歯内療法に長けた著名な先生方ばかりで、テクニックやアイデアなどを惜しみなく披露していただいています。

本書が、読者諸氏の臨床がレベルアップする一助となり、多くの患者さんの健康に寄与できれば望外の喜びです。ぜひ、明日からの診療にご活用ください。

2017年9月
デンタルダイヤモンド社　編集部

CONTENTS

1章　画像診断と症例評価

8	01	偏心投影でわかること	田中利典
12	02	パノラマX線検査で診断すべきこと	北村和夫
14	03	CBCTでわかること	吉岡隆知
16	04	ケースアセスメント	石井 宏

2章　歯の解剖と歯内療法時の留意点

20	01	根管治療時に考慮すべき上顎前歯の解剖	大墨竜也　野杁由一郎
22	02	根管治療時に考慮すべき上顎臼歯の解剖	西藤法子　柴 秀樹
24	03	根管治療時に考慮すべき下顎前歯の解剖	古澤成博
28	04	根管治療時に考慮すべき下顎臼歯の解剖	武市 収　小木曾文内
30	05	イスムスへの対応	三橋 晃
33	06	MB2への対応	吉岡俊彦
36	07	樋状根への対応	辻本真規

3章　感染予防対策と無菌的処置

40	01	根管治療用器具・器材の滅菌	朝日陽子　林 美加子
42	02	ラバーダム防湿と隔壁形成	福西一浩
46	03	仮封	和達礼子

4章　根管の拡大形成

50	01	症例に応じた電気的根管長測定法	須藤 享
54	02	ネゴシエーション	澤田則宏
56	03	グライドパス形成：Glide Path Management（GPM）	阿部 修
60	04	NiTiロータリーファイルの進化	興地隆史

64	05	RECIPROCによる拡大形成　中川寛一
66	06	WaveOne Goldによる拡大形成　坂東 信
70	07	HyFlex CM、HyFlex EDM併用の彎曲根管形成　北村和夫
72	08	ドクター主導による選択的な根管壁切削法　北村和夫

5章　根管洗浄

76	01	次亜塩素酸ナトリウム水溶液とEDTAによる洗浄　和達礼子
78	02	XP-Endo Finisher　牛窪敏博
80	03	ProUltra PiezoFlowを用いた根管洗浄の有効性　寺内吉継

6章　根管消毒

| 86 | 01 | 根管消毒の変遷　前田宗宏　五十嵐 勝 |
| 90 | 02 | 水酸化カルシウムによる根管消毒　前田英史 |

7章　根管充填

96	01	根管充填におけるモノブロック化　石井 宏
98	02	シーラーの選択　鷲尾絢子　北村知昭
104	03	マッチドコーンテクニック　佐藤暢也　佐藤勧哉
106	04	コアキャリア法：GuttaCoreの臨床応用　阿部 修
110	05	CWCT　吉岡俊彦

8章　再根管治療

114	01	垂直性歯根破折歯の診査・診断　林 美加子
116	02	コロナルリーケージ　菅 俊行　松尾敬志
120	03	撤去冠をTeCとして使う除去法　三橋 純
122	04	メタルポスト除去のためのダブルドライバーテクニック（DDT）　木ノ本喜史
124	05	支台築造除去のためのダブルバイブレーションテクニック（DVT）　木ノ本喜史
126	06	ファイバーポスト除去　吉岡隆知　山本弥生子
128	07	ガッタパーチャポイントの除去　辻本恭久
130	08	再治療時の根管充填のタイミング　牛窪敏博

9章　外科的歯内療法

134	01	ヘミセクション　　北村和夫
138	02	意図的再植法　　吉田 格
140	03	外科的歯内療法の過去と現在　　田中浩祐
142	04	CBCTとマイクロスコープを併用した逆根管治療　　井澤常泰
146	05	3Dモデルの外科的歯内療法への応用　　加藤広之

10章　痛みへの対応

152	01	非歯原性歯痛　　和嶋浩一
156	02	筋膜性歯痛または筋性歯痛　　原 節宏
160	03	神経障害性疼痛への対応　　加藤雄一
162	04	誤って抜髄しないための非歯原性歯痛の知識　　石井隆資
164	05	急患の急性歯髄炎への対応　　田中利典
166	06	急性化膿性根尖性歯周炎への対応　　林 誠　小木曾文内
168	07	根管治療後の術後疼痛　　中川寛一

11章　トピック

172	01	歯内療法が担う歯の細胞バンク ポジティブな抜髄治療のススメ　　中原 貴
176	02	生物学的歯内療法　　鈴木茂樹　柴 秀樹
178	03	バイオフィルム　　竹中彰治　野杁由一郎
180	04	MTAの臨床　　岡口守雄
184	05	パルプ・リバスクラリゼーション　　岩谷眞一
188	06	歯内歯周疾患への対応　　高橋慶壮
192	07	CBCTとマイクロスコープを用いた歯内療法　　北村和夫
196	08	Internal Apicoectomy：マイクロスコープを用いた新たなアプローチ　　長尾大輔
200	09	磁力を用いた根管からの破折ファイル除去　　稲本雄之

1章 画像診断と症例評価

Level Up & H!nt

- [01] 偏心投影でわかること ······················ 8
- [02] パノラマX線検査で診断すべきこと ········ 12
- [03] CBCTでわかること ······················ 14
- [04] ケースアセスメント ······················ 16

Level Up & H!nt
1章　画像診断と症例評価

[01] 偏心投影でわかること

東京都・川勝歯科医院　田中利典

　パノラマおよびデンタルX線写真は、立体的なものを投影して二次元の情報にしている。そのため、X線写真1枚では部位によっては読影が難しい。たとえば頰骨弓や上顎洞との重なり、骨の厚みによっては、根尖部の病変を正確に捉えることができない（図1a、b）。また、歯根や根管の様子を推測することが困難な場合もある。

　では、すべての根管治療の症例に歯科用小照射野X線CT（CBCT）を撮影するかというと、これはALARAの法則[*1]から望ましいことではない。そのため、歯内療法に関する治療を行う場合は、できれば偏心投影を加えて2枚以上のデンタルX線写真（Periapical radiograph：PA）で診査を行うことが望ましい。実際に、複数枚のPAによって診断の精度が高まると報告されており[1]、これについて異論はないだろう。

　今日のデジタルX線写真の場合、現像液を使用していたフィルム時代に比べると、X線照射による人体への影響は1/4〜1/6にまで低減できるといわれている。仮に診査で2枚撮影したとしても、人体への影響は十分小さく抑えられているので、複根管の症例や解剖学的に複雑な症例であれば、積極的に偏心投影で追加撮影することをお勧めしたい。

　本項では実例を4つ挙げて、2枚のPAから読み取れる情報を考えてみたい。

根管の数はいくつか？

　下顎大臼歯の遠心根は扁平な単根管のイメージが強いが、2根管性のものも存在する。アジア人における下顎大臼歯4根管の出現割合は50%ほどと報告されている[2,3]。治療開始時に解剖学的形態を正確に把握したい場合、偏心投影が役に立つ（図2a

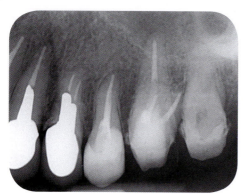

図1a ⎦7。抜髄が必要かどうかの診査のために撮影。平行法で撮影しているが、頰骨弓や上顎洞との重なりで、根尖部の様子が明確にわからない

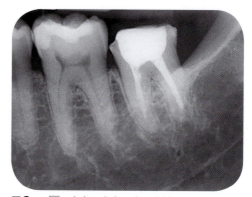

図1b ⎦7。患者は患歯に痛みを訴えている。同部位は骨に厚みがあるため、根尖部に透過像があるかどうか、このX線写真では明確にわからない

---

*1：ALARA（as low as reasonably achievable）の法則とは、国際放射線防護委員会が1977年の勧告で示した放射線防護の基本的概念。放射線を利用する場合、社会的・経済的要因を考慮しながら、「合理的に達成可能なかぎり低く」し、人体への被曝をできるだけ少なくするよう努力すること。

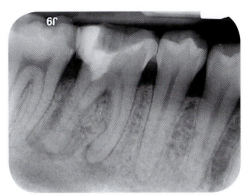

図❷a 。正放線のPAから、遠心根に透過像が認められる

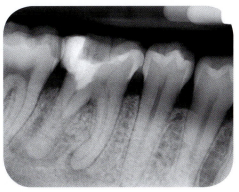

図❷b 偏遠心投影を追加すると、遠心根の解剖学的形態がより詳しくわかる

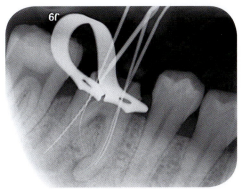

図❷c 正放線のX線写真にも写っているが、遠心根は2根・2根管になっている。ファイル試適でのPAから、根管の彎曲もよく把握できる

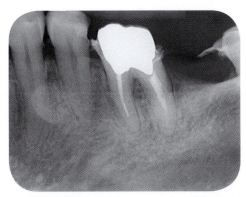

a：。破折器具が存在しているが、近心の頰側根管か舌側根管かは正放線のPA1枚だけではわからない

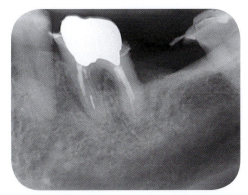

b：偏心投影（偏遠心）すると、破折器具の位置に大きく変わりはなく、根管充塡されている根管は近心にシフトしている

図❸a、b バッカルオブジェクトルールからフィルムに近い舌側は変位が少ないため、破折器具があるのは近心舌側根管と特定できる

〜c）。

破折器具はどの根管にあるか？

根管内に破折器具が存在している場合、その存在だけでなく位置の把握は重要である。たとえば下顎大臼歯近心根であれば、破折器具の位置は近心頰側根管なのか、近心舌側根管なのか、術前に正確に把握できると治療が進めやすい。偏心投影を追加すれば、破折器具のある根管を容易に特定することができる（図3a、b）。

近心頰側根管の様子は？

上顎大臼歯近心頰側根には2根管性のものが存在する[4〜6]。偏心投影した際、歯根に頰舌的厚みがあ

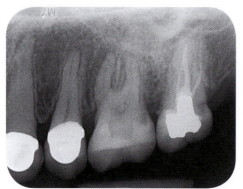

図❹a ⎿6。正放線では、近心頬側根は細く単純な根のように写っている

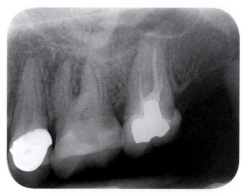

図❹b 偏遠心で撮影すると、歯根に幅が認められた

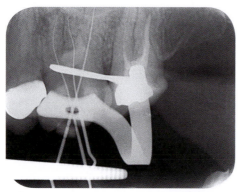

図❹c ファイル試適でデンタルX線写真を撮ってみると、歯根の幅とファイルの位置に偏りを認めた

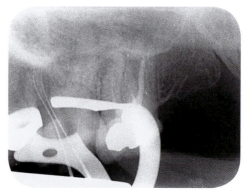

図❹d 髄床底を精査したところ、もう1根管が見つかり、患歯の近心頬側根は2根管性であった

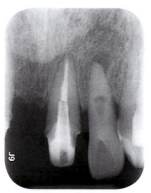

図❺a 2⎿。正放線での撮影から、根管中央に透過像が広がっている様子がわかる

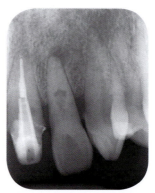

図❺b 偏心投影しても透過像は根管を含んで位置が変わっていない。患歯は内部吸収であった

る場合は2根管ではないかと想像できる（**図4a〜d**）。場合によっては、再根管治療か歯根端切除かといった治療計画立案の判断にもなり得る。

▶ 内部吸収か、外部吸収か？

内部吸収であれば根管治療、外部吸収であれば歯根表面からのデブライドメントが治療法になる。透過像の位置が偏心投影でどのように写るかによって、歯根吸収の状態を把握できる。まずは正放線で撮影し、特徴的な透過像が認められた場合、確定診断を行うために偏心投影を追加する（**図5a、b**）。

▶ 偏心投影の方法

フィルムホルダーがあると、規格化した撮影ができる（**図6a**）。また、偏心投影時にはフィルムの位置と管球の向きを把握しやすい。基本は正放線（ホ

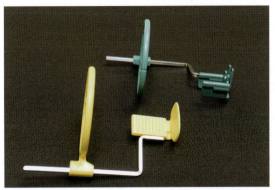

図❻a 黄色は通常のホルダーで、緑色はファイル・ガッタパーチャ試適時にクランプがかかったまま撮影できるホルダー

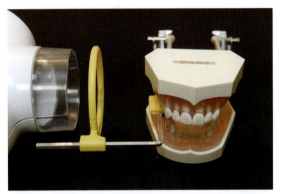

図❻b 正放線で撮影する場合は、管球をリングに合わせる

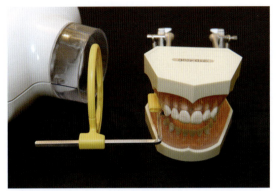

図❻c 偏遠心の場合は、管球を約20°遠心に振ってフィルムを狙う。リングに対して20°振ると、コーンカットしてしまうので注意

図❻a〜c 筆者が使用している平行法のフィルムホルダー（XCPインスツルメント：Dentsply Rinn）

ルダーリングに合わせて撮影）と偏遠心（管球を約20°遠心に振ってフィルムを狙う撮影）である（図❻b、c）。なお、小臼歯では歯列の彎曲から偏近心が推奨されるが、バッカルオブジェクトルール（またはSLOBの法則）[*2]から像の変位が偏遠心とは逆になるので要注意である。

米国歯内療法専門医では、診査のためのPA撮影は2枚が基本である。わが国の日常臨床において、根管治療で常に2枚撮影する必要はないかもしれないが、患歯の部位や状況によっては、偏心投影を1枚追加すると、診査・診断はもちろん、治療自体もやりやすくなる場合がある。本項で紹介した症例が参考になれば幸いである。

【参考文献】
1) Brynolf I: Roentgenologic periapical diagnosis II. One, two or more roentgenograms? Sven Tandlak Tidskr. 63(5): 345-50, 1970.
2) Huang CC, et al: Evaluation of root and canal systems of mandibular first molars in Taiwanese individuals using cone-beam computed tomography. J Formos Med Assoc, 109(4): 303-8, 2010.
3) Wang Y, et al: Evaluation of the root and canal morphology of mandibular first permanent molars in a western Chinese population by cone-beam computed tomography. J Endod, 36(11): 1786-9, 2010.
4) Zheng QH, et al: A cone-beam computed tomography study of maxillary first permanent molar root and canal morphology in a Chinese population. J Endod, 36(9): 1480-4, 2010.
5) Zhang R, et al: Use of cone-beam computed tomography to evaluate root and canal morphology of mandibular molars in Chinese individuals. Int Endod J, 44(11): 990-9, 2011.
6) Kim SY and SE Yang: Cone-beam computed tomography study of incidence of distolingual root and distance from distolingual canal to buccal cortical bone of mandibular first molars in a Korean population. J Endod, 38(3): 301-4, 2012.

＊2：Buccal Object RuleまたはSLOB（same lingual, opposite buccal）の法則。投影角度をつけた場合、舌側に位置する構造物（フィルムに近い側）は投影位置がさほど変わらず、頬側に位置する構造物（フィルムに遠い側）は管球の移動方向と反対側に移動するように投影される。

Level Up & H!nt
1章 画像診断と症例評価

[02] パノラマX線検査で診断すべきこと

日本歯科大学附属病院 総合診療科　**北村和夫**

　歯科用コーンビームCT（以下、CBCT）が臨床応用されるようになって15年以上が経過し、その有用性を示す論文は数多くある[1～3]。2012年4月より、根尖性歯周炎で三次元的診査が必要なケースではCBCT検査が保険適用され、今後さらなる普及が見込まれる。

　CBCTは、解剖学的構造を内部まで三次元的に観察できるが、従来の撮影法と比較して被曝線量が多い。2011年の米国歯内療法学会と米国口腔顎顔面放射線学会の共同声明では、「CBCTを撮像する際には被曝量を考慮し、得られる情報がそのリスクを上回るときに使用すべきである」と警告している[4]。また、2015年に両学会が共同で出した「歯内療法におけるCBCT適応のガイドライン」では、デンタルX線（以下、デンタル）検査を第一選択とし、診断目的で日常的にCBCTを用いるべきではないとの見解が示された[5]。

　一方、パノラマX線（以下、パノラマ）撮影は、鮮明度では他の撮影法に劣るが、初診時に多く行われており、歯科疾患のスクリーニングに有効である。その後、精査を要する部位には、デンタルやCBCTなど必要な検査を追加すればよい。本項では歯内療法を行う前に初診時に見落としてはならない症例をパノラマで紹介し、解説を加える。

▶ 歯根内部吸収

　歯根内部吸収（以下、内部吸収）は、通常無症状で経過するため、初診時に撮影したパノラマで偶然に発見されることがある（図1）。内部吸収の形態には円形型（図1）と不規則型があるが、不規則型は稀である（図2）。内部吸収では、根管壁外周の一部が吸収されて根管と吸収部が連続的に観察され、吸収部内ではもとの根管の外形線は認められない（図1）[6]。また、内部吸収では、穿孔するまで歯槽骨の吸収を伴わず、透過像は歯根内に限局する（図2）。

　内部吸収では、穿孔に至る前に発見して抜髄し、早期に吸収を停止させる必要があるが、活動期の内部吸収は進行が速く、歯根膜に至る穿孔を未然に防ぐことが困難な場合も多い。穿孔に至ると、冠部歯髄は壊死することが多いが、内部吸収部を含めて根

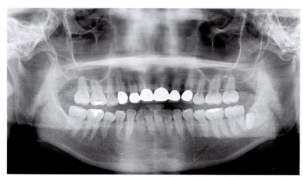

図❶ 33歳、女性。|2|。歯根中央部に円形の透過像を示す内部吸収を認める

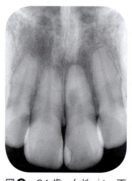

図❷ 34歳、女性。|1|。不規則型内部吸収

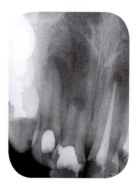

図❸ 21歳、女性。|1|。穿孔後も進行する歯根内部吸収

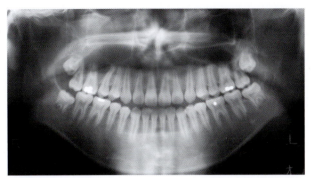
図❹ 18歳、男性。6︎。右側上顎洞に洞底線の不鮮明化とX線不透過像を認める

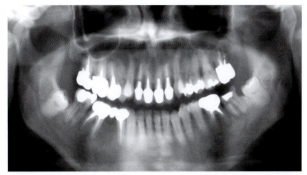
図❺ 43歳、女性。下顎左側臼歯部。下顎左側臼歯部の皮質骨が不鮮明となり、左側下顎管周囲に虫食い状陰影が認められる

部歯髄は生活し続け、破歯細胞が根尖側歯髄に存在するため、穿孔後も内部吸収は進行する（図3）。抜髄は、吸収の原因となっている破歯細胞を除去し、吸収を停止させる唯一の手段である。そのため、内部吸収歯では早期発見が重要であり、初診時のパノラマ撮影が有効である。

歯性上顎洞炎

歯性上顎洞炎は、感染根管の内容物が上顎洞内に漏洩して起こる。上顎の第1大臼歯、第2大臼歯、第2小臼歯が原因歯となりやすい。治療法は、歯の保存を第一に考え、まず起因歯の感染根管治療、抗菌薬投与などを行う。

パノラマ所見としては、原因歯に根尖部の透過像、歯根膜腔の拡大、歯槽硬線（白線）の消失がみられ、罹患側に上顎洞底線の不鮮明化、上顎洞不透過像、粘液貯留による水平線の出現などが認められる（図4）。

急性歯性上顎洞炎では、上顎癌、術後性上顎嚢胞、上顎洞真菌症、粘液貯留嚢胞との鑑別診断が必要である。

下顎骨骨髄炎

下顎骨骨髄炎（以下、骨髄炎）は、根尖性歯周炎や慢性歯周炎などに継発して起こることが多い疾患である。近年、歯科医療の進歩と抗菌薬の発達により、骨髄炎はなくなったのではないかと思われていた。しかし最近、骨髄炎が増加していることは周知の事実である。歯科医師にとって、骨髄炎は病原菌と抗菌薬などの化学療法薬との戦いの歴史といえる。

原因歯を特定しやすい歯髄炎や根尖性歯周炎の痛みに対し、骨髄炎の場合は原因となる歯の特定が困難なほど、痛みが広がることがある。急性根尖性歯周炎と考えて感染根管治療を施しても、あるいは歯周病と診断して抜歯を行っても、治療後に痛みがなかなか引かず、初めて顎骨骨髄炎を疑うケースもある。

パノラマは骨髄炎の診断には不可欠であり、最も簡便な検査法である。図5の症例では、下顎左側臼歯部の皮質骨が不鮮明となり、下顎管周囲の透過性の亢進、いわゆる虫食い状陰影が認められる。このような症例は根管治療では治癒しないので、骨髄炎と診断し、ただちに口腔外科医に紹介すべきである。骨髄炎の診断は、デンタルでは困難である。

初診時に撮影されることの多いパノラマから得られる情報は多い。主訴の歯の治療を行うだけでなく、一口腔単位で歯科疾患のスクリーニングを心がけてみてはいかがだろうか。

【参考文献】

1) Kitamura K: Endodontic treatment on maxillary first molar with four roots and five root canals using a microscope and the cone-beam computed tomography. Int J Microdent, 5: 62-67, 2014.
2) Kitamura K: Surgical endodontic approach to a maxillary central incisor with a supernumerary root. Int J Microdent, 7: 86-90, 2016.
3) Kitamura K: Nonsurgical endodontic treatment of Oehlers' type Ⅲ dens invaginatus using cone-beam computed tomography and surgical operating microscope. Int J Microdent, 8: 12-17, 2017.
4) American Association of Endodontists and American Academy of Oral Maxillofacial Radiology: Use of cone-beam computed tomography in endodontics Joint Position Statement of the American Association of Endodontists and the American Academy of Oral Maxillofacial Radiology. Oral Surg Oral Med Oral Pathol Oral Radiol Endod, 111: 234-237, 2011.
5) AAE and AAOMR Joint Position Statement: Use of cone beam computed tomography in endodontics 2015 update. Oral Surg Oral Med Oral Pathol Oral Radiol, 120: 508-512, 2015.
6) Kenneth M: Hargreaves, Stephen Cohen, Louis H. Berman: Pathways of the Pulp. Mosby, St. Louis, 2011 (10th ed.): 639-654.

Level Up & H!nt
1章 画像診断と症例評価

[03] CBCTでわかること

東京都・吉岡デンタルオフィス　**吉岡隆知**

　歯科用小照射野X線CT（CBCT）の有用性はいまさらいうまでもないが、アーチファクトの存在、画像解像度など、撮影された画像には限界がある。いまでは各社から手頃な価格でさまざまな機種が発売されているが、現在最も高精細な画像を提供してくれるのはベラビューX800（モリタ：図1）と考えられる。本項では、その画像を供覧する。

▶ 症例

　53歳、男性。上顎左側大臼歯部に瘻孔があり（図2）、紹介元で|6の根管治療を開始したが、症状の改善がみられないために当院への紹介となった。デンタルX線写真では、|6 7に根尖部透過像が認められた（図3）。瘻孔から挿入したガッタパーチャポイントは、|7に到達していた（図4）。デンタルX線写真からは、2本の大臼歯にそれぞれ病変があるように見える。

　|6のCBCT画像（図5）では、近心頬側根（MB）頬側根管（MB1）は病変のある根尖まで形成できているが、MB2は見えない。遠心頬側根（DB）は口蓋根と癒合しており、やはり根管は見えない（図6）。水平断面画像（図7）では、MB2（青矢印）およびDB（黄矢印）の根管は確認できず、石灰化のため処置不能と診断した。

　一方、頬側根の歯列平行断面画像（図8）では、DB根尖の病変は|7 MBの病変と繋がっていた。根尖病変部の水平断面画像（図9）でも、両歯の根尖病変が繋がっていることを確認できる。いわゆる、2歯根尖含有病変[1,2]である。この場合は、両歯を同時に根管治療しなければならない。

●

　今回提示した症例では、デンタルだけではあきらかではなかった、歯根形態、根管の石灰化、病変の広がりについてCBCTにより明確となった。上顎大臼歯部はデンタルX線写真の照射方向の骨が厚く、かつ歯根の重なりもあり、単純撮影での読影は難しい。CBCTはこのような複雑な構造をあきらかにしてくれる。このようにCBCT画像を解析し、あとは術者の技量に基づく治療可否の判断、および治療法の選択を行い、患者に提案する。CBCTは情報量が多く、微細な事項も見逃さないように慎重に読影しなければならない。

【参考文献】
1）吉岡隆知，坂上斉，吉岡俊彦：側切歯を中心に広がる根尖病変について第一報．日本歯内療法学会雑誌．36：69-74，2015．
2）吉岡隆知，坂上斉，吉岡俊彦：側切歯を中心に広がる根尖病変について第二報．日本歯内療法学会雑誌．36：121-125，2015．

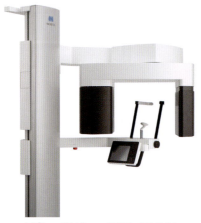

図❶　ベラビューX800（モリタ）

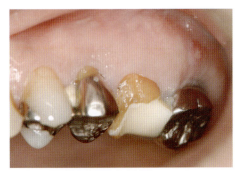

図❷ 上顎左側大臼歯部の瘻孔

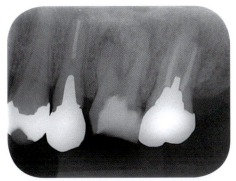

図❸ 上顎左側大臼歯部のデンタルX線写真

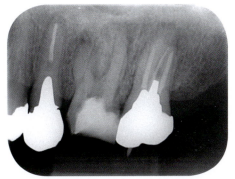

図❹ 瘻孔から挿入したガッタパーチャポイントは、7̲に到達していた

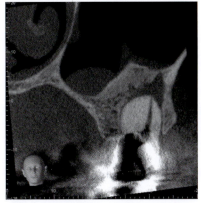

図❺ 6̲近心頬側根の歯列直交断像

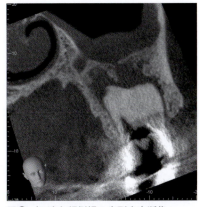

図❻ 6̲遠心頬側根の歯列直交断像

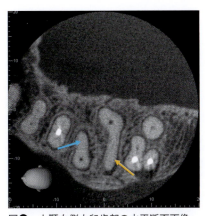

図❼ 上顎左側大臼歯部の水平断面画像

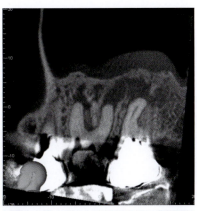

図❽ 上顎左側大臼歯部頬側根の歯列平行断面画像

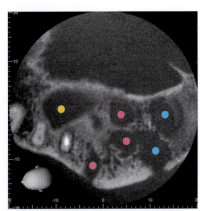

図❾ 上顎左側大臼歯根尖病変部での水平断面画像。上顎洞（●）、6̲の根尖病変（●）。7̲の根尖病変（●）

[04] ケースアセスメント

東京都・石井歯科医院　石井 宏

　臨床家にとって、個々の症例の難易度を正確に見極めることは、術者のみならず、治療を受ける患者にとっても極めて重要なことである。その理由は、症例の難易度を評価することを怠り、もしくは見誤ったまま処置を開始してしまえば、取り返しのつかない事態を招く可能性があるからだ。すべての臨床家が、すべての症例をカバーできる知識とスキルをもてるほど、歯内療法はシンプルな領域ではない。術者の力量以上の症例に手を出してしまった場合、どのような結果となるのかをよく考察してみる必要がある。

　極端な例を挙げれば、歯科大学を卒業して間もない臨床研修医が、口腔外科で研修を行っている期間中に、指導医の助けがまったくない状態で難易度の高い頸部リンパ節郭清術を執刀した場合（実際にはあり得ないであろうが）は、どのような術後経過が想像できるであろう。可能性としては、①処置が成功する、②処置が失敗する、③死亡する、などが考えられるが、①の転帰となる可能性は極めて低く、運がよければ②、悪ければ③という結果が予想できよう。

　同様に、診断や処置が非常に難易度の高い歯内療法処置を知識やスキルが不十分な術者が行った場合はどうであろうか？　①成功する、②失敗する、③当該歯を喪失する、などの転帰になることが予想される。歯内療法の場合は、術後すぐに患者の不快症状が出ないことも多いので、見かけ上は①の転帰と判断されていることも多いかもしれない。しかし、日本の再治療数の相対的比率を考えた場合、その解釈が正しくないことは一目瞭然である。歯内療法処置は失敗を繰り返すたびに難治化の段階が進んでしまうことを肝に銘じて、自分が成功に導ける可能性が高い症例を選択したうえで治療の介入を考えていただきたい。

 ### 症例難易度評価表

　表1に示す症例難易度評価表は、American Association of Endodontists（以下、AAE）[1]が、学生や一般医の教育用に発行したものを日本語に訳したものである。使用方法としては、項目ごとに難易度が「小」1点、「中」2点、「大」5点と3つに分類されているので、それぞれの症例に合わせた難易度にチェックを入れ、合計点数を算出する。AAEでは、合計点が20点以下の症例を難易度の低い症例、20～40点以下を難易度の高い症例、40点以上を専門医が扱うべき症例として、その使用を推奨している。

　しかしながら、難易度が正しく評価されても、術者が自己の力量を正しく判断できていなければ、何の意味もない。また逆に、状況によっては、自分の力量を多少超えていると判断した場合でも、自身で対処したほうが患者利益になる場合もあるであろう。最終的に、患者は術者の総合的な人間力に依存することになるわけである。

 ### まとめ

- ケースの難易度を正しく見極める
- 自分の力量を正しく見極める
- 総合的な観点から患者利益になる選択をする

【参考文献】
1) American Association of Endodontists : www.aae.org

表❶ 症例難易度評価表（参考文献[1]より引用改変）

難易度	小（1ポイント）	中（2ポイント）	大（5ポイント）
A．患者評価			
病歴	□ なし	□ 1つ以上	□ 複合した重度の疾患
麻酔	□ 問題なし	□ エピネフリンに対して過敏	□ 麻酔効果を得るのが困難
患者の性格	□ 協力的で素直	□ 不安げだが協力的	□ 非協力的
開口度	□ 制限なし	□ 軽度の制限あり	□ あきらかに制限あり
嘔吐反射	□ なし	□ 処置／X線で時々出る	□ 極度の嘔吐反射あり
救急性	□ 痛みや腫れ軽度	□ 痛みや腫れ中等度	□ 痛みや腫れ重度
B．診断・処置評価			
診断	□ 容易に診断可能（症状・徴候と歯髄・根尖部の状態が一致）	□ やや診断困難（数歯にわたる追加的な検査などが必要）	□ 診断困難（症状・徴候が複雑） □ 長期にわたる口腔／顔面領域の疼痛の既往
X線	□ 容易（撮影／読影ともに）	□ やや難しい（口腔底が浅い／口蓋が低い、狭い／骨隆起がある etc.）	□ 困難（障害陰影など）
歯の位置	□ 前歯／小臼歯 □ 軽度の傾斜（＜10°） □ 軽度の捻転（＜10°）	□ 第1大臼歯 □ 中等度の傾斜（10～30°） □ 中等度の捻転（10～30°）	□ 第2／第3大臼歯 □ 過度の傾斜（＞30°） □ 過度の捻転（＞30°）
防湿	□ 容易にラバーダム可能	□ 簡単な術前処置で、ラバーダム可能	□ ラバーするのにいくつかの術前処置が必要（歯冠延長など）
歯冠形態	□ 平均的なオリジナル歯冠状態のまま	□ FCK □ ポーセレン □ ブリッジ支台 □ 正常歯冠、歯根形態からやや逸脱（タウロドント、矮小歯） □ 歯冠崩壊の著しいもの	□ 修復物によりオリジナルの解剖学的形態や位置がわからなくなっている □ 正常歯冠、歯根形態からの著しい逸脱（歯肉歯など）
根管／根形態	□ 直線的／軽度の彎曲（＜10°） □ 根尖孔＜1mm直径	□ 中等度の彎曲（10～30°） □ 歯冠と根の長軸がやや異なる。根尖孔1～1.5mm直径	□ 強彎曲（＞30°）／Sシェイプ □ 2根の下顎小臼歯／前歯 □ 3根の上顎小臼歯 □ 根中央／根尖側での根管分岐 □ 長い歯（＞25mm） □ 根尖孔オープン＞1.5mm直径
根管のX線上の評価	□ 根管も見える、サイズも狭小化してない	□ 根管と髄室は見えるが、サイズは狭小化している □ 歯髄結石	□ 根管形態不明瞭 □ 根管見えない
吸収	□ 吸収なし	□ わずかな根尖部吸収	□ かなりの根尖吸収 □ 内部吸収 □ 外部吸収
C．その他			
外傷の既往	□ 単純歯冠破折	□ 永久歯（×幼若永久歯）の複雑歯冠破折 □ 亜脱臼	□ 幼若永久歯の複雑歯冠破折 □ 水平歯根破折 □ 歯槽骨折 □ 嵌入、挺出、側方脱臼 □ 脱落
根管治療の治療歴	□ 初めて	□ すでにアクセスされているが、その他の特記事項なし	□ すでにアクセスされ、穿孔、未処置根管、レッジ、破折ファイルなどの問題がある □ 再根管治療歯、あるいは外科的歯内療法を受けている
エンドーペリオの評価	□ 歯周疾患軽度あるいはなし	□ 中等度の歯周疾患が併存	□ 重度の歯周疾患が併存 □ 歯周組織に波及が見られる不完全破折歯 □ エンドーペリオ病変 □ 根管治療の前にルートアンプテーション（歯根端切除術）されている

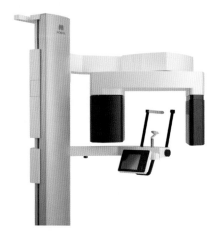

2章 歯の解剖と歯内療法時の留意点

Level Up & H!nt

- [01] 根管治療時に考慮すべき上顎前歯の解剖 … 20
- [02] 根管治療時に考慮すべき上顎臼歯の解剖 … 22
- [03] 根管治療時に考慮すべき下顎前歯の解剖 … 24
- [04] 根管治療時に考慮すべき下顎臼歯の解剖 … 28
- [05] イスムスへの対応 … 30
- [06] MB2への対応 … 33
- [07] 樋状根への対応 … 36

Level Up & H!nt
2章 歯の解剖と歯内療法時の留意点

[01] 根管治療時に考慮すべき上顎前歯の解剖

新潟大学 大学院医歯学総合研究科 口腔健康科学講座 う蝕学分野　大墨竜也　野杁由一郎

　上顎前歯は単根であり、直線的な根管が多いため、一見シンプルで根管治療は容易であるように思われがちであるが、そこにはいくつかの落とし穴がある。本項では、歯内療法において解剖学的に考慮すべき点について述べる。

▶ 上顎中切歯

　歯根の根尖形態について、歯種ごとの詳細を表1に示す[1]。中切歯は、25％に根尖の彎曲を認めた。根管形態としては、トルコ人の抜去歯の透明標本の解析[2]によると、中切歯は根管の途中分岐が1.5％程度で、側切歯（9.5％）、犬歯（4.7％）と比較して少ない。しかし、日本人では、根管側枝については根尖3mmまでで側切歯、犬歯と比べ、出現率が高かった（後述）。

　若年者においては、根管髄角が歯冠側に伸びており、髄角部に歯髄を取り残しやすく、歯冠変色の原因となりやすい（図1）。

▶ 上顎側切歯

　側切歯の根管の彎曲を抜去歯の観察により調べた論文によると、唇側方向への彎曲が77％で、そのうち、遠心唇側方向への彎曲が最も多く、52％と報告されている[3]。注目すべきは、ストレートの根管はわずか2.1％のみだったことである。また、歯内歯、円錐歯、円筒歯（図2）、斜切痕などの特徴的な形

表❶　歯種別の根尖彎曲（参考文献[1]より引用改変）

歯種	根尖形態（％）					
	彎曲なし	根尖彎曲方向				
		遠心	近心	唇側	口蓋側	その他
中切歯	75	8	4	9	4	0
側切歯	30	53	3	4	4	6
犬 歯	39	32	0	13	7	9

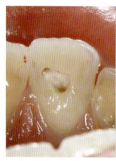
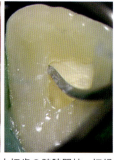

図❶　16歳男子の上顎中切歯の髄腔開拡。切縁方向に髄腔が広がっている。髄角部の歯髄の取り残しに注意

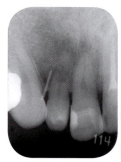
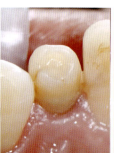
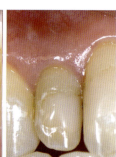

図❷　歯根内部吸収を起こした円筒歯。頬側にコンポジットレジン修復を認めた

表❷ 根管治療の成績（参考文献[4]より引用改変）

	歯髄壊死（根尖病巣あり）	再根管治療
上顎中切歯	92%	86%
上顎側切歯	74%	67%
上顎犬歯	88%	89%

態に注意が必要である。

上顎側切歯は、上顎中切歯と外見的には類似しているが、根管形態はより複雑で変異に富んでいるため、治療の成功率は低い（表2）。上顎側切歯は、中切歯に比べると根尖病変の発現率が高く、根尖部の彎曲、側枝が影響していると推察される。

 上顎犬歯

根管の水平断面は正円形ではなく、頬舌的に扁平であることがほとんどである。歯根形態は、彎曲なしが39％、61％に何らかの彎曲を認めた（表1）。

アクセスの外形は、根管の相似形としてほぼ楕円形になる。若年者ではとくに根管が太く、髄腔開拡は比較的容易であるが、歯根長が長いため、電気的根管長測定器の使用時に誤差が生じやすい。また、根管上部が広く、根管長が長いため、抜髄時に太いファイルを早期に挿入すると、根尖部に歯髄組織やデブリを押し込み、根尖の閉塞を引き起こしやすい。

 側枝

上顎前歯には側枝がよく発現するが、根尖から3mmまでのところに多く存在する。中切歯は唇側、側切歯は口蓋側、犬歯は頬側、口蓋側、遠心に多いとの報告がある（表3）[5]。

 髄腔開拡

髄腔開拡は、ファイル操作が規制されず、根尖へスムーズに挿入できるように、または、ファイルが根尖の彎曲に追従しやすいように形成する。つまり、根管上部を可能なかぎり、ストレートに形成する必要がある。リンガルショルダー部や切縁側とファイルが干渉すると、挿入時にS字状に彎曲し、レッジやトランスポーテーションのリスクが高まる。そのため、髄腔開拡の際、基底結節よりも唇側に広げて、

表❸ 日本人の上顎中切歯69本、上顎側切歯61本、上顎犬歯31本をサンプルとした側枝の出現率。根管をインクで染色後、NiTiファイルで根管形成を行い、垂直加圧根充を行った。透明根管を作製し、側枝の位置を顕微鏡で観察した（参考文献[5]より引用改変）

側枝の位置	中切歯（%）	側切歯（%）	犬歯（%）
歯根全体	7.2	8.1	9.7
根尖側3mmまで	39.1	21.3	29.0
根尖側3mmより上	15.9	19.7	19.4
側枝あり合計	62.2	49.1	58.1
側枝なし	37.8	50.9	41.9

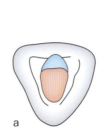
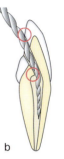
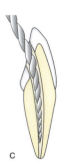

a b c

図❸ a〜c 髄腔開拡の外形と根管口部の整理。根管の上部でファイルが干渉すると、解剖学的な根尖形態を逸脱した形成となる可能性がある。a：窩洞外形は逆三角形。側切歯など彎曲が強い場合、干渉を避けるため、切縁側に拡げる（青）。犬歯では外形は楕円に近くなる。b：アクセスが小さい。リンガルショルダーと切縁が干渉し、ファイルがS字状に彎曲する。c：アクセスを修正。リンガルショルダーのアンダーカットを削除し、ファイルが直線的に挿入可能

切縁寄りに開拡する。また、口蓋側のアンダーカットをゲイツドリルやラウンドバーなどで掻き上げて整理する必要がある（図3）。

上顎前歯の解剖学的形態は単純とはいえない。無理な器具操作によって本来の根管形態を破壊してしまった場合、retreatmentの成功率は格段に低くなってしまう。単根管といえども油断せず、解剖学的特徴を理解したうえで治療に臨む必要がある。

【参考文献】

1) Ingle JI, et al.: "Endodontic success, failure-the Washington Study." Endodontics, 4th edition, Malvern PA: Williams & Wilkins, 1994: 21-52.
2) Sert, Semih, and Gunduz S. Bayirli: "Evaluation of the root canal configurations of the mandibular and maxillary permanent teeth by gender in the Turkish population." Journal of endodontics, 30(6): 391-398, 2004.
3) Chohayeb AA: Dilaceration of permanent upper lateral incisors: frequency, direction, and endodontic treatment implications. Oral Surg Oral Med Oral Pathol, 55(5): 519-520, 1983.
4) Sjögren ULF, et al.: "Factors affecting the long-term results of endodontic treatment." Journal of endodontics, 16(10): 498-504, 1990.
5) Adorno CG, T Yoshioka, and H Suda: "Incidence of accessory canals in Japanese anterior maxillary teeth following root canal filling ex vivo." International endodontic journal, 43(5): 370-376, 2010.

Level Up & H!nt
2章　歯の解剖と歯内療法時の留意点

[02] 根管治療時に考慮すべき上顎臼歯の解剖

広島大学 大学院医歯薬保健学研究科 歯髄生物学研究室　西藤法子　柴 秀樹

▶ 上顎臼歯の特徴

　上顎臼歯の根管治療を行うにあたり、歯根尖端部と上顎洞との位置関係を知ることは重要である。歯根尖端部の上顎洞への突出を確認するため、デンタルX線写真上で歯根膜腔の連続性を観察することは有効である。しかし、確実に三次元的な位置関係を把握するためには、CBCT撮影を行うべきである。

　上顎臼歯は、歯根数と根管数が一致しない割合が比較的高い。歯髄、感染歯質、細菌などを確実に除去するためには、1歯根あたり複数の根管があること、さらにイスムス、フィンおよび根管の分岐位置が根尖側にある低位分岐などの存在を念頭におき、治療する必要がある。

　Vertucciの根管形態の分類が示すように、根管形態はさまざまである（図1）。日本人の上顎大臼歯近心頬側根と上顎第1小臼歯はTypeⅡとTypeⅣを、上顎第2小臼歯は上顎第1小臼歯と比較して2根管の割合が低く、TypeⅡとTypeⅢを示すことが多い。イスムスは上顎小臼歯、上顎大臼歯近心頬側根に、フィンは上顎小臼歯、上顎大臼歯近心頬側根と口蓋根に存在する場合が多い。上顎小臼歯の歯根や上顎大臼歯の頬側近心根は近遠心に圧平された形状をしていることから、根管拡大によってストリップパーフォレーションを生じさせないように注意を要する。

▶ 第1小臼歯

　歯根の近心面には、歯周ポケット形成の増悪因子である圧痕（凹面）がある。歯根は近遠心的に圧平され、歯冠部と歯頸部の幅径の差が大きいため、髄室開拡の方向を間違えると側方へ穿孔しやすい。歯根数は1根が59〜81％、2根が18〜50％であり、一部が癒合した不完全な2根もある。根管数は根管口が頬舌的に位置する2根管（64〜90％）が最も多いが、1根管（9〜36％）や3根管（1〜5％）もある（図2）。デンタルX線写真上で近遠心幅径が大きな歯根は、3根管（頬側に2根管）あると想定し、根管

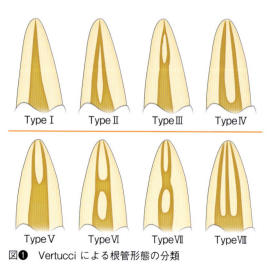
図❶　Vertucciによる根管形態の分類

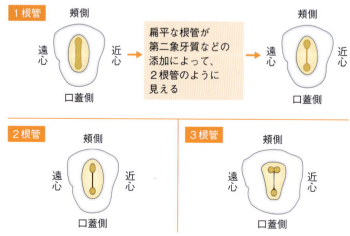
図❷　上顎小臼歯の髄室開拡外形線と根管口の位置

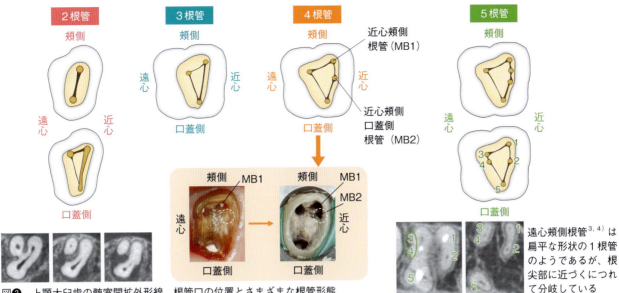

図❸ 上顎大臼歯の髄室開拡外形線、根管口の位置とさまざまな根管形態

探索を行う。

第2小臼歯

歯冠部の形態は第1小臼歯と基本的に類似しているが、歯根は異なる特徴をもつ。第1小臼歯にみられる根面の近心側の圧痕はほとんどなく、遠心面に溝が存在することが多い。単根（95〜99％）で1根管（70〜98％）が多く、2根管（3〜30％）あるいは3根管（＜1％）存在する場合やS字状の根（銃剣状根）を示すこともある。根管口付近での第二象牙質などの添加により、イスムスが介在する2根管のように見えることがあるので、2根管か1根管を確実に見極める必要がある（図2）。

第1大臼歯

第1大臼歯の歯冠部の形態は菱形の咬合面で、基本的に4つの咬頭を有するが、カラベリー結節や臼旁結節などがあることも多い。大結節では、髄角が存在する場合もあるため、歯髄の取り残しに注意する。歯根は頬側2根と口蓋側1根の3根（94〜100％）が基本的な根の数である。しかし、4根や癒合して1根や2根もある。根管数は近心頬側根に2根管存在する4根管（61〜76％）が最も多く、3根管（21〜35％）や稀に5根管（3〜8％）もある（図3）。近心頬側根は扁平状かつ遠心側に彎曲しているため、根分岐部側の根管壁にストリップパーフォレーションを生じさせないよう、根管形成・拡大する必要がある。また、近心頬側根の口蓋側に位置する根管（近心頬側口蓋側根管）の根管口は、第二象牙質やエンド三角で隠れている場合が多い（図3）。遠心頬側根管はほぼ円形で彎曲は少ないが、複数根管を有する場合もあるため、見落しに注意する（図3）。口蓋根については、根尖付近で頬側に彎曲している可能性を意識し、治療すべきである。

第2大臼歯・第3大臼歯

第1大臼歯を基本的な形態として、近遠心的に圧縮したような歯冠形態や咬頭消失、歯根の融合など退化の傾向が強くなる。しかし、その程度は個体によってさまざまである。第2大臼歯の根は1根（5〜20％）、2根（6〜24％）、3根（56〜95％）、4根（＜2％）であり、根管数は1根管（6％）、2根管（7％）、3根管（38〜88％）、4根管（12〜48％）、5根管（1〜8％）である（図3）。第1大臼歯と比べて頬側の2根管の根管口は近接していることが多い。第3大臼歯はさらに退化した根形態を示すも、複数根管が存在することもある。デンタルX線写真で頬側根管と口蓋根管の2根管が1根管に見えることがあるため、本来の根管数や根管形態に注意が必要である。

【参考文献】

1) Vertucci FJ: Root canal anatomy of the human permanent teeth. Oral Surgery, Oral Medicine, Oral Pathology, Oral Radiology, and Endodontics, 58: 589-599, 1984.
2) 中澤弘貴, 馬場俊晃, 辻本恭久：日本人上顎小臼歯の歯根と根管形態の分析. 日本歯内療法学会雑誌, 38：31-35, 2017.
3) 小川 淳, 關 聖太郎：歯科用コーンビームCT画像における上顎大臼歯の歯根および根管形態の観察. 日本歯内療法学会雑誌, 38：57-62, 2017.
4) 木ノ本喜史：臨床根管解剖、基本的知識と歯種別の臨床ポイント. ヒョーロン・パブリッシャーズ, 東京, 2013.

Level Up & Hint
2章 歯の解剖と歯内療法時の留意点

[03] 根管治療時に考慮すべき下顎前歯の解剖

東京歯科大学 歯内療法学講座　**古澤成博**

　日常臨床において、下顎前歯部の歯内療法処置を行う頻度が比較的少ないことを感覚的に理解されているかと思う。

　周知のとおり、実際に下顎前歯部のDMF歯率は非常に低い[1]。したがって、通常の健康な成人の下顎前歯部における歯内療法処置は、比較的遭遇する機会が少ないのが実情であろう。

　しかしながら、高齢者で唾液が極端に減少している場合や、プラークコントロールが不良な場合などでは、隣接面う蝕が多発し、これが髄腔に達して自然と歯髄が壊死して感染を来し、慢性化膿性根尖性歯周炎へと移行している場合などに遭遇することがある。このような高齢者の症例の場合、髄腔が極端に狭窄しており、根管へのアプローチが非常に困難で、パーフォレーションなどのリスクが増大していることも多い。

　このように下顎前歯部の歯内療法処置は、処置を行う機会は比較的少ないものの、いざ処置を行うとなれば、かなりの難症例に遭遇する機会が多いと考えられる。

　本項では、下顎前歯部の基本的な根管解剖について解説するとともに、高齢者などの狭窄した根管における同部へのアプローチについて、併せて述べてみたいと思う。

▶ 下顎前歯部の根管解剖

　基本的には頰舌的に圧平された1根管であるが、しばしば2根管に分岐しているものが認められる。この場合、通常のデンタルX線写真では発見できない（図1～8）ため、処置に際してはマイクロスコープの使用が望ましい。

　また、基本的な根管の構造については**表1**に示すとおり、多くの先人の参考文献[2～6]で日本人の側切歯の複雑性が示されており、上顎前歯に比較した

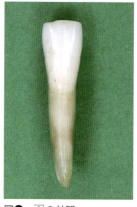

図❶　2|の外観

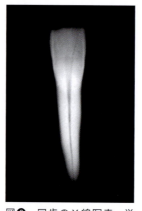

図❷　同歯のX線写真。単根管に見えている

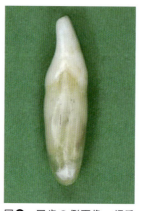

図❸　同歯の側面像。頰舌的に厚みがある

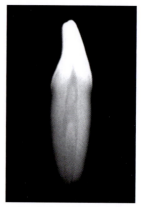

図❹　同歯の近遠心方向のX線写真。2根管に分岐しているのがわかる

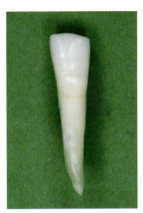
図❺ ①の外観

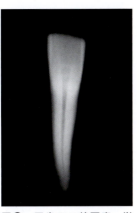
図❻ 同歯のX線写真。単根管に見えている

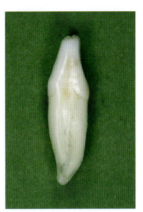
図❼ 同歯の側面像。根尖が頬側に彎曲している

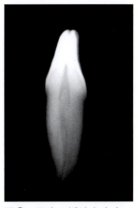
図❽ 同歯の近遠心方向のX線写真。根尖部の彎曲とともに、イスムスの存在が疑われる

表❶ 日本人下顎前歯部における根管形態、分岐状態の研究結果の比較（％）

	葭内・高橋・横地		奥村	中村・筒井		平野・長砂・内海		齋藤	
	1	2	1・2	1	2	1	2	1	2
単純根管	61.5	54.5	91.3	61.4	24.3	73.3	67.9	63	36.6
根尖分岐	20.2	12.9	3.8	13.2	17.5	18.3	8.9	14.8	23.3
管外側枝	6.7	6.9	5	5.3	7.8	3.3	7.1	7.4	16.6
根尖分岐＋管外側枝	1.9								
完全分岐	7.7	4		1.8	3.9		1.7		
不完全分岐	1.9	21.8		13.2	48.5	5.5	8.9		
完全分岐＋管間側枝							5.3		

根管の複雑性は側切歯に著明である。

それら過去の日本人の下顎前歯部の解剖学的特徴を検索した研究結果を見てみると、中切歯では単純根管が多く認められる一方、側切歯では分岐根管が多く認められる傾向を示している。葭内らの研究[6]では、側切歯で分岐根管の発現率が約27％を占め、上下顎前歯群のうちで最も多く、とくに不完全分岐根管が約23％で、ほとんどを占める。なかでも、高位で分岐するものが15.5％で、最も多かったと述べられている。

このように、下顎切歯では、側切歯が最も分岐する確率が高く、また2根管のように見えてもイスムスで繋がっている場合もあることから、処置に際しては十分に注意しなければならない歯種であるといえる。

髄室開拡の基本

窩洞外形は、髄室を舌面に投影した形態（図9）とし、機器が根管に直達できるように髄室側壁を削去して、根管治療が円滑にできる形態を付与しなければならない。この際、天蓋と舌側肩部を十分に削去する必要があり、とくに舌側肩部の取り残しは、第二根管の発見に影響を与える大きな因子となるため、十分に注意して形成しなければならない（図10）。一方、過剰切削はステップ形成の原因となるため（図11）、できればマイクロスコープ下で確認しながら進めることが望ましい。

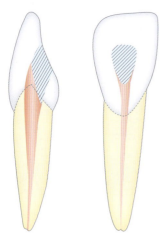 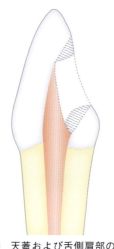 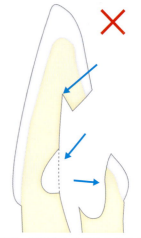

図❾ 基本的な髄室開拡窩洞の外形形態

図❿ 天蓋および舌側肩部の取り残しには十分注意する

図⓫ 過剰削除は穿孔のリスクが生じるとともに、根管探索が困難となる

年齢別にみる処置のポイント

　前述のように、下顎前歯部のう蝕罹患率はたいへん低く、日常の臨床で処置が必要となるケースは、高齢者の場合に多いものと思われる。症例にもよるが、通常のデンタルX線写真で歯内療法処置を行う際に重要となる髄腔形態がはっきりと確認できるのは、50～60歳代までであり、70歳を超えるとなかなか確認しにくい（図12～18）。しかも、隣接面う蝕によって髄室が狭窄傾向にある歯の場合には、マイクロスコープで確認しても、髄腔の完全狭窄によって処置が困難な症例も散見される。このような場合、とくに歯軸の向きがわかりにくくなるラバーダム防湿下でむやみに根管を探索、追求を行うと、パーフォレーションの危険が伴うこともあり、とくに初心者は十分に注意すべきであろう。また、完全に狭窄した根管を有する歯で、どうしても処置が必要な場合には、不用意な根管アプローチによる偶発症を回避する目的で、意図的再植法などの外科的歯内療法処置を行わざるを得ないこともある。

　以上のように、下顎前歯部は近遠心的に圧平された楕円形を呈しているとともに、側切歯では根管分岐が発現する確率がやや高いことから、あらかじめ2根管であることを想定しながら処置を進めるのが得策である。

　また、高齢者においては、高頻度で狭窄していることが多く、処置に際してはマイクロスコープを応用して慎重に処置を進めるなど、十分な配慮が必要である。

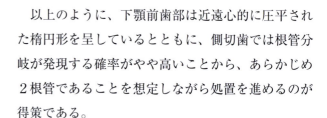

【参考文献】
1）財団法人8020推進財団：全国成人歯科保健調査報告書. 平成19年3月.
2）奥村鶴吉：いわゆる根管問題. 歯科学報, 16（7）：1-5, 1911.
3）中村俊一, 筒井正弘：根尖孔の開口部位に就て. 歯科医学, 14（1）：51-64, 1950.
4）平野嘉男, 長砂忠男, 内海順夫：墨汁浸潤透視法による根管（歯髄腔）の形態学的研究、とくに各歯別, 根管分岐性状の年齢的異同について. 歯科医学, 22（3）：1344-1376, 1959.
5）齋藤 久：前歯の根管. 大日本歯科医学会雑誌, 40：48-60, 1925.
6）霞内純史, 高橋和人, 横地千侭：真空注入法による歯髄腔の形態学的研究 第一報. 歯基礎誌, 13：403-427, 1971.

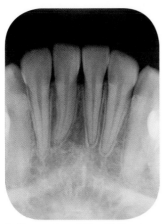

図⑫ 22歳、女性。髄腔はしっかりと確認できる

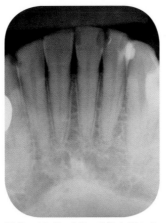

図⑬ 39歳、女性。う蝕と思われる透過像が認められるが、髄腔は広い

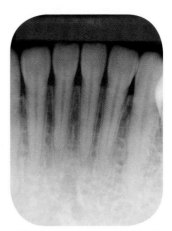

図⑭ 44歳、女性。歯周病の進行は認められず、髄腔はしっかり確認できる

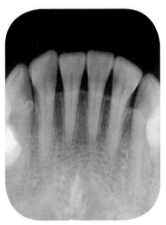

図⑮ 53歳、女性。若干歯周病が進行しつつあるが、髄腔はしっかり確認できる

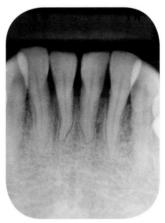

図⑯ 64歳、女性。歯周病の進行と根尖部の彎曲を認め、髄腔も狭窄しつつある

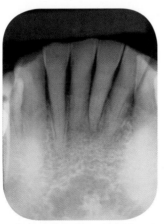

図⑰ 75歳、女性。歯周病が進行し、歯冠側1/2の髄腔は完全に狭窄している

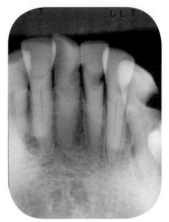

図⑱ 77歳、女性。歯周病が進行し隣接面う蝕も認められ、髄腔はほとんど狭窄している

Level Up & H!nt
2章 歯の解剖と歯内療法時の留意点

[04] 根管治療時に考慮すべき下顎臼歯の解剖

日本大学歯学部　歯科保存学第Ⅱ講座　武市 収　小木曾文内

　下顎臼歯の根管治療は難しいことが多い。その理由の一つとして、根管を見つけにくいことが挙げられ、とくに石灰化根管においてはそれが顕著となる。加えて、根管形態は複雑であり、また根管数が一定ではないなど、根管治療を難しくする要因は少なくない。したがって、根管治療を適切かつ効率的に実施するには、根管の形態や位置の原則を知ることが重要となる。

▶ 根管数や根管形態の分類

　根管の形態を分類する方法として、Vertucciおよび Weineの分類が知られている（図1）。下顎臼歯におけるVertucciの分類に従った出現頻度を表1[1,2]に示す。下顎小臼歯の多くは単根・単根管であり、4〜12％にTypeⅤのような低位分岐根管が発現する。したがって、下顎小臼歯の根管治療を開始する際には、術前に正方線および偏心投影法によるX線撮影を実施し、ファイルにプレカーブを付与するなどして低位分岐根管の有無を精査する。
　一方、下顎第1大臼歯の根管形態は複雑化しており、近心根の根管形態の60.5％がTypeⅣ、24.9％がTypeⅡと続くが、TypeⅠはわずかに2.8％である。すなわち、97％以上のケースにおいて2根管性であることがわかる。また、遠心根の根管形態はTypeⅠが71.8％であるが、2根管性の割合も少なくなく、2根管性であることを疑って治療を行う必要がある。
　第2大臼歯の根管形態はさらに多様であり、根管治療の難易度は上昇する。近心根の根管形態は、TypeⅠが30.9％で、TypeⅢが25.5％と続き、単根管や2根管などの単純な形態だけではなく、低位分岐根管などの出現率も高い。

▶ 根管口の位置の原則（規則性）

　根管口を探索する際に有効な方法として、根管口の位置の規則性を知ることが挙げられる。すなわち、①根管数に関係なく、咬合面から見た場合の各根管口から歯冠側面までの距離は等しい（図2）、②根管口は近遠心的および頬舌的に対称的な位置に存在する、③根管口は歯冠外形に類似した位置に存在する、ことが報告されている[3]。
　②については図3aに示すように、近遠心方向に仮想の線を引き、近心根または遠心根が2根管の場

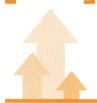

図❶　根管の分類。上：Vertucciの分類、下：Weineの分類

表❶　歯種別根管形態の分類と出現率（％）（参考文献[1]より引用改変）

		TypeⅠ	TypeⅡ	TypeⅢ	TypeⅣ	TypeⅤ	TypeⅥ	TypeⅦ	TypeⅧ
下顎第1小臼歯		83.8	0.3	2.1	0.3	12	0.1	−	0.3
下顎第2小臼歯		93.5	1.4	0.2	−	3.9	−	−	0.1
下顎第1大臼歯	近心根	2.8	24.9	3.4	60.5	1.7	1.7	0.5	1.1
	遠心根	71.8	1.1	6.8	7.9	10.2	1.1	0.5	−
下顎第2大臼歯	近心根	30.9	14.6	25.5	15.1	12.1	0.6	−	−
	遠心根	96.4	0.6	1.2	−	1.8	−	−	−

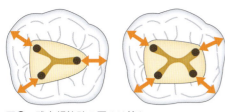

図❷ 残存根管壁の厚みは等しい

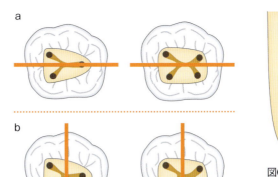

図❸ 根管の位置の対称性

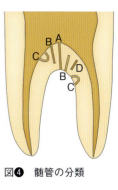

図❹ 髄管の分類

合（図3a右）はこの線から対象的な位置に根管口が存在する。仮に、根管口がこの線上にある場合（図3a左、遠心根）は基本的に単根管とされる。また、図3bに示すように、頬舌方向に仮想の線を引いた場合、近心根管と遠心根管の位置は、この仮想の線に対して対称的な位置に存在する。

その他、①髄床底部に存在する根管口の間を結ぶ線（髄線）を参考にする、②メチレンブルーなどの染色剤を用いる、③次亜塩素酸ナトリウム溶液を歯冠歯髄腔に満たして気泡の発生を観察する、④手術用マイクロスコープを使用する、ことにより、根管の探索が容易になる。

特殊な解剖

1．中心結節

小臼歯の咬合面に好発するが、前歯部などでも観察されることがある。中心結節の突起まで髄角が侵入しており、中心結節が破折することで歯髄炎を引き起こしたり、歯髄が露出したりすることがある。そのため、中心結節が存在する小臼歯付近に疼痛を訴える症例では、歯髄の生死の判定や根尖病変の有無を診査し、原因歯の特定と診断名の決定を行うことが重要である。

2．髄管

大臼歯の髄床底部に存在する根管側枝を、とくに髄管という。その出現率は20〜60％[4]と、文献によりさまざまである。髄管の形態もさまざまで、図4に示すように、Aタイプ（歯髄腔と歯根膜腔が完全に交通している）、Bタイプ（歯髄腔または歯根膜腔から生じた側枝が象牙質内で閉じている）、Cタイプ（歯髄腔または歯根膜腔から生じた側枝が象牙質内でループしている）、Dタイプ（象牙質内に限局しており、両端が閉じている）の4種類が知られている[5,6]。

Aタイプの髄管を有する大臼歯では、感染した細菌が髄管を経由して根分岐部病変を引き起こす可能性がある。注意しなければならないのはBタイプである。このタイプでは通常、根分岐部病変を生じることはないが、髄床底や根分岐部を削除し、Aタイプとなることで歯内・歯周病変を生じ得る。したがって、髄床底を不用意に削除しないことが根分岐部病変の発生を防止するうえで重要であろう。

3．遠心副根

下顎大臼歯の遠心根に存在し、第3根ともいわれる。出現頻度は低いが、遠心副根が存在すると、根管治療の難易度ははるかに上昇する。なぜなら、大臼歯の歯根にしては比較的細く、極度に彎曲していることがあるからである。そのため、ステンレススチール製リーマーやファイルを使用すれば穿孔や器具破折を引き起こしてしまうため、NiTiファイルの使用が推奨される。

【参考文献】

1) Shetty A, et al.: Morphological analysis of mandibular premolars using cone beam computed tomography. J Clin Diagnost Res, 8: ZC22-4, 2014.
2) Peiris HRD, et al.: Root canal morphology of mandibular permanent molars at different ages. Int Endod J, 41: 828-35, 2008.
3) Krasner P, et al.: Anatomy of the pulp-chamber floor. J Endod, 30: 5-16, 2004.
4) Bergenholtz G: Interrelationships between periodontitis and endodontics. In: Lindhe J, ed. Textbook of Clinical Periodontology, 2nd ed. Copenhagen, Munksgaard, 1989: 258-81.
5) 吉田昊哲, 他：乳臼歯髄床底部における副根管について．歯科学報, 75：580-5, 1975.
6) Zuka EP, et al.: Prevalence of different types of accessory canals in the furcation area of third molars. J Periodontol, 77: 1755-61, 2006.

[05] イスムスへの対応

神奈川県・鎌倉デンタルクリニック　三橋 晃

　イスムスとは、根管と根管を繋いでいる狭小部で、米国歯内療法学会（AAE）の用語集 "Glossary of Endodontic Terms Ninth edition"[1] では、「A thin communication between two or more canals in the same root or between vascular elements in tissues.」と定義されている。

▶ 好発部位は？

　好発部位は上顎第1小臼歯、上顎第1大臼歯近心頬側根、下顎第1大臼歯近心根などの扁平な歯根に多くみられ、性差は認められない（図1）。

▶ 文献による発現率

- 小臼歯：Greenら（1973）[2] は、2根管が確認された場合、イスムスによって繋がっているケースは92％（上顎第1小臼歯）、28％（同第2小臼歯）、14％（下顎第1小臼歯）、8％（同第2小臼歯）と報告している。
- 大臼歯：De Pabloら（2010）のシステマティックレビュー[3] によると、下顎第1大臼歯近心根管では54.8％、同遠心根管では20.2％に、イスムスが存在した。

　Von Arx（2005）は、歯科用マイクロスコープを用いた歯根端切除術を行い、上下顎大臼歯の切断面（根尖から3～4mmで切断）を観察すると、上顎第1大臼歯の近心頬側根では2根管でイスムスを有するものが76％、イスムスが存在しないものは10％、そして1根管が14％であった。また、下顎第1大臼歯の近心根は83％が2根管でイスムスが存在し、11％はイスムスがなく、6％が1根管という結果を得た[4]。Kimらは、イスムスを図2に示すように、5つのタイプに分類している[5]。

▶ 根管は年齢により形を変える!?

　歯根の成熟により、幼若未完成な根管の形態は、次の3つのステージを経て完成する（図3）。

- ステージ1：（1根）第2象牙質の添加のない、髄室から根尖までが大きい1つの根管。
- ステージ2：第2象牙質が添加し始め、根管の分枝やイスムスが出現して分岐してくる。
- ステージ3：（2根）加齢により、さらに第2象牙質が添加すると、根管の閉鎖も進行し、完全に

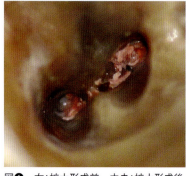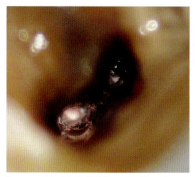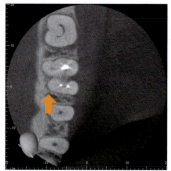

図❶　左：拡大形成前。中央：拡大形成後。右：CBCT像（水平断像）。下顎第1大臼歯近心根にイスムスが存在している（↑）

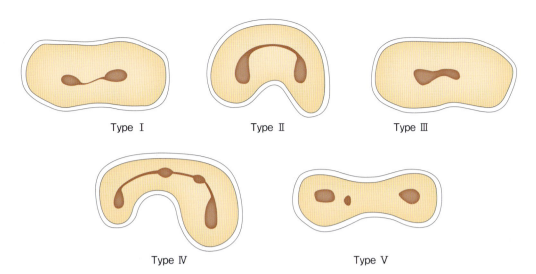

図❷ TypeⅠ（不完全イスムス）、TypeⅡ（2根管を繋ぐ完全イスムス）、TypeⅢ（短い完全イスムス）、TypeⅣ（3根管以上を繋ぐ完全または不完全なイスムス）、TypeⅤ（2または3根管が可視下で繋がっていない）［参考文献5)より引用改変］

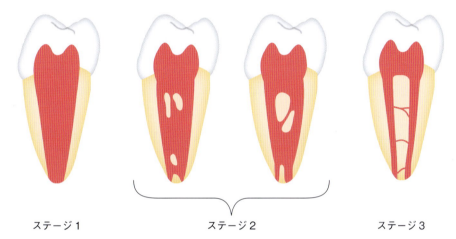

図❸ 幼若な時代は1根管（ステージ1）～第2象牙質が添加し、イスムスが出現する時代（ステージ2）を経て2根管になる（ステージ3）［参考文献6)より引用改変］

歯根が2つに分別される。

下顎第1大臼歯近心根では、6～11歳ごろまでの約90％の歯根はステージ1（1根管）、30歳を超えると94％がステージ3（2根管）となり、その中間がステージ2で、イスムスの発現率は高くなる。同じく、下顎第2大臼歯近心根では、12～15歳の90％以上がステージ1、30歳を超えると100％がステージ3となる6)。

▶ イスムスの何が問題なのか？

イスムスの中身は歯髄や歯髄由来の組織を含んでいるため、それが直接、細菌の感染源となる。また、複雑狭小な部分に、新たに細菌が侵入して生着することで、根管治療の失敗要因となる。その複雑な形態から、手用ステンレスファイルやNiTiファイルなどでの機械的清掃だけでは感染源の除去が不可能であると、多くの論文で報告されている。

十分な拡大ができないと、当然洗浄液も届かず、洗浄もさまざまな手法を応用しなければ効果が得られない。さらに、貼薬剤や根管充塡材もイスムスには入りきれておらず4)、拡大形成から根管充塡までの過程で、通常の根管よりも細菌や壊死歯髄などが常に残存しやすい環境となっている。そのような条件から、イスムスのある歯の感染根管処置は成功率が低いといわれ、場合によっては外科的歯内療法などを要する。

▶ 臨床的な戦略 ①拡大

複雑なイスムスに対して手探りの状態では、その広がりどころか、存在すら確認できない。正確にイ

スムスに対処するには、歯科用マイクロスコープが必須である。現在汎用されつつあるNiTiファイルは、その大部分が回転切削を行うため、イスムスのある複雑なケースにおいて、すべての根管壁に触れることは不可能であると、数多くの論文で報告されている。機械的拡大で対応できない部分は、次亜塩素酸ナトリウムによる化学的清掃で補うしかない。

感染根管処置では、イスムスが汚染され、着色として確認できる場合もあるが、明示しにくい場合には、メチレンブルーなどによって染色することで、その広がりを確認できる。まずは、染色された部分を超音波チップで選択的に触れ、感触を確認する。触知して軟らかく感じる部分を、超音波チップで機械的に除去して拡大していく。その際、ある程度のコシと硬度を有したチップでないと、効率よくイスムスの拡大・除去は行えない。筆者は、エナックチップSCポイント4（長田電機工業）やソルフィーFチップエンドファイルシングル/ダブル（モリタ）のダイヤモンドコーティングがあるチップとないチップを、状況によって使い分けている。

超音波は注水せず、常に次亜塩素酸ナトリウムを根管内に満たしてこの操作を行う。薬液は、超音波や音波を併用することで、器具が到達できない箇所まで入り込み、より広い領域までの根管内清掃が期待できる。超音波使用時の注意点は、根管の内壁に沿って大きく削っていくと、ストリップパーフォレーションを生じる危険性があり、また軟らかくない部分まで削ってしまうと、歯全体の強度を下げ、将来の破折リスクなどが上がる可能性もある。歯質はできるだけ残しつつ、余分な感染部分を除去するように、とくに注意を払う必要がある。超音波の先端が入り込めない部分には、手用ステンレスファイルやエンドホルダー（マニー）に装着したマイクロファイル（マニー）などの各ファイルの先端を屈曲させ、マイクロスコープ下で積極的に触れていく。

▶ 臨床的な戦略　②洗浄

現在、特殊な器具を除き、現実的に国内で行える洗浄方法としては、従来から行われているシリンジによる交互洗浄（現在はEDTAと次亜塩素酸ナトリウムが主流）に加えて、前述の超音波を用いるパッシブウルトラソニックイリゲーション（PUI）、そして簡単で経済的なマニュアルダイナミックアジテーション（MDA）が挙げられる。MDAは、拡大形成後に薬液を根管内に入れたまま、よく適合したガッタパーチャコーンを作業長まで入れ込み、何回も小さくかつ優しく出し入れすることにより、根尖部の気泡を抜きながら薬液を攪拌していく方法である。いかなる方法を用いても、イスムス内のすべてのデブリを除去することはできなかったとする論文は多いが、MDAは他の2つの方法よりも、イスムス内に残った歯髄組織を除去する効果があったとする最近の報告もある[7]。

イスムスは、歯根の成熟度に合わせて出現・消失するため、目前の患者の年齢から、あらかじめその存在を予測できる。また、イスムスは複雑な形態から、その除去や拡大時には、穿孔のリスクを回避しながら、できるだけ慎重かつ安全に拡大していく必要がある。洗浄については、現時点では完全にイスムス内のデブリや歯髄組織を除去する方法はないが、より有効と考えられる洗浄法を、時間をかけて行うことで良好な結果が期待される。さらに、根管充塡においては、イスムスに死腔ができてしまう側方加圧充塡ではなく、できるだけ緊密に根管系を充塡可能な垂直加圧充塡の手技を会得し、総合的にボトムアップして対応すべきであると考えている。

【参考文献】

1) American Association of Endodontists: Glossary of Endodontic Terms Ninth Edition, Chicago, IL: American Association of Endodontists, 2016.
2) Green D: Double canals in single roots. Oral Surg Oral Med Oral Pathol, 35: 689-696, 1973.
3) de Pablo OV, Estevez R, Péix Sánchez M, Heilborn C, Cohenca N: Root anatomy and canal configuration of the permanent mandibular first molar: a systematic review. J Endod, 36(12): 1919-31, 2010.
4) von Arx: Frequency and type of canal isthmuses in first molars detected by endoscopic inspection during periradicular surgery. T International Endodontic Journal, 38(3): 160-168, 2005.
5) Kim S, Pecora G, Rubinstein R, eds: Color atlas of microsurgery in Endodontics. Philadelphia, WB Saunders, 2001.
6) Peiris HR, Pitakotuwage TN, Takahashi M, Sasaki K, Kanazawa E: Root canal morphology of mandibular permanent molars at different ages. Int Endod J, 41(10): 828-35, 2008.
7) Neelakantan P, Devaraj S, Jagannathan N: Histologic Assessment of Debridement of the Root Canal Isthmus of Mandibular Molars by Irrigant Activation Techniques Ex Vivo. J Endod, 42(8): 1268-72, 2016.

[06] MB2への対応

広島県・吉岡デンタルキュア　吉岡俊彦

　上顎大臼歯の近心頰側根に近心頰側第2根管（MB2）が存在することは、以前から知られていた。しかしながら、肉眼での探索、デンタルX線写真での検出には限界があり、注目されることは少なかったように思う。詳細は後述するが、マイクロスコープを応用することによって発見が容易となり、CBCTを用いることによって有無・位置を正確に把握することが可能となった。

　近年のマイクロスコープおよびCBCTの普及とともにMB2が注目されるようになった。2016年の保険改定によってMB2の根管充填を行った際に、点数の加算が可能となったのは記憶に新しい（算定にはCBCTおよびマイクロスコープの両方を用いる必要がある）。

　本項では、MB2の解剖学的な位置や探索方法などについてまとめる。MB2の見逃しによる根尖性歯周炎を起こさないために、参考にしていただきたい。

MB2見逃すと、どうなるか？

　MB2を発見できずに根管治療を終了した場合、MB2のスペースがすべて死腔となってしまう。この死腔には壊死歯髄が存在し、根尖部まで独立した根管でも、途中で近心頰側第1根管（MB1）と合流している根管でも、術後に死腔が感染源となり、根尖性歯周炎の原因となることはあきらかである。

　MB2の見逃しと根尖病変および再根管治療に関する論文はいくつかある[1,2]。CBCTを用いて歯種別に根管の見逃しと根尖病変の有無を調べた研究[3]では、上顎第1大臼歯の44％に根管の見逃しが存在したこと、根管が見逃されている歯に根尖病変が存在する確率は82.8％で、見逃しがない歯よりも4.38倍高かったこと、見逃した根管の根尖孔部を中心に病変が形成されていることなどが報告されている。

　実際にMB2が見逃されている症例においても、CBCTを撮影すると、MB2の根尖孔部を中心に病変が形成されていた（症例1：図1、2）。

マイクロスコープの有用性

　MB2の探索でマイクロスコープが有用であることは、抜去歯を用いた研究[4]や臨床研究[1,5]で、多く示されている。髄腔内を明るく拡大して確認することで、根管口を発見できるだけではなく、狭窄している根管口を回転切削器具や超音波器具で探索する際もピンポイントで切削でき、歯質の保存や穿孔の予防に役立っている。もちろん、マイクロスコープを使用していないからといって、MB2を見逃してよいわけではない。後述の手順を適切に行えば、肉眼や拡大鏡でもMB2を発見できる症例は多くあると思われる。

CBCTの有用性

　MB2の探索に、必ずCBCTが必要というわけではない。術前術後のデンタルX線写真（とくに根管充填後の正放線撮影と偏心撮影）の読影を適切に行うことができれば、MB2の存在を推測できる。デンタルX線写真およびマイクロスコープを用いても発見に至らない場合に、CBCTが必要となる。

　マイクロスコープは、表面の拡大はできても、歯の内部構造を把握することはできない。マイクロス

症例1　MB2存在の推測

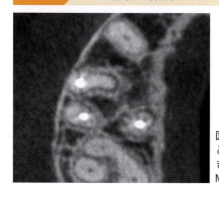

図❶　水平断面。はっきりとしたMB2根管は確認できないが、歯根の形態からMB2の存在を推測できる

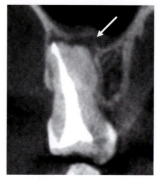

図❷　近心頬側根管（歯列直行断面）。MB2の根尖孔が存在するであろう部位を中心に、骨欠損像を確認できる（矢印）

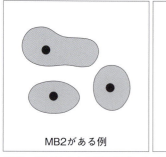

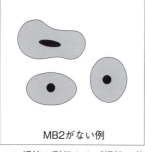

図❸　CBCTの水平断面画像で、MB根管の形態および根管の位置を確認する

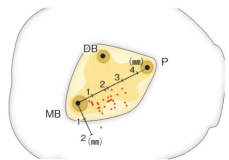

図❹　MB2が存在する部位を、参考文献[6]）をもとに作成

コープ下でMB2がないと判断していた症例でも、術中や術後にCBCTを撮影すると、MB2の存在がはっきりとわかることがある。CBCT画像を参考に、再度マイクロスコープ下で探索するとMB2が発見できる。

現段階では、まだ放射線量の問題があり、すべての症例でCBCTを撮影することは推奨されない。しかし、デンタルX線写真およびマイクロスコープ下でMB2が発見できない症例では、MB2がないことを確認するために、CBCT撮影を行ったほうがよいかもしれない。

CBCT画像でMB2の確認をする際、根管自体をCBCTが検出できなくても、歯根の形態とMB1の位置からMB2の存在を推測できることに注意しなければならない。具体的な方法としては、CBCTの水平断面画像でMB根を確認し、MB1の位置が歯根のどの位置に存在しているかをチェックする。MB1が歯根の中央部に存在する場合、MB2はないと判断できる。一方、MB1が頬側寄りに存在する場合、CBCT画像で見えていなくても、MB2が存在すると判断するべきである（図1、図3）。

MB2の探索手順

適切な髄腔開拡ができていることが、MB2の探索では重要となる。必要に応じて、歯冠部近心頬側壁を半分程度まで切削してもよい。髄腔開拡後に、近心頬側（MB1）、遠心頬側（DB）、口蓋（P）の3根管を発見する。同時に、MB2の探索を行ってもよいが、各根管の位置をはっきりさせる意味からも、先に見つかった3根管の上部形成を行ったのちに、MB2の探索を行う手順が簡便である。

MB2の探索は、図4のようにMBとPを直線で結んだラインを基準とする[6]）。多くの場合、近心からの象牙質の張り出しによって、MB2や髄床底の溝（ガイドマップ）が隠されている。象牙質の張り出しを超音波器具や回転切削器具で慎重に除去し、ガイドマップを確認する。

MB1根管口からP根管口方向へフィン・イスムス・クラック様の線が存在しないかを確認し、それらがある場合は、そこを追求していき、MB2の根管口

症例2　再根管治療時にMB2を発見

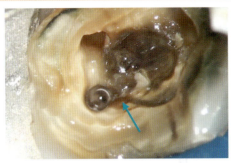

図❺　再根管治療症例。ガッタパーチャポイント除去後に、MBから口蓋方向に存在する構造物を確認した（矢印）

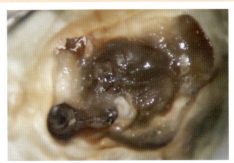

図❻　MB2の根管口を発見。MB1との間に、イスムスの存在が疑われる

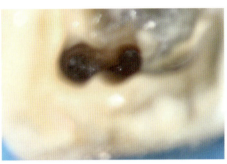

図❼　根管形成終了時。根管1/3程度までイスムス部の形成を行った

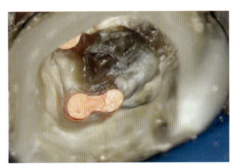

図❽　根管充填後

を探索する（症例2：図5～8）。それらがない場合には、MB-P間の髄床底と髄腔壁の境界部を観察し、MB2が疑われる部位を探索する。

後者の場合、細かい切削器具で削るよりも、大きめのラウンドバーで疑われる部位を一層切削し、新鮮な面を出して精査すると、根管口や狭窄部の白い点（ホワイトスポット）を発見しやすい。MB2を追求しすぎると、穿孔の危険性が高まることはいうまでもない。穿孔しなくても、残存歯質が薄くなってしまうので、術後の歯根破折などにも影響を及ぼすおそれがあり、必要最低限での探索が望ましい。

また、MB2はMB1とイスムスで交通していたり、根管内で合流している場合もあるので、形成・洗浄の際に注意を払う必要がある（症例2）。

MB2にかぎらず、根管系はわれわれの想像以上に複雑であり、非外科的な根管治療で治癒に導くことが困難な症例も少なからず存在する。マイクロスコープおよびCBCTを用いても発見が困難なMB2やイスムス部の感染、根尖付近での側枝・分岐などは、外科的な逆根管治療での対応が必要となる。

●

上顎大臼歯の根管治療の際には、MB2の存在を疑い、「必ず見つける」という強い気持ちをもって、根管治療に取り組むことが大切である。もちろん、いくら探してもない場合もあるので、存在するかどうかの見極めが必要になる。ぜひ本項を参考にして、マイクロスコープやCBCTを適切に活用し、MB2の発見、根管内の感染除去、根尖性歯周炎の予防に努めていただきたい。

【参考文献】
1) Khalighinejad N, et al.: The Effect of the Dental Operating Microscope on the Outcome of Nonsurgical Root Canal Treatment. J Endo. 43: 728-732, 2017.
2) Wolcott, et al.: A 5 Yr Clinic Investigation of Second Mesiobuccal Canals in Endodontically Treated and Retreated Maxillary Molars. J Endod. 31; 262-264, 2005.
3) Karabucak B, et al.: Prevalence of apical periodontitis in endodontically treated premolar and molar with untreated canal: a cone-beam computer tomography study. J Endod. 42: 538-541, 2016.
4) Yoshioka T, Kikuchi I, Fukumoto Y, Kobayashi C, Suda H: Detection of the second mesiobuccal canal in mesiobuccal roots of maxillary molar teeth ex vivo. IEJ. 38: 124-128, 2005.
5) Stropko JJ: Canal morphology of maxillary molars: clinical observations of canal configurations. J Endod. 25: 446-50, 1999.
6) MÖ Görduysus: Operating Microscope Improves Negotiation of Second Mesiobuccal Canals in Maxillary Molars. J Endod. 27: 683-686, 2001.

Level Up & H!nt

2章 歯の解剖と歯内療法時の留意点

[07] 樋状根への対応

長崎大学大学院 医歯薬学総合研究科 医療科学専攻 展開医療科学講座 齲蝕学分野　辻本真規

　樋状根は下顎第2大臼歯で高頻度に発現し、解剖学的形態から、治療の難易度が高いことが多い。本項では樋状根について、解剖学的形態から考えた根管形成や根管充塡のポイントを解説する。

解剖

　Suzukiら[1]によると（表1）、日本人はモンゴロイドのなかでも中国型歯列に属し、樋状根の発現率が高いことが示されている。とくに女性では54.0％と、高い発現率を示している。また、Gaoら[2]は、マイクロCTを使用したC-shaped root canalの解析で、TypeⅠ～Ⅲの発現率を報告している。TypeⅠ～Ⅲそれぞれの根管系における注意点を、図1に示す。また、髄床底および根管の形態のタイプ分類を図2に示す。

根管形成

　樋状根の根管形成の問題点は、手用ファイルやNiTiロータリーファイルでは形成できない領域が多くなることである。Solomonovら[5]は、C-shaped root canalに対するNiTiファイル（Protaper®、デンツプライ）の根管壁切削割合をマイクロCTにて解析し、平均66％±6％が未切削であることを示している。幅の広い根管、イスムス・フィン、アンダ

表❶　人類諸集団における樋状根の発現頻度（参考文献[1]より改変引用）。モンゴロイドの中国型歯列は、樋状根の出現率が高いことがわかる

		方法	集団	合計 n	発現頻度 n	発現頻度 %	著者
アフリカ系		透明標本	Sudanese	100	10	10.0	Ahmed et al.（2007）
モンゴロイド	中国型歯列	歯根形態の肉眼観察	Mexican	48	15	31.9	Cucina et al.（2008）
		歯根形態の肉眼観察	Chinese	581	183	31.5	Yang et al.（1988）
		CBCT	Chinese	157	46	29.3	Zhang et al.（2011）
		歯根形態の肉眼観察	Japanese	391	124	31.7	中山（1941）
		歯根形態の肉眼観察	Japanese	357	107	30.0	福谷（1976）
		歯根形態の肉眼観察	Japanese	2,922	821	28.1	小徳（1985）
		MDCT	Japanese（Male）	281	104	36.7	鈴木ら（2015）
		MDCT	Japanese（Female）	298	161	54.0	鈴木ら（2015）
		CBCT	Korean	710	293	41.3	Park et al.（2013）
	スンダ型歯列	歯根形態の肉眼観察	Burmese	134	30	22.4	Gulabivala et al.（2001）
		歯根形態の肉眼観察	Thai	60	6	10.0	Gulabivala et al.（2002）
ヨーロッパ系		歯根形態の肉眼観察	Indian	345	26	7.5	Neelakantan et al.（2010）
		歯根形態の肉眼観察	Iranian	100	3	3.0	Zara Jahromi et al.（2013）
		歯根形態の肉眼観察	Jordanian	355	37	10.4	Al-Qudah et al.（2009）

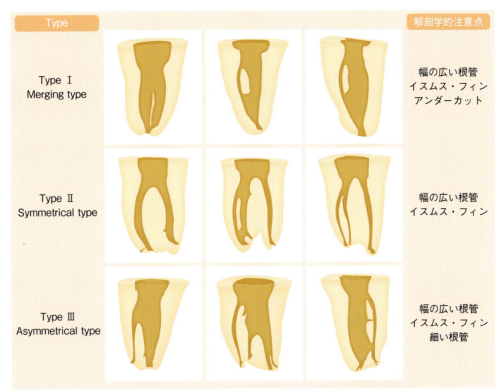

図❶　C-shaped root canal の解析における Type Ⅰ～Ⅲ それぞれの根管系における注意点

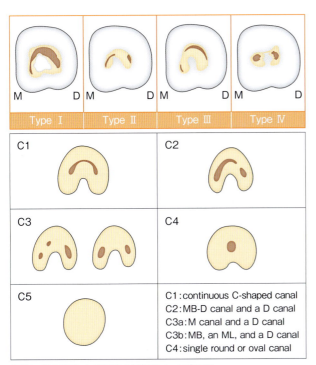

図❷　髄床底および根管の形態のタイプ分類

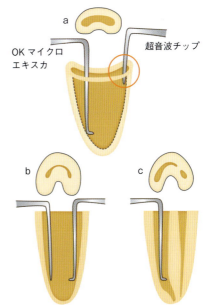

図❸　各種根管形態へのインスツルメントでの対応。a：幅広い根管、b：イスムス・フィン、c：アンダーカット

ーカットが、根管形成を難しくする原因となる。現在は、CBCT やマイクロスコープの使用に加え、超音波チップやマイクロスコープ用インスツルメントの出現によって、以前よりも対応が容易になった。以下、それぞれの対応について示す（図3）。

- **幅の広い根管**：図1、2 からもわかるように、樋状根の根管断面は正円の部分が少なく、楕円形や C 型をしている。このような根管に対しては、超音波チップやマイクロエキスカ（背戸製作所）で根管系全体を拡大形成していく必要がある（図 3 a）。
- **イスムス・フィン**：樋状根にはさまざまなイスムス・フィンが出現する。先端径の細い超音波チップやエンドホルダー（マニー）による拡大形成を行う必要がある（図 3 b）。

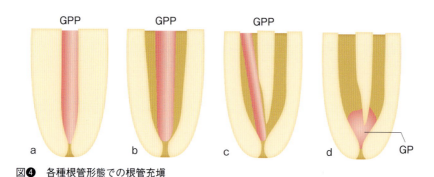

図❹　各種根管形態での根管充填

- アンダーカット：根管上部と根尖部に出現することが多い。上部は超音波チップ、根尖部はマイクロエキスカによって拡大形成を行う（図3c）。

根管充塡

　根管充塡方法は、側方加圧充塡、垂直加圧充塡など、さまざまな方法を選択できる。幅の広い根管（C-shaped root canal含む）、根尖部での合流、イスムス・フィン、アンダーカットなどの解剖学的特徴を有する根管に対して緊密に根管充塡ができるシステムは限られる。また、根尖部は根管形態を損なわずに、規格化（ガッタパーチャポイント：GPPがフィットする正円形態）した根管形成ができる場合と、そうでない場合について考える必要がある。以下、それぞれの対応について示す（図4）。

- 根尖部が規格化できる場合：GPPを使用した根管充塡が可能（図4a）。
- 根尖部が規格化できない場合：GPPでは緊密に根管充塡できない可能性が高い（図4b）。
- 幅の広い根管（C-shaped root canal含む）：さまざまな根管充塡法で対応可能だが、効率的なのはインジェクション法などの根管の広がりに対応可能な垂直加圧充塡法である。
- 根尖部での合流：合流の状態により、根管充塡法を変えなければならない。樋状根で遭遇しやすい図4cのような場合は、GPPでは緊密な根管充塡ができない可能性が高い。

- イスムス・フィン：狭いイスムス・フィンの場合、GPPでは緊密に充塡できないため、インジェクション法など、根管の広がりに対応できる方法を選択する。根管上部の場合は、CWCTも可能。
- アンダーカット：根尖部の場合、GPPがフィットしないため、インジェクション法など、根管の広がりに対応できる方法を選択する（図4d）。

●

　樋状根は、治療を困難にする解剖学的複雑さから、大学病院では再根管治療の依頼を受けることも多い。再根管治療にならないためにも、初回の根管治療、およびその後の補綴物のクオリティは重要である。マイクロスコープの活用により、いままでは治療が困難であった歯も、治療が可能になってきている。しかし、根管解剖の知識や専用器具の準備、術者の技術などが伴わなければ、適切な治療はできない。よって、術者の知識や技術の研鑽は必須である。

【参考文献】
1) Makoto Suzuki, Yasuhisa Tsujimoto, Shintaro Kondo: Morphological variations of the root canal system in C-shaped roots of the mandibular second molar in a Japanese population. Int J Oral-Med Sci, 13(3): 81-88, 2015.
2) Yuan Gao, Bing Fan, et al.: C-shaped Canal System in Mandibular Second Molars PartⅣ: 3-D Morphological Analysis and Transverse Measurement. J Endod, 32: 1062-1065, 2006.
3) Michael Solomonov, Frank Paqu'e, et al.: The Challenge of C-shaped Canal Systems: A Comparative Study of the Self-Adjusting File and ProTaper. J Endod, 38: 209-214, 2012.
4) Fan B, Cheung GS, Fan M, Gutmann JL, Bian Z: C-shaped canal system in mandibular second molars: part I – anatomical features. J Endod, 30: 899-903, 2004.

3章 感染予防対策と無菌的処置

Level Up & H!nt

- [01] 根管治療用器具・器材の滅菌 …… 40
- [02] ラバーダム防湿と隔壁形成 …… 42
- [03] 仮封 …… 46

Level Up & H!nt
3章　感染予防対策と無菌的処置

[01] 根管治療用器具・器材の滅菌

大阪大学 大学院歯学研究科 口腔分子感染制御学講座　朝日陽子　林 美加子

　歯科用診療器具・器材は多種多様であるが、材質、使用目的・部位などにより、滅菌・消毒法を適切に使い分けることが重要である（表1）。

　器具・器材に付着物があると、滅菌・消毒効果が減弱されるため、器具・器材は、滅菌・消毒を行う前に洗浄する。方法として、手洗浄、超音波洗浄、器械洗浄（図1）がある。バー、ファイル類はタンパク分解酵素剤、防錆洗浄液に浸漬し、超音波洗浄を行う（図1）。

▶ 滅菌

　滅菌とは、病原性の有無を問わず、すべての微生物を死滅させ、無菌状態にすることである。根管治療用器具は、基本的に滅菌レベルの処理が求められ、ほとんどの器具が、オートクレーブ滅菌で対応することが可能である（表2）。ダッペングラスや薬瓶のようなガラス製品は、低温プラズマ滅菌、あるいはエチレンオキサイドガス（EOG）滅菌が適している。また、バー類は防錆の観点からケミクレーブが最適であるが、他の滅菌法での処理も可能である。以下に滅菌法の特徴を示す。

1．高圧蒸気滅菌法（オートクレーブ）
　信頼性が高く、経済的で有害物質が出ないことから、医療分野において最も使用頻度が高い。高温高圧の水蒸気で微生物のタンパク質を変性し、滅菌する。根管拡大・形成器具や根管充填に用いる器具のような金属製器具類やガラス類などの滅菌に用いる。水蒸気による刃物の腐蝕がある。プラスチック、ゴム類には適さない。

2．EOG滅菌法
　EOGによって微生物のタンパク質や核酸を変性し、滅菌する方法である。耐熱性や耐水性のないプラスチックやゴム類の滅菌に適している。強い生物毒性と発癌性により、利用に関する規制が厳しくなってきている。

3．過酸化水素低温プラズマ滅菌法
　EOGに代わる代替法として期待されている。高周波エネルギーを付与し、過酸化水素の低温プラズマ状態を作り出して利用する滅菌法である。プラズマ発生時に出るフリーラジカルの作用と、過酸化水素による殺菌効果によって滅菌する。熱・湿度に弱い器具・器材を滅菌できる。滅菌後は水と酸素に分

表❶　スポルディングの分類

器具・器材の分類	対象の器具・器材	処理方法	歯科用器具・器材の例
クリティカル	無菌の組織や血管内に挿入するもの	滅菌	手術用器具、根管治療用器具、スケーラーなど、観血処置や観血処置に準ずる治療に使用する器具
セミクリティカル	粘膜または傷のある皮膚に接触するもの	高水準消毒 中水準消毒	プライヤー、印象用トレー、咬合紙ホルダーなど
ノンクリティカル	傷のない健常な皮膚に接触するもの	低水準消毒	チェアーユニット、レントゲンコーンなど

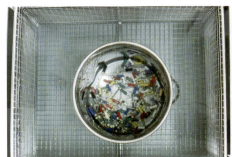
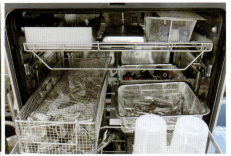

図❶ 左:超音波洗浄器。薬液を満たしたステンレスカップかガラス容器に、バーやファイルなどの刃先の細かい器具を入れて、洗浄を行う。右:ウォッシャーディスインフェクター。器具・器材を一度に処理することができる。また、針刺し事故防止に効果的である。洗浄後の熱湯処理によって消毒まで行うことが可能である

表❷ 根管治療に使用する器具の滅菌

処理方法	器具
オートクレーブ滅菌 (EOG滅菌、低温プラズマ滅菌、ケミクレーブ滅菌でも可能)	ファイル・リーマー類、プラガー、スプレッダー、根管充塡用ピンセット、キャナルシリンジ*1、フィンガールーラー、排唾管、バッカルクランプ、ブローチ、フォーセプス*2、ラバーダムフレーム*3、クランプ
ケミクレーブ滅菌 (オートクレーブ滅菌、EOG滅菌、低温プラズマ滅菌でも可能)	バー・ポイント
オートクレーブ滅菌、ケミクレーブ滅菌	ハンドピース
低温プラズマ滅菌、EOG滅菌 (オートクレーブ滅菌、ケミクレーブ滅菌でも可能)	ダッペングラス
アルコール清拭	ラバーダムパンチ

*1:ディスポーザブル製品は廃棄、再使用できるものは製品の素材によって滅菌法を使い分ける
*2:理論上はセミクリティカルであるが、滅菌レベルの器具とともにバットに入れる場合は滅菌を行う事例あり
*3:理論上はノンクリティカルであるが、滅菌レベルの器具とともにバットに入れる場合は滅菌を行う事例あり

表❸ 器具・器材に用いる主な消毒薬

分類	消毒薬	特徴	注意点
高水準	グルタラール	すべての微生物に有効	消毒後、滅菌水で十分に洗浄
中水準	次亜塩素酸ナトリウム	細菌、真菌、ウイルスに有効	金属腐蝕性あり
	アルコール類*1	細菌、真菌*3、一部のウイルスに有効	粘膜への使用禁忌
低水準	グルコン酸クロルヘキシジン	細菌、真菌*3に有効	粘膜への使用禁忌
	陽イオン界面活性剤*2	細菌、真菌*3に有効	普通の石鹸との併用で効果減弱

*1:消毒用エタノール、イソプロピルアルコール
*2:塩化ベンザルコニウム、塩化ベンゼトニウム
*3:糸状菌は除く

解され、人体にも環境にも安全である。ガーゼ、セルロース製品は滅菌できない。

4. 化学蒸気滅菌法(ケミクレーブ)

オートクレーブ滅菌の短所を解消するために開発され、水の代わりにアルコール系溶液を用いる。水蒸気の発生がないため、バー類のような炭素鋼の刃物類における防錆や鈍化防止に有効である。

 消毒

消毒とは、病原微生物を殺滅、あるいは増殖を阻止して病原性を発揮できないようにすることをいう。器具には、**表3**の消毒薬が用いられる。

Level Up & H!nt
3章　感染予防対策と無菌的処置

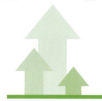

[02] ラバーダム防湿と隔壁形成

大阪府・福西歯科クリニック　**福西一浩**

 ラバーダム防湿の意義

　歯内感染とは、「エナメル質を破って細菌が象牙質内に侵入することであり、その結果、生体の内と外が交通すること」である。そして、歯内療法学とは、「交通してしまった生体の内と外を、適切な位置で、適切な材料で、そして適切な方法で遮断する学問である」と定義できる[1]。

　われわれの体は上皮組織によって覆われており、外界からの刺激や細菌感染から守られている。しかし、口腔内では、歯が萌出している部位で上皮が欠如しており、エナメル質が上皮の代わりをしている。エナメル質は体の中で最も硬い組織であるが、う蝕や外傷などの理由でそれが欠落すると、象牙質が露出することになる。象牙質には、1mm²あたり数万個といわれる細管が存在し、歯髄と交通していることから、象牙質に達した細菌はこの細管を通じて歯髄に炎症を引き起こす。その場合、歯髄を保存できる可逆性歯髄炎か、保存不可な不可逆性歯髄炎かを十分な診査のうえ決定しなければならない。その結果、不可逆性と診断された場合、抜髄処置が必要となる。

　抜髄を要する根管では、必ず生きた歯髄が存在しており、歯髄に侵入した細菌は、歯髄腔の冠部象牙質寄りの歯髄組織に大半が限局し、根尖部付近までは深く侵入してはいないことがわかっている[2]。よって近年、細菌感染がある冠部歯髄だけを除去し、根管の歯髄は保存する断髄処置の有効性が"Vital Pulp Therapy"として注目を浴びている。抜髄処置であれ、断髄処置であれ、感染さえなければ生体側から硬組織が形成され、治癒に導かれる。

　では、感染根管歯ではどうであろうか。残念ながら、死腔となった根管内に細菌が侵入した場合、細菌は複雑な根管系のあらゆるところに棲息する可能性をもつ。大きく分ければ、主根管、副根管、そして象牙細管である。副根管には、髄管、管外側枝、管間側枝、根端分岐などがあり、主根管から枝分かれしている。歯牙解剖学の教科書に掲載されている墨汁注入透明標本写真をみると、このような根管系に細菌が侵入し、増殖した場合、真の意味での根管内無菌化などは不可能であることがわかる。しかし、主根管に棲息する細菌量を生体が許容できるまでに減らすことができれば、根尖病変に発展せず、歯としての機能を維持することができる。そのために、感染根管治療は、根管拡大、清掃、貼薬、充填という一連の処置を行い、可能なかぎり根管内に棲息する細菌を排除することを目標とする。

　つまり、抜髄を要する根管内には細菌が棲息していないため、抜髄処置中に外から新たに細菌を入れ込まないかぎり、感染根管にはならない。その意味から、抜髄治療で最も大事なことは、無菌的処置を徹底することといえる。一方、感染根管治療の目的は、根管内に棲息する細菌を可及的に排除（拡大、洗浄、貼薬）し、残存してしまった細菌が外部に波及しないように封じ込める（充填）ことにある。いずれにしても、処置中に根管内に新たに細菌を入れてしまうことだけは絶対に避けなければならない。

　個体差はあるものの、口腔内細菌は300〜400種類で数千億も棲息するといわれている。そのなかには、う蝕原因菌や歯周病原細菌が含まれ、口腔内環境が悪化すると、それらの菌はどんどん増殖してい

く。そのような劣悪な環境のなかに、歯は存在する。

エナメル質が失われて象牙質が露出すると、細菌は象牙細管の中への侵入を開始する。しかし、象牙細管の径は、1μmくらいであるため、多くの細菌が一斉に侵入することはできない。これが髄腔開拡を終えた状況の歯であれば、どれだけの量の細菌が侵入するかは想像に難くない。

つまり、抜髄処置、感染根管処置にかかわらず、術中に根管内への新たな細菌侵入を防止するために、ラバーダムによる歯の隔離は必要不可欠であり、ラバーダム防湿をせずに根管治療を行うことは容認できない。ラバーダム防湿をせずに根管治療を行うことは、新たな感染を加えることに等しく、いま以上に疾患を大きく拡大していくことになる。もはや、それは治療という範疇からはほど遠く、医原性疾患を生み出しているといっても過言ではない。少なくとも、ラバーダム防湿をしないのであれば、根管治療は行うべきではないことを強調したい。

 ラバーダム防湿に関するエビデンス

過去の研究において、「ラバーダム防湿を行って根管治療をした歯と行わなかった歯の予後を比較し、成功率に有意差があった」という報告はない。ラバーダム防湿が歯内療法の予後に影響を及ぼすかどうかを調べるためには、ラバーダムを行った場合と行わない場合で比較したランダム化試験が必要である。そのためには、厳密な交絡因子を考慮した前向き研究を行うことで検証していかなければならないが、実際にはこのような研究を行うことは不可能といえる。なぜなら、不可逆性歯髄炎や根尖性歯周炎の原因が口腔内細菌であることが多くの基礎研究[3]、臨床研究により、高いエビデンスレベルで証明されている以上、ラバーダムを行わない研究は倫理的に許されないからである。

であるならば、過去に行われた後向き研究から、その必要性を検証することになる。その場合、実験群と対照群との間でラバーダム以外の交絡因子を考慮し、その他の予後に影響を与える因子を統一したなかで、適切に統計的処理を行ったデータのもとで検証することが求められる。しかし、そのような研究はいままでも、また今後も行われることはなく、その意味からすると、「ラバーダム防湿が細菌感染を防ぐことに関して有効である」という科学的エビデンスは存在しないといえる。だからといって、「ラバーダム防湿をしなくてもよい」とはならないことは明白である。口腔内には、体内で単位面積あたりの細菌数が最も多く存在するという事実があり、根管治療がそのような状況下での治療であることを踏まえると、ラバーダム防湿が絶対不可欠であることに議論の余地はない。

 ラバーダム防湿の実際

ラバーダム防湿の術式には、大きくウィングドテクニックとウィングレステクニックの2つがあり、前者には有翼型クランプを用い、後者には無翼型クランプを用いる。それぞれの術式の方法、選択などについては、解説書[4]を参照していただきたい。

根管治療を行う歯において、抜髄処置や感染根管処置に限らず、残存歯質（歯肉縁上の健全歯質）の状態は、すべて異なった様相を呈する。歯質が4壁残っている歯から歯の全周にわたって歯肉縁あたりにしか存在していない歯（いわゆる残根状態）まで、さまざまな状況のもとで根管治療を行わなければならない。後者では、根管治療前に矯正的挺出や歯冠長延長術などの処置を行い、歯肉縁上に健全歯質を確保してから根管治療を行うことが要求される。

一方、歯肉縁上に全周にわたって約1mm以上の健全歯質が残っている場合は、問題なくラバーダムを装着することができる。しかし、歯の頰舌側の歯質が歯肉縁のレベルまで失われている場合は、クランプのビーク部で歯を把持できないことになる。また、近遠心側においてそのような状況であれば、ラバーと歯質の間に隙間が生じた際に、唾液の侵入を許すことになる。このように、う蝕が歯肉縁レベルか、少し歯肉縁下にまで進行している場合、一般的には、歯肉を電気メスやレーザーなどで切除し、健全歯質を歯肉縁上に確保したうえで隔壁を作製することが必要となる。隔壁作製に用いる材料は、グラスアイオノマーセメントか、コンポジットレジン（フロアブルレジン）が選択される。根管治療後にレジンコ

症例1　近心側の歯質が歯肉縁レベルに存在する

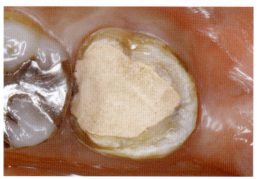

図❶a　頰舌側の歯質は歯肉縁上に十分存在するが、近心側の歯質が若干歯肉縁下となっている

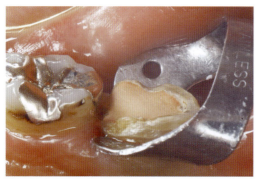

図❶b　試適で装着したクランプのビークの先端の位置よりは、近心側の歯質が歯冠側に存在しているので、ラバーダム防湿は可能である

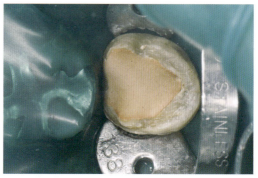

図❶c　ラバーダムを行った状態。近心では、歯質と歯肉の境に確実にフロスを用いてラバーシートを挿入することが重要である

アで支台築造するのであれば、フロアブルレジンを用いるが、粘性の強いローフロータイプのものが推奨される。

　以下、臨床でよく遭遇する近遠心側の歯質が歯肉縁下にしか存在しないケースを取り上げ、ラバーダムの装着時における注意点を紹介する（**図1、2**）。

【参考文献】
1）月星光博，福西一浩：治癒の歯内療法．クインテッセンス出版，東京，2010．
2）Ricucci D, Siqueira JF Jr: Endodontology. An integrated biological and clinical view. London, Quintessence Publishing, 2013.
3）Kakehashi S, Stanley HR, Fitzgerald RJ: The Effects of surgical exposures of dental pulps in germ-free and conventional laboratory rats. Oral Surg Oral Med Oral Pathol, 20: 340-9, 1965.
4）宮崎真至，編著：治療効率がUP！良好な手段につながるラバーダム法．医歯薬出版，東京，2017．

症例2　近遠心側の歯質が歯肉縁下に存在する

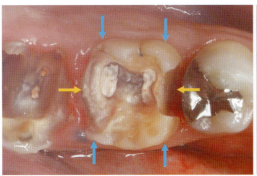
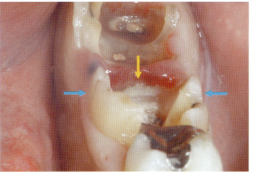

図❷a　クランプのビーク先端部が設置される位置（青矢印）より、近遠心の歯質（黄矢印）が歯肉縁下に存在している

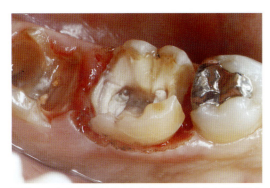

図❷b　クランプのビーク先端部を近遠心の歯質縁より根尖側に位置させるため、歯の全周を炭酸ガスレーザーにて歯肉切除を行った

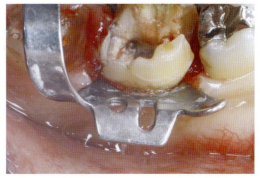

図❷c　歯肉切除後にクランプを試適した状態。近遠心の歯質縁よりも根尖側に、クランプのビーク先端部が位置していることを確認できる

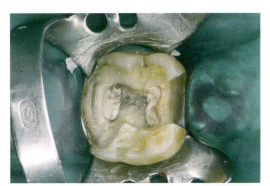

図❷d　ラバーダム防湿を行ったところ。全周の歯質をすべてラバーシート上に位置させることができており、適切な状態が得られている

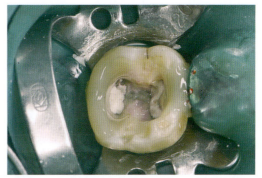

図❷e　ボンディング操作後にフローレジン（クリアフィル マジェスティー ES フロー LOW タイプ：クラレノリタケデンタル）を使用して隔壁を作製した

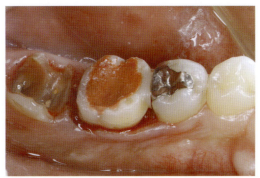

図❷f　ラバーダム防湿下での確実な接着が得られているため、この隔壁は根管治療後にレジンコアの一部として使用することが可能となる

Level Up & H!nt

3章 感染予防対策と無菌的処置

[03] 仮封

東京都・マンダリンデンタルオフィス　和達礼子

仮封の重要性

　根管治療のプロセスにおいて、仮封は最も軽視されているステップではないだろうか。毎回の診療時間の最後に行われる行為であるため、時間に余裕がなく、そそくさと行われがちである。

　根管治療の基本は、根管内の起炎物質を「除去」「無効化」し、その後「入れない」ことである。ともすると、根管形成器具、根管洗浄剤、根管貼薬剤のように、「除去」、「無効化」に目が行きがちであるが、これらを駆使して根管内から細菌を除去したところで、仮封に問題があれば、新たに流入してすべてが無に帰す。それどころか、根管形成をした後は、むしろ術前よりも深部まで汚染が進展することから、難治症例に転化させてしまう要因となり得る。

水硬性セメントの注意点

　仮封材には、「良好な封鎖性」、「高い強度」、「除去のしやすさ」という相反する性質が求められる。これらを完全に兼ね備えた仮封材は存在しないが、現在は水硬性セメントが最もよく用いられている。練和が不要で、超音波器具で容易に除去ができるという簡便性とともに、硬化後は封鎖性がよいという利点がある。一方で、硬化が遅い、強度が低く摩耗しやすいという性質があるため、以下のポイントに留意して使用する。

1. **充填後約1時間は食事を控えてもらう**

　口腔内の水分によって緩慢に硬化するため、充填直後に力がかかると変形し、脱離や摩耗に繋がる。水分の摂取は構わないが、食事は1時間程度控えるように指示を与える。

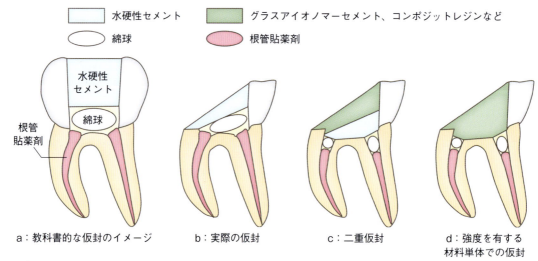

a：教科書的な仮封のイメージ　　b：実際の仮封　　c：二重仮封　　d：強度を有する材料単体での仮封

図❶a〜d　仮封の理想と実際。実際の臨床では、窩壁に十分な歯質がないことが多い。症例に応じて、綿球を小さくして仮封材の厚みを確保する、二重仮封、強度のある材料単体を用いるといった対応をする

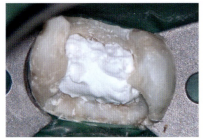
a：キャビトン仮封

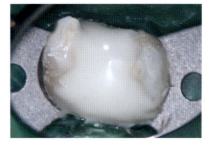
b：グラスアイオノマーセメント仮封

図❷a、b　二重仮封の例。二重仮封の際には、後で充填する材料が接する歯質の幅を確保し、窩壁の乾燥を徹底する

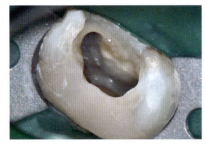
a：コンポジットレジンの一部を残した髄腔開拡

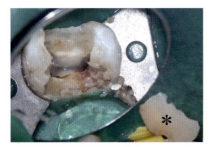
b：コンポジットレジン脱離後

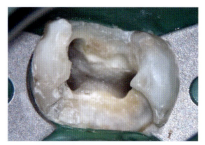
c：軟化象牙質除去後

図❸a〜c　歯冠修復物の除去。遠心側のコンポジットレジンを残して根管治療を開始したが、超音波器具により一塊で脱離（＊）し、その下にう蝕が存在していた。仮封の封鎖性の維持のためには、原則として歯冠修復物は完全に除去する

2. 4壁ない症例では避ける
3. 厚みを確保する

　封鎖性の維持のためには、厚みが必要である。製品によっては3.5mm必要とされているが、実際の臨床では、貼薬して綿球を置き、さらに仮封材を3.5mm充填することは意外と難しい[1]。そもそも根管治療は、う蝕や破折によって大きく歯冠が損なわれた歯が対象となることが多く、窩壁に十分な歯質がないためである。4壁ない、あるいは窩壁の高さが不足する症例では、グラスアイオノマーセメントやコンポジットレジンなどの耐摩耗性の高い材料を併用した二重仮封、あるいはそれら単体での充填が望ましい（図1、2）。ただし、こうした症例では、窩洞辺縁が歯肉縁に近接しており、唾液、滲出液、血液が付着しやすい。これらの材料は水分の影響で封鎖性が低下し、時には一塊で脱落する。材料を変えたことで安心せずに、窩壁の乾燥を徹底して充填する。

▶ その他の注意点

1. 軟化象牙質は除去する

　仮封の封鎖性を保つためには、窩洞に軟化象牙質を残してはならない。根管治療期間中窩壁を残しておきたいという気持ちからか、軟化象牙質や歯冠修復物を取らずにいる症例をしばしば見かける。歯冠修復物の下にはう蝕が隠れていることがあるので、信頼のおけるものでないかぎり、原則として歯冠修復物は撤去する（図3）。

2. 綿球の大きさは適切に

　通常根管貼薬剤と仮封材の間には綿球が置かれる。綿球が大きいと、その分仮封材の厚みが薄くなることから、窩壁の高さに応じて綿球の大きさを調整する。根管口が歯肉縁に近接している場合は、ごく小さな綿球を作り、髄室に置くというよりは、根管内に挿入するようにする（図1）。なかなか取れない場合は、Hファイルを挿入すれば容易に除去できる。

　また、綿繊維が数本はみ出ているだけで、そこから漏洩し根管内が汚染することに留意する[2]。

　仮封は根管治療の成功のための重要な要素の一つである。封鎖性の維持のためには、窩洞形態に応じた材料の選択、充填方法が求められる。

【参考文献】

1) Webber RT, Del Rio CE, Brady JM, Segall RO: Sealing quality of a temporary filling material. Oral Surg, 46: 123-30, 1978.
2) Newcomb BE, Clark SJ, Eleazer PD: Degradation of the sealing properties of a zinc oxide-calcium sulfate-based temporary filling material by entrapped cotton fibers. J Endod, 27: 789-90, 2001.

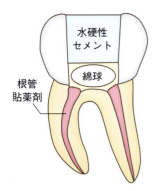

4章 根管の拡大形成

Level Up & H!nt

- [01] 症例に応じた電気的根管長測定法 ……… 50
- [02] ネゴシエーション ……… 54
- [03] グライドパス形成：
  Glide Path Management（GPM）…… 56
- [04] NiTi ロータリーファイルの進化 ……… 60
- [05] RECIPROC による拡大形成 ……… 64
- [06] WaveOne Gold による拡大形成 ……… 66
- [07] HyFlex CM、
  HyFlex EDM 併用の彎曲根管形成 ……… 70
- [08] ドクター主導による
  選択的な根管壁切削法 ……………… 72

Level Up & H!nt
4章　根管の拡大形成

[01] 症例に応じた電気的根管長測定法

宮城県・医療法人くすのき 南光台歯科医院　須藤 享

　電気的根管長測定器（Electronic Apex Locators：EALs）は、いまや根管治療において欠かせないものとなっている。その精度は高く、EALs、コーンビームCT（CBCT）画像、デンタルX線写真の順で測定精度が低下するという実験結果がある[1]。当たり前のように使っているかもしれないが、使用環境が整っているか、どうすれば安定した測定が行えるかなど、要点をしっかりと押さえておく必要がある。

▶ EALsの仕組み

　EALsは、根管に電流を流して生理学的根尖孔を検出する。これは、歯根が周囲組織に比べて大きな抵抗値をもち、根管内から根尖孔外へと電流が流れる筒状の回路を形成することを利用している。開発当初のEALsは、単一の周波数の電流を用いて根管抵抗値の測定を行っていた。しかし、用いる周波数によって検出される抵抗値が変化し、根管内容液の影響も受けるため、安定的なものではなかった。それに対し、現在のEALsは複数の周波数の電流にて根管抵抗値を同時測定し、異なる周波数間の抵抗値の差や比などを用いて、生理学的根尖孔を検知する仕組みとなっている。これにより、根管内容液の影響を受けにくく、正確かつ安定した測定を可能としている。現在、多くのメーカーからEALsが販売されているが、比較研究の結果から、機種間に大きな差はないようである[2]。

▶ EALs使用における環境整備

　EALsの回路として想定している根管内から根尖孔外への電流の流れではなく、髄腔内から歯頸部歯肉への電流の流れができてしまうと、より抵抗値の小さい歯肉へと電流が流れ（電流の漏洩、リーク）、測定できなくなる。EALsを正確かつ安定して使用するためには、リークを防ぐ必要がある。唾液などで髄腔内から歯頸部歯肉まで連続して濡れていれば、リークしてしまう。

　歯頸部歯肉との絶縁状態を作り出すには、ラバーダムの使用が最も有効である。しかし、ラバーダムを使えばよいというわけではなく、ラバーダムの隙間から唾液が侵入すればリークする。下顎大臼歯部などで唾液の侵入が想定される場合は、即時重合レジンなどでラバーダムの隙間を埋める。根管洗浄液などが髄腔内から溢れて歯肉まで及んでいるようであれば、測定を行う前に髄腔内から歯頸部までを乾燥させておく。残存歯質が低い場合は、リーク防止だけではなく、クランプ維持力確保のためにも、コンポジットレジンを用いて隔壁を作る必要がある。しかし、出血による接着不良や不十分なう蝕除去によって歯質と隔壁との間に隙間ができると、そこへ唾液や洗浄液が混入してリークする（図1）。術後にしっかり仮封しても、隔壁の隙間からコロナルリーケージが持続すれば意味がない（図2、3）。よって、隔壁作製は慎重に行う必要がある。

　EALsを使用する前に、以上のような環境整備ができているのかを確認してほしい。

▶ EALsでうまく測定できない要因

　EALsが安定していると、測定ファイルが根尖孔に近づくにつれ、メーターも徐々に根尖指示値へと近づいていく。何らかの問題があると、一気にメー

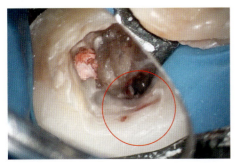
図❶ 隔壁の接着不良により、歯頸部から侵入してきた血液（赤円）

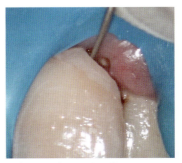
図❷ 歯頸部の二次う蝕

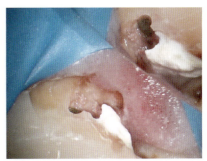
図❸ コンポジットレジンを除去すると、髄腔内とう蝕が交通していた。白いのは口蓋側からの仮封材

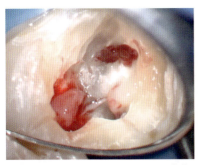
図❹ 抜髄時のアクセスキャビティ直後。歯髄組織が見える

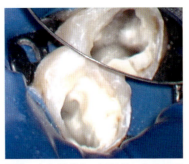
図❺ 上部形成後。可及的に歯髄組織を除去してからEALsを用いる

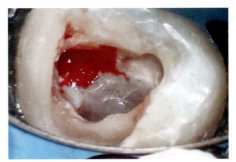
図❻ 根尖から持続する出血。このような状態で無理にEALsを使用しない

ターが振り切れたり、メーターが上下に動き安定しなかったり、あるいはまったくメーターが振れなくなる。以下、EALsでうまく測定できなくなる要因を考察し、その対処法を示す。

1．金属修復物

歯肉と接している金属修復物を除去せずに根管治療を行う場合、測定ファイルが金属に触れるとリークする。また、髄腔内の洗浄液が金属に触れていてもリークする。ラバーダムクランプが金属修復物に接していると、クランプを介して歯肉にリークするかもしれない。支障なければ、金属修復物を完全に除去しておいたほうが無難である。

2．歯髄組織

抜髄時、アクセスキャビティ直後で歯髄組織が根管口付近まで残っていると、測定が不安定となることがある。根未完成歯は根尖孔が漏斗状に拡がっており、より不安定となる傾向にある。まずは上部形成と根管洗浄を行い、可及的に根管内歯髄を除去してからEALsを用いる（図4、5）。

3．出血や排膿

炎症の程度が強く、根尖からの出血や排膿が持続していると、測定が不安定になる場合がある（図6）。また、根管内に血液があると、根管長が短く測定されたという報告もある[3]。まずは上部形成を行い、オーバーインスツルメンテーションに注意しながら可及的に根管形成と根管洗浄を行う。根管内吸引洗浄法は、根尖孔からの出血や排膿を吸い出せるので効果的である。ある程度出血や排膿が落ち着いたところでEALsを用いる。それでも不安定であれば、無理に測定は行わず水酸化カルシウム製剤を貼薬し、次回に測定を行う。

4．穿孔

穿孔があると、穿孔部から歯周組織へと電流がリークする。穿孔部位からの滲出液や肉芽に測定ファイルが触れると、メーターが一気に振り切れる。マイクロスコープ下で処置可能な位置の穿孔であれば、可及的に根管拡大・洗浄を行い、水酸化カルシウム製剤を穿孔部に貼薬する。1週間程度で穿孔部の肉芽が消退するため、穿孔部を乾燥させればリークすることなく測定できる（図7、8）。

5．歯根吸収

乳歯の生理的歯根吸収は、EALsの測定に影響はないという報告がある[4]。しかし、歯根外部吸収によって根管内と歯根周囲組織が繋がっていると、吸収部位でメーターが振り切れる。これも穿孔と同様、可及的な肉芽除去ののち、水酸化カルシウム貼薬を

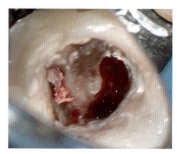
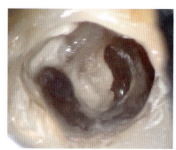

図❼ 穿孔部の肉芽からの出血

図❽ 水酸化カルシウム貼薬後1週間の穿孔部。肉芽が消退し、出血もない

行い、肉芽を根管外に消退させられれば測定可能となる場合もある（図9、10）。

6．測定に用いるファイル号数

筆者らは、抜去歯を用いて#40まで根管拡大形成しつつ#10から#40までの測定ファイルで根管長を計測し、測定ファイルの号数が測定結果に影響を与えないことを報告した[5]。しかし、根尖孔のサイズに対して測定ファイルの号数が小さすぎると、根管長がやや短く測定されてしまうという報告がある。根尖孔の直径が大きくなるほど、その傾向が強いようである[6]。根尖孔が大きい場合は、できるだけ根尖孔に近い号数のファイルを用いたほうがよい。

7．根管内容液

根管内容液がH_2O_2の場合、NaOClに比べて短く測定されてしまうという報告がある[7]。また、抜去歯根尖から1/3の部分に、根外表面から人為的に根管に穿孔させ、穿孔部の位置を測定した実験では、根管内が乾燥している状態が最も正確であった。根管内容液がある状態では、EDTA、NaCl、NaOClの順で穿孔位置がより短く測定された[8]。根管内容液の電流の通しやすさが影響していると推察されるが、NaOCl存在下でEALsが不安定だと感じるようであれば、根管を乾燥させたり、EDTAを用いたりするとよいかもしれない。

8．象牙質削片

根管形成で生じた象牙質削片のEALsに対する影響を調べた実験がある。根管形成中に根管洗浄を行うと閉塞は7％であったが、根管洗浄しなければ80％が閉塞であったとしている[9]。象牙質削片による閉塞を避けるため、根管洗浄を行いつつ、小さい号数のファイルで穿通性を確保（再帰ファイリング）しながら測定を行う。

9．根未完成歯、大きく拡大された根尖孔

根未完成歯は根尖が漏斗状に開いており、狭窄部がないためアンダーに測定されるかもしれない。根尖孔が大きく拡大されている場合は、根尖から根管内に侵入した肉芽のためにアンダーに測定されてしまうケースがある（図11～13）[10]。EALsだけで根管長を測定するのが不安であれば、デンタルX線写真やCBCTで根管長を確認すべきである。ただし、根未完成歯の場合、revascularizationやregenerative endodonticsの適応も考慮すべきであり、厳密な根管長測定が必要ではない場合もある。

メーター指示値はどこを基準とすべきか

EALsのメーター指示値は、どの位置を根管長として判断すべきなのか。Jungらは、"Apex"（機器によっては"0.0"）と"0.5"の位置でのファイル先端と解剖学的根尖孔との距離を調べた。Root ZX（モリタ製作所）の場合、"Apex"で0.02mmオーバー、"0.5"で0.26mmアンダーであったが、"Apex"と"0.5"で有意差はなかった[11]。また、Vasconcelosらは、解剖学的根尖孔までの根管長と"Apex"と"1"の位置での根管長との差を調べた。Root ZXの場合、"Apex"で0.23mmアンダー、"1"で1.56mmアンダーであった[12]。"Apex"と"0.5"に比べ、"1"のほうがよりアンダーに測定されるようである。

次に臨床成績の報告を見てみる。Azimらの報告によると、デンタルX線写真で根管充填の状態を検証し、根尖から0.5mm以内あるいはオーバーに対し、1mm以上アンダーだと治癒率が有意に低かった。1～2mmアンダーに対し、2mm以上アンダーだとさらに治癒率が低かった[13]。Fernándezらの報告によると、CBCTで根管充填の状態と病変の有無を検証したところ、根尖病変を有している率がフラッシュ（0～2mm）で13.4％、オーバーで15.9％だったのに対し、2mm以上アンダーでは50.0％であった[14]。いずれの報告もオーバーの程度に関しての記載はないが、2

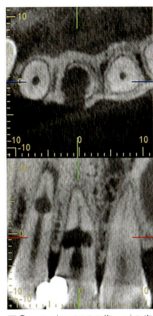
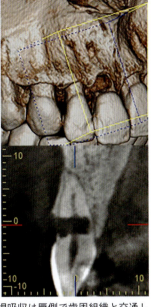
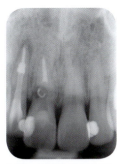
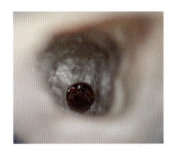
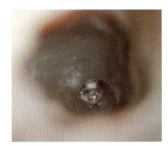

図❾ 2̲1̲のCBCT像。1̲の歯根吸収は唇側で歯周組織と交通していた。このままだと、EALsのメーターが吸収部で振り切れてしまう

図❿ 根管充塡後のデンタルX線写真。歯根吸収部の肉芽を消退させれば、EALs測定は可能となる。1̲吸収部に残っているガッタパーチャポイントは、後日の外科処置時に除去した

図⓫ 根尖部に認められた肉芽

図⓬ 水酸化カルシウム貼薬後2週間の根尖部。肉芽が消退している

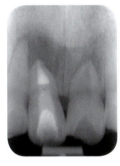

図⓭ プロルートMTA（デンツプライシロナ）を用いた根管充塡後のデンタルX線写真。根管充塡はフラッシュであったが、肉芽が消退していなければアンダーになっていたと思われる

mm以上アンダーだと治癒率は低くなるようである。

治療成績の報告から考えると、"Apex"と"0.5"のどちらを基準としても問題はなさそうである。"1"だと、ややアンダーすぎるかもしれない。根管充塡手技の精度、評価する手段（デンタルX線写真か、CBCT画像か）にもよるが、オーバーインスツルメンテーションを避けつつ、2mm以上のアンダーを避けることを目的とするなら、解剖学的根尖孔からわずかにアンダーである可能性が高い"0.5"を根管長決定の基準とするのが妥当ではないだろうか。

EALsの測定精度が高いのは事実であるが、それを盲目的に信用するのではなく、測定値を信頼できる環境・条件が整っているのかを確認しておく必要がある。EALsだけでなく、デンタルX線写真やCBCT画像、マイクロスコープの情報も上手に活用すべきである。また、根管充塡の段階でEALsの高い測定精度を無駄にすることのないようにしたい。

【参考文献】

1) Yılmaz F, Kamburoğlu K, Şenel B: Endodontic working length measurement using cone-beam computed tomographic images obtained at different voxel sizes and field of views, periapical radiography, and apex locator: A comparative Ex vivo study. J Endod. 43: 152-6, 2016.
2) Kang JA, Kim SK: Accuracies of seven different apex locators under various conditions. Oral Surg Oral Med Oral Pathol Oral Radiol Endod. 106: e57-e62, 2008.
3) Ebrahim AK, Yoshioka T, Kobayashi C, Suda H: The effects of file size, sodium hypochlorite and blood on the accuracy of Root ZX apex locator in enlarged root canals: an in vitro study. Aust Dent J. 51: 153-157, 2006.
4) Beltrame APCA, Triches TC, Sartori N, Bolan M: Electronic determination of root canal working length in primary molar teeth: an in vivo and ex vivo study. Int Endod J. 44: 402-6, 2011.
5) 須藤 享, 吉岡隆知：電気的根管長測定における根管形成の影響. 日歯内療誌, 36：61-68, 2015.
6) ElAyouti A, Kimionis I, Chu AL, Löst C: Determining the apical terminus of root-end resected teeth using three modern apex locators: a comparative ex vivo study. Int Endod J. 38: 827-33, 2005.
7) Tsesis I, Blazer T, Ben-Izhack G, et al: The precision of electronic apex locators in working length determination: a systematic review and meta-analysis of the literature. J Endod. 41: 1818-23, 2015.
8) Altunbaş D, Kuştarcı A, Toyoğlu M: The influence of various irrigants on the accuracy of 2 electronic apex locators in locating simulated root perforations. J Endod. 43: 439-42, 2017.
9) Rivera EM, Seraji MK: Effect of recapitulation on accuracy of electronically determined canal length. Oral Surg Oral Med Oral Pathol. 76: 225-230, 1993.
10) 吉岡隆知：根尖の肉芽組織について－根管内根尖部観察法－. 日歯内療誌, 33：162-167, 2012.
11) Jung IY, Yoon BH, Lee SJ, Lee SJ: Comparison of the reliability of "0.5" and "APEX" mark measurements in two frequency-based electronic apex locators. J Endod. 37: 49-52, 2011.
12) de Vasconcelos BC, Verissimo Chaves RD, Vivacqua-Gomes N, et al: Ex vivo evaluation of the accuracy of electronic foramen locators in root canals with an obstructed apical foramen. J Endod. 41: 1551-4, 2015.
13) Azim A A, Griggs J A, Huang G T-J: The Tennessee study: factors affecting treatment outcome and healing time following nonsurgical root canal treatment. Int Enodod J. 49: 6-16, 2016.
14) Fernández R, Cadavid D, Zapata SM, Alvarez LG, Restrepo FA: Impact of three radiographic methods in the outcome of nonsurgical endodontic treatment: a five-year follow-up. J Endod. 39: 1097-103, 2013.

Level Up & H!nt
4章　根管の拡大形成

[02] ネゴシエーション

東京都・澤田デンタルオフィス　澤田則宏

　ネゴシエーションという言葉を初めて聞く読者も多いのではないだろうか。一昔前のわが国の教科書では、この言葉は使われていなかった。わかりやすく説明すると、「根管を探るステップ」である。

　根管系が非常に複雑であることは、いまさらいうまでもない。上顎大臼歯の近心頬側第2根管ともなれば、その細さと彎曲のために、抜髄であっても根尖までファイルで穿通することが難しい場合もある。また、再根管治療で前医が根管を逸脱しているような症例では、本来の根管を探して穿通するのに、多くの時間を要する。このステップが、ネゴシエーションである。

　ネゴシエーションのステップで本来の根管を逸脱してしまえば、その後、NiTiファイルを使用しても本来の根管を拡大することはできない。前医が根管を逸脱して形成していると、治療の成功率は落ちてしまうのである[1]。抜髄であっても、ネゴシエーションのステップで本来の根管を逸脱してしまえば、治療は難しくなる。

あかない根管はない?

　「根尖孔から血管や神経線維が根部歯髄に入っているのだから、あかない根管はない」という意見がある。確かに、理論上はそのとおりである。しかし、歯髄は加齢とともに変化し、根管は狭窄していく。そのため、根部歯髄が石灰変性を起こしてしまうと、残念ながら「あかない根管」という症例にも遭遇する。それでも、完全に石灰化している可能性は極めて低いと筆者は考えている。

　多くの「あかない根管」は、本来の根管があるにもかかわらず、そこにファイルを挿入できない症例である。では、このような根管では、どのようにすると根尖まで穿通することができるのだろうか。

ネゴシエーションの方法

　従来から、このネゴシエーションのステップは手用ステンレススチールファイルを使用して行っている。NiTiファイルはすでに穿通している根管を拡げることは得意であるが、根管を探るネゴシエーションというステップは不得意である。複雑な根管ではステンレススチールファイルにプレカーブを付け、根管内をネゴシエーションする必要がある。

　筆者は#8Cファイル（ジッペラー）を最初に使用するが、一般開業医の先生方であれば、#10から使用したほうがよい。プレカーブを付けた#8で根管内を探っていく（図1）が、途中でファイルが進まなくなったときは、根管の彎曲に沿うようにファイルを動かす。このとき、術前に撮影した2方向からのデンタルX線写真が役に立つ。

　再根管治療で、前医がすでに根管を逸脱して形成している場合、さらに難易度が高くなる。前医が形成した最深部に本来の根管があることはほとんどなく、少し手前にその入口があると思われる（図2）。

　#8Cファイルを少し上下させながら、本来の根管を探していく。本来の根管にファイルが入ったら、回転運動を中心にファイルを進めていくが、彎曲が強いと、その先もなかなか進まないことがある。このようなときには、バランスドフォーステクニック[2]なども駆使しながら根管のネゴシエーションを行う。かなり熟練を要するステップであるが、実

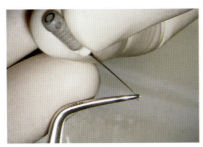 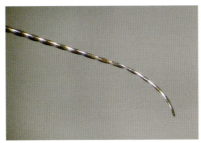 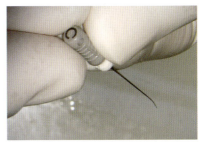

図❶a　#8C ファイルの先端に、ピンセットでプレカーブを付与する

図❶b　プレカーブは根管の彎曲に合わせて、曲げる角度を微調整する

図❶c　プレカーブの方向は、ファイルヘッドの「C」の字を目安に付与することにより、術中に彎曲の方向を見失うことがなくなる

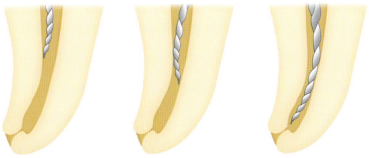

図❷　プレカーブを付与したファイルを用いて、本来の根管をネゴシエーションする

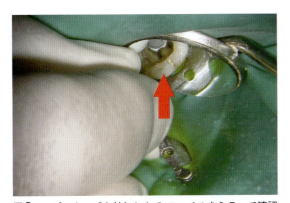 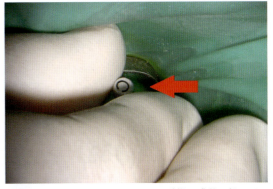

図❸a　プレカーブを付与した C ファイルをミラーで確認しながら目的の根管に挿入する

図❸b　従来のネゴシエーションは手指の感覚で行っているが、指先から見えるファイルの頭を見ることにより、探っている彎曲の方向を確認することができる

は最も大切なステップでもある（図3）。

　ネゴシエーションを行い、ファイルが根尖孔まで届いた状態が穿通（Patency）である。NiTi ファイルを使用するのであれば、穿通したのちにグライドパスを形成する（次項参照）。根管の彎曲が強いと、このステップにも時間を要する。しかし、最近はグライドパスの段階も NiTi ファイルで形成できるようになっており、形成はより根管の彎曲に追従するようになっている[3]。

　従来からネゴシエーションは手用ファイルを用いて行っていたが、最近ではこのステップもエンジンを活用することにより、時間の短縮ができるようになっている[4]。正確で確実なネゴシエーションを効率よく行うことにより、根管治療の精度は向上すると考えられる。

【参考文献】
1) Gorni FG, Gagliani MM: The outcome of endodontic retreatment: a 2-yr follow-up. J Endod, 30 (1): 1-4, 2004.
2) Roane JB, Sabala CL, Duncanson MG Jr: The "balanced force" concept for instrumentation of curved canals. J Endod, 11(5): 203-211, 1985.
3) Berutti E, Cantatore G, Castellucci A, Chiandussi G, Pera F, Migliaretti G, et al: Use of nickel-titanium rotary PathFile to create the glide path: comparison with manual preflaring in simulated root canals. J Endod, 35(3): 408-412, 2009.
4) 澤田則宏, 的場一成：ネゴシエーションの新たな試み. 日本歯内療法学会雑誌, 38 (2): 107-113, 2017.

Level Up & H!nt
4章 根管の拡大形成

[03] グライドパス形成：Glide Path Management（GPM）

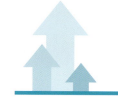

東京都・平和歯科医院　阿部 修

「グライドパス形成：Glide Path Management（GPM）」は、いくつかの方法が提唱されているが[1,2]、基本的に15号のハンドファイルを回転させることなく、スムーズに根尖孔まで到達できる空間を作ることと考えてよいだろう（図1）。その目的は、NiTiロータリーファイルによる根管拡大形成をより安全にすることであり、そこに形成された根管口から根尖孔までの空間（経路）のことをグライドパスと呼ぶ。

GPMのメリット

グライドパスが形成されることにより、NiTiロータリーファイルの根管内象牙質への過剰な咬み込みや、それによって引き起こされるファイルの破折が予防される[3,4]。さらに、レッジやトランスポーテーションが起こりにくいことから、根管の解剖学的形態が維持されることが示されている[5]。解剖学的根管形態を維持した形成が治療成績を向上させることから[6]、GPMはNiTiロータリーファイルを応用した根管拡大形成に不可欠であり、安全な歯内療法を実現するための、極めて重要な操作であると考えられている（図2、参考症例）。

NiTiロータリーファイルによるGPMの有効性

従来、GPMは10〜15号程度のステンレススチール製ハンドファイルを順次使用（図3）して行われていた。近年の研究では、ステンレススチール製ハンドファイルでの操作が、術者の技術にかかわらず根管の解剖学的形態を破壊することから[7]、GPM専用のNiTiロータリーファイルによるGPM（図4）の有効性が報告されている（図5）[7,8]。

Beruttiらは、GPM用NiTiロータリーファイルがステンレススチール製ファイルよりも有意に解剖学的根管形態を維持することを示したうえで、専門医がステンレススチール製ファイルでGPMを行った場合よりも、専門医ではない歯科医師がGPM用NiTiロータリーファイルを使用した際のほうが、有意に解剖学的根管形態を維持した質の高いGPMが可能であったことを示した（図6）[7]。これは、

グライドパス形成：
Glide Path Management（GPM）
→15号のハンドファイルをスムーズに根尖孔まで到達できる空間を作ること

図❶　GPMはいくつかの方法が提唱されているが[1,2]、基本的に15号のハンドファイルを回転させることなく、スムーズに根尖孔まで到達できる空間を作ることと考えてよい

GPMのメリット
1. ファイルの歯質への咬み込みを防ぐことによるNiTiロータリーファイルの破折予防
2. レッジやジップ、トランスポーテーション予防による解剖学的根管形態の維持

図❷　GPMにより、その後のNiTiロータリーファイルによる根管拡大形成の質と安全性が高まることが多数示されている[3,4]

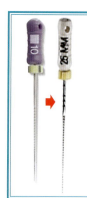

1. ハンドファイル K-File #10で根管の探索と穿通性の確認、そしてWLの設定を行う
2. その後、ハンドファイル#10号によるファイリングを行い、15号がスムーズにWLまで到達できるようにする

図❸　ハンドファイルによるGPM手順
GPMには、必ずしもNiTiロータリーファイルが必要なわけではないが、ステンレススチールによる操作が解剖学的根管形態を変化させる可能性があることに、注意しなければならない（参考症例：図5、6）

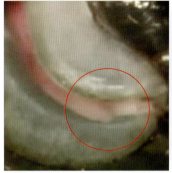

1. ハンドファイル K-File #10で根管の探索と穿通性の確認、そして WL の設定を行う
2. その後、Proglider #016を使用し、慎重に切削と洗浄を繰り返しながら WL まで到達させる

↓

3. あらゆる NiTi ロータリーファイルシステムへ

NiTi ロータリーファイルによる治療の安全性が向上

図❹ GPM 専用 NiTi ロータリーファイルを応用した GPM（現在筆者がすべてのファイルシステムに採用しているグライドパス形成手順）
この操作により、根管には #016/2〜8.5%のグライドパスが形成される。その後はさまざまな NiTi ロータリーファイルシステムを応用可能であり、その安全性を高めると考えられる

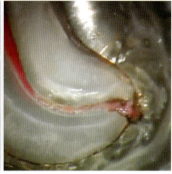

図❺ 歯内療法専門医による手用ステンレススチール製ファイル（左）と NiTi ロータリーファイル（右）による GPM 実験
根尖部に彎曲が存在する場合、たとえ専門医がステンレススチール製ファイルにプレカーブを与えて操作したとしても、根管の破壊が生じることが示されている（左）。NiTi ロータリーファイルおいては、レッジやジップが発生せず、解剖学的根管形態が維持された形成が達成されている（右）［本図は Dr. Giuseppe Cantatore のご厚意による］

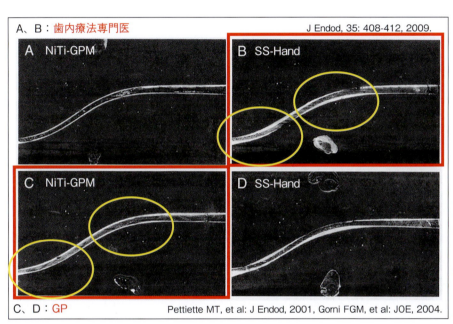

A、B：歯内療法専門医　　　　　　　　J Endod, 35: 408-412, 2009.
A NiTi-GPM　　B SS-Hand
C NiTi-GPM　　D SS-Hand
C、D：GP　　Pettiette MT, et al: J Endod, 2001, Gorni FGM, et al: JOE, 2004.

図❻ 歯内療法専門医と GP による GPM とその使用器具による差
歯内療法専門医がステンレススチール製ファイルで GPM を行った場合（B）よりも、専門医ではない歯科医師が GPM 用 NiTi ロータリーファイルを使用した際（C）のほうが、有意に解剖学的根管形態を維持可能であった[7]

参考症例

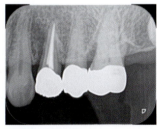

1 術前 X 線写真
70歳、女性。5歯髄壊死により抜髄。根管拡大はハンドファイル 10 号による穿通と EMR の設定を行い、GPM 用の NiTi ロータリーファイルである Proglider を使用してグライドパス形成。その後の根管拡大は、NiTi ロータリーファイルで #35/06 まで行った

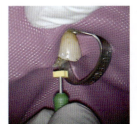

2 #35/06 まで NiTi ロータリーファイルで拡大した根尖を、確認のため手用ステンレススチール製ファイルを挿入したところ、ファイルは WL の手前で止まり、それ以上は入れられなかった。本来であれば、#35/02 である手用ファイルは、#35/06 という大きく拡大された根管に容易に入るはずである

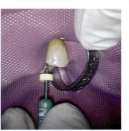

3 その後、ファイルを手用 NiTi ファイルに交換して同じ操作を試みたところ、ファイルは WL までスムーズに到達した

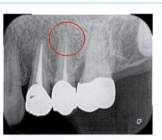

4 根管充填後の X 線写真
X 線上の根尖より約 2 mm 手前で根管は約 90°近心に彎曲していた

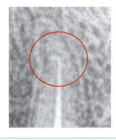

5 根尖部拡大像
こうした 90°近い彎曲に対し、35 号のステンレススチールファイルをこの根尖形態を壊さずに挿入することは不可能である

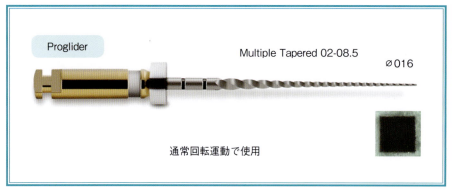

図❼ GPM専用のNiTiロータリーファイル：Proglider（Dentsply Sirona）
ファイルサイズは#016であり、2〜8.5％の可変テーパー度を有している。こうしたファイルの応用によって、解剖学的根管形態の維持のみならず[7,8]、治療時間が短縮されることも示されている[9]

一般開業医がGPM用NiTiロータリーファイルを使用することで、GPMの質が専門医レベルに向上する可能性を示しており、その適切な応用がいかにGPにメリットをもたらすかを意味している。

さらに、GPM用NiTiロータリーファイルはエンドモーターを使用するため、形成時間においても、ハンドファイルより有意に短時間でのGPMが可能であることが報告されている[9]。

▶ 確実なPGMを可能にする "Proglider"

筆者は、さまざまなメーカーの異なるコンセプトに基づくNiTiロータリーファイルを臨床応用しているが、それらすべてを使用する前に、必ずGPM専用のNiTiロータリーファイル「Proglider（Dentsply Sirona）」を応用している。これは、先端径が16号で2〜8.5％の可変テーパー度を有するGPM用NiTiロータリーファイルで、素材には柔軟性が高くて破折抵抗の強いR相NiTi（M-Wire）を採用している（図7）。10号ハンドファイルの後に1本使用するというシンプルな操作で確実なPGMが可能であり、筆者の臨床には不可欠なものとなっている。

最近の研究では、このProgliderが他のGPM用NiTiロータリーファイルと比較して有意に破折抵抗が高いことが示されている[10,11]。このファイルの日常的な応用により、筆者の歯内療法はよりシステム化され、GPM後にいかなるNiTiロータリーファイルを使用したとしても、その根管拡大形成は極めてスムーズかつ安全なものになったと感じている（図8）。

新しい情報としては、Progliderの柔軟性と破折抵抗値をより向上させ、反復回転運動で応用する「WaveOne Gold Glider（Dentsply Sirona）」がすでに欧州で発表されており、今後日本での展開が期待される（図9）。今後も各社によるファイル開発は続き、われわれの臨床はその恩恵を受けることだろう。

●

近年のNiTiロータリーファイルシステムにおいては、どのようなシステムを採用したとしても、概ねよい結果が得られると考えられる。しかし、どれほど優れたNiTiロータリーファイルシステムを採用したとしても、それを使用するわれわれが適切に応用できなければ、その性能は発揮されない。そのために最初になされるべきはGPMであり、それなくしては、安全なNiTiロータリーファイルによる歯内療法は実現しないと考えるべきであろう。

【参考文献】

1) West JD. The endodontic glidepath: "secret to rotary safety". Dent Today, 29: 86-93, 2010.
2) Van der Vyver PJ: Creating a glide path for rotary NiTi instruments ; part one. Endod Prac, 40-3, 2011.
3) Berutti E, Negro AR, Lendini M, Pasqualini D: Influence of manual preflaring and torque on the failure rate of ProTaper rotary instruments. J Endod, 30: 228-30, 2004.
4) Patiño PV, Biedma BM, Liébana CR, Cantatore G, Bahillo JG: The influence of a manual glide path on the separation rate of NiTi rotary instruments. J Endod, 31: 114-6, 2005.
5) Berutti E, Negro AR, Lendini M, Pasqualini D: Influence of manual preflaring and torque on the failure rate of ProTaper rotary instruments. J Endod, 30: 228-30, 2004.
6) Pettiette MT, et al: J Endod, 2001, Gorni FGM et al: JOE, 2004.
7) Berutti E, Cantatore G, Castellucci A, Chiandussi G, Pera F, Migliaretti G, Pasqualini D: Use of nickel-titanium rotary PathFile to create the glide path : comparison with manual preflaring in simulated root canals. J Endod. 35(3): 408-12, 2009.

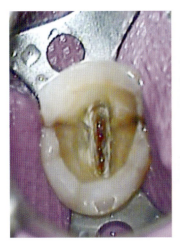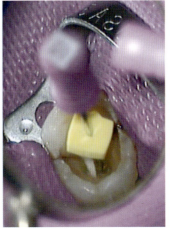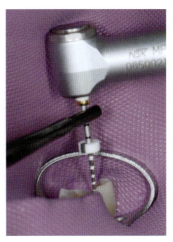

図❽a　GPMの実際
10号ハンドファイルで穿通と作業長の設定を行い、その後、作業長までProgliderを到達させる

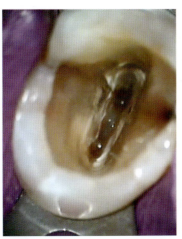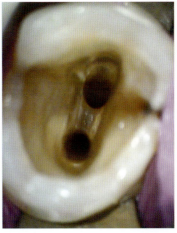

図❽b　ProgliderによるGPM終了後、そしてNiTiロータリーファイルによる根管拡大終了後の状態

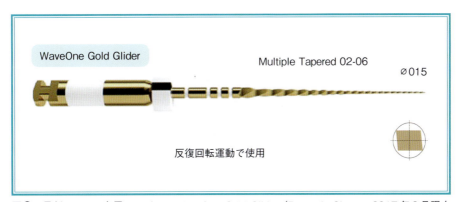

図❾　最新のGPM専用ファイル：WaveOne Gold Glider（Dentsply Sirona：2017年8月現在では日本未発売）
柔軟性と破折抵抗性を著しく向上させた金属を採用し、WaveOneシステムと同じ反復回転運動で使用するGPM専用の最新NiTiロータリーファイル。今後、GPM専用ファイルもさらに進化していくだろう

8) Paleker F, van der Vyver PJ: Comparison of Canal Transportation and Centering Ability of K-files, ProGlider File, and G-Files：A Micro-Computed Tomography Study of Curved Root Canals. J Endod, 42(7): 1105-9, 2016.
9) Paleker F, van der Vyver PJ: Glide Path Enlargement of Mandibular Molar Canals by Using K-files, the ProGlider File, and G-Files：A Comparative Study of the Preparation Times. J Endod, 43(4): 609-612, 2017.
10) Topçuoğlu HS, Topçuoğlu G, Düzgün S: Resistance to cyclic fatigue of PathFile, ScoutRaCe and ProGlider glide path files in an S-shaped canal. Int Endod J, 2017(in Press).
11) Uslu G, Özyürek T, İnan U: Comparison of Cyclic Fatigue Resistance of ProGlider and One G Glide Path Files. J Endod, 42: 1555-8, 2016.

4章　根管の拡大形成

[04] NiTiロータリーファイルの進化

東京医科歯科大学 大学院医歯学総合研究科 口腔機能再構築学講座 歯髄生物学分野　興地隆史

▶ NiTiロータリーファイルの特性を概観する

　NiTiロータリーファイルは1990年代初頭に実用化され、その後改良が繰り返された結果、今日では彎曲根管の効率的かつ確実な形成を可能とする器具として、一定の地位を確立している。NiTi合金の備える高い弾性や、応力解放後の形状復元性が、本器具の性能に強く関連することはいうまでもない[1]。

　NiTiロータリーファイルの第一の特長は、ステンレススチールファイルと比較して、根管の彎曲への追従性に優れ、根尖部の直線化（apical transportation）などの不整な形成が生じる可能性が少ないことである。この方面でのNiTiロータリーファイルの優位性は、多くの研究で実証されている。さらに近年では、刃部形状の改良による切削効率の向上、あるいは一根管の形成に必要な器具の本数を少なくすることなど、治療の効率性の面でもさらなる改良が図られている[1]。

　また、NiTiロータリーファイルには、一般に手用ファイルの国際規格（2％）の2〜3倍のテーパー（グレーターテーパー）が与えられている。この設計は、NiTi合金の採用で初めて可能となったものといえる。仮に、ステンレススチールでこの種の設計を行った場合、その器具は剛性が高く、彎曲根管への適用は不可能であろう。その結果、根管へのテーパー付与が形成の初期段階より容易となり、彎曲への追従性の確保、根管洗浄や根管充塡の効率化といった、根管のフレアー形成の利点を活かしやすいデザインの器具となっている[2]。

　一方、NiTiロータリーファイルの最大の問題点は、周知のとおり、破折抵抗性がステンレススチールファイルに及ばない点である。この性質の改善に、NiTiロータリーファイルの開発史の多くの部分が費やされたといっても過言でない。その結果、現在では破折抵抗性向上に関する基礎研究の成果に裏打ちされた多くの製品が出現している。

　本項では、NiTiロータリーファイルの「進化」に関する、近年の話題を概説する。

▶ 破折抵抗性向上の取り組み

　NiTiロータリーファイルの破折のメカニズムは、ねじり疲労破折、回転疲労破折の2種類に大別して考えることができる。

　ねじり疲労破折は、ファイルの先端などが根管壁に食い込んで拘束された状態でファイルに回転力が加わった場合に、いわば「ねじ切れる」現象である。手用ファイルの根管内破折の多くは、これによるものであろう。これに対して、回転疲労破折はロータリーファイル特有の現象ともいえるものである。すなわち、根管彎曲部でファイルを回転させた際、ファイルに曲げ荷重が周期的に加わる（外彎側での伸び、内彎側での縮みが周期的に繰り返される）ことから金属疲労が蓄積し、破折に至る。

　NiTiロータリーファイルには、永久変形を伴わないまま破折するという特徴がある。これは、変形させても原形に復元しやすいという、合金の性質を主因とすると考えられている。筆者らの研究グループでは、NiTiロータリーファイルの破折の瞬間を高速ビデオ撮影して解析することにより、ねじり疲労破折では破折に先立ってファイルの伸びなどの変

形が短時間ながら観察できるものの、回転疲労破折では変形がみられないまま瞬時（1/100秒以下）に破折に至ることを観察している[3]。これは、予兆なき破折の機構を説明する所見の一つと考えられる。

破折しにくい器具の開発にあたり、これら2種の破折様式がいわば相反する設計を要求することが、開発上のジレンマを提供しているともいえる。たとえば器具の断面積を大きくすると、ねじり疲労破折に対する抵抗性は増加するが[4]、回転疲労破折への抵抗性は減少する[5]。しかしながら、以下に述べるようなNiTi合金の熱処理、往復回転運動エンジンの開発などの「新機軸」の技術により、破折抵抗性の向上が着実に図られている状況といえよう。

NiTi合金の熱処理

一般的なNiTi合金は、口腔内温度付近ではオーステナイト相と呼ばれる結晶構造を示すが、この相に一定以上の外部応力を与えるとマルテンサイト相への結晶構造の変化（相変態）が可逆的に生じ、いわゆる超弾性を示す。すなわち、マルテンサイト相は弾性係数が小さく、わずかな外力で変形を示すが、この力を取り除くと元のオーステナイト相への復帰（逆変態）が起こり、変形が消滅して形状が復元する。

近年では、NiTi合金へのある種の加熱処理が、合金の機械的性質、とりわけ回転疲労破折抵抗性や柔軟性を向上させることが注目されている。すなわち、適切な加熱処理を施された合金は、口腔内温度付近でマルテンサイト相・オーステナイト相の中間相（R相）主体となっており、柔軟性を獲得するとともに、回転疲労破折に対する抵抗性が向上する[6]。

現在では、この種の合金で製造された製品が主流というべき状況であり、具体的な加熱処理法は「企業秘密」となっているが、さまざまな名称で呼ばれる合金で製造された製品が各メーカーより開発されている（図1）。国内ではProTaper Next（M-wire製：Dentsply Sirona；図1a）、Voltex Blue（Blue処理M-wire製：Dentsply Sirona）、Reciproc（M-wire製：VDW、茂久田商会；図1b）、WaveOne Gold（図1c）およびProTape Gold（Gold Wire製：Dentsply Sirona）、K3XF（図1d）およびTF Adaptive（R相合金製：SybronEndo、ヨシダ）などが販売されている。

さらに、HyFlex CMおよびHyFlex EDM（Coltene、東京歯科産業；図1e）は、CM Wireと呼ばれる合金製であり、HyFlex EDMは放電加工で製作され、柔軟性や回転疲労破折抵抗性の向上が謳われている[7]。これらは形状記憶性を有しており、従来のNiTiロータリーファイルと異なり、プレカーブの付与が可能である。

また、XP-endo Shaper（FKG、白水貿易）は、MaxWireと呼ばれる合金製で、同じく口腔内温度付近で形状記憶性を有しており、刃部が波状に曲げられた形状で供給されている。この形状で回転させて用いることにより、根管内の不整な形態の部分にまで刃が接触し、未切削根管壁が少なくなることが期待されている。同様の素材で製作されたXP-endo

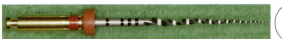
a：ProTaper Next X2（M-wire製；先端部テーパー6％：Dentsply Sirona）

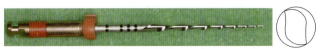
b：Reciproc R25（M-wire製；先端部テーパー8％：VDW、茂久田商会）

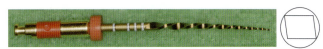
c：WaveOne Gold Primary（Gold wire製；先端部テーパー7％：Dentsply Sirona）

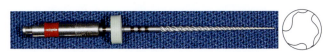
d：K3XF #25/.04（R相合金製；テーパー4％：SybronEndo、ヨシダ）

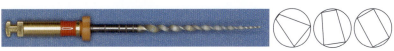
e：HyFlex EDM One File（CM Wire製；テーパー4～8％；Coltene、東京歯科産業；横断面は左から基部、中央、先端部を示す）

図❶ a～e　加熱処理された合金で製造された各種NiTiロータリーファイル。刃部横断面形態の模式図を右に示す。先端径はすべて25号

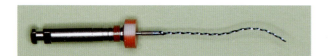

図❷ XP-endo Finisher（Max Wire 製；先端径25号、テーパー0：FKG, 白水貿易）。刃部が曲がった状態で回転させて使用する。25～30号以上のNiTiロータリーファイルで根管形成完了後、根管壁清掃に用いる。

Finisher（FKG、白水貿易：図2）は、もっぱら形成終了後の根管壁の清掃に用いる器具として開発されたものであり、MaxWire 製で刃部がフック状となっている。

往復回転運動による切削

従来のNiTiロータリーファイルでは、300rpm程度の連続正回転による切削が採用されており、これにねじり疲労破折を防止する機構として、いわゆる「トルクリミット機構」（設定値以上のトルクがファイルに加わった際に回転停止、逆回転を行う機構）を装備したものが普及している。近年では、より積極的にねじり疲労破折を防止することを期待した機構として、往復回転運動（レシプロケーティング・モーション）で作動する根管形成用エンジンが開発されている。

往復回転運動は、いわゆるシングルファイルシステム、すなわち根管形成の大部分の過程を1本の器具で行えることを謳った製品（Reciproc、WaveOneなど；図1b、c）の開発とともに大きく脚光を浴びることとなった。これらは、いわゆる逆ネジの形状で設計されており、逆回転時に根管壁を切削することから、逆回転時の回転角度が正回転時より大きく設定された正逆反復回転運動を行う専用エンジンに装着して使用する。応力付加と解放が繰り返されながら形成が進行するため、ねじり疲労破折が予防され、多くの症例で単一器具での形成が可能とされる。

さらに近年では、ファイル破折を未然に防ぐための機構として、ファイルへのトルク負荷に応じて逆回転、正回転を行う、いわゆるトルク依存型往復回転運動で作動する根管形成用エンジン［デンタポートOTR（モリタ製作所）、TFアダプティブエレメントモーター（SybronEndo、ヨシダ）］なども開発されている。これらは、通常のいわゆる正ネジ形状のファイルを用いる仕様であり、ファイルのトルク負荷が少ない状態では連続正回転し、設定値以上のトルクが生じた場合に往復回転を行う設計となっている。逆回転は形成時間の延長に繋がることから、その頻繁な作動を避ける設計といえる。筆者らの研究グループでは、トルク依存型往復回転運動によってファイルへのトルク負荷が軽減されることを確認している[8]。

ファイルのデザイン

ファイルの刃部形態は、切削効率、柔軟性、破折抵抗性、削片排出性など、多彩な要素に影響を及ぼす。各製品に独自の形状が与えられ、その優位性が謳われている現状であるが、一つの設計要素が複数の性能に相反する影響を及ぼし得るため、すべてに優れたデザインは当然ながら存在しない。たとえば、前述のように断面積を大きくすれば、ねじり疲労破折抵抗性は向上するが、回転疲労破折抵抗性や柔軟性が低下する。

刃部形態の変遷は、概して切削効率を高める方向で改変が行われている。すなわち、かつてはラジアルランドタイプ（ラジアルランドと呼ばれる曲面でこすり落とすように切削）が主流であったが、現在はほとんどの製品に鋭利な刃が与えられている。切削効率向上を意図して、刃部に正の掬い角を与えた製品もみられる（K3、Mtwo、Reciproc など）。

一方、ねじり応力の軽減にはファイルと根管壁の接触面積を小さくすることが有効である。そのため、近年の製品では、マルティプルテーパーの設計［刃部テーパーがファイル先端と基部で異なる形状で、主としてテーパーの大きい部分が根管壁と接触する：ProTaper NEXT（図1a）、HyFlex EDM One File（図1e）など］、あるいは長方形、平行四辺形、S字状などの断面形態（限られた刃のみが根管壁と接触する：図1）などがしばしば採用されている。長方形の刃部横断面が、回転軸からオフセンターの位置に設定された製品（ProTaper NEXT など）もみられ、根管壁と刃との接触が少ない「蛇行運動」様の動作パターンや広い削片排出スペースによる切削

効率向上や破折リスクの低下が謳われている[9]。

他方、NiTiロータリーファイルでは形成中に根管に引き込まれるような感覚が生じるが、これはいわゆる「ねじ込み効果（screw-in effect）」によるものである。切削効率が高い（根管壁に食い込みやすい）刃部形状の場合に顕著とされ、大きいトルクの発生が懸念される。この影響を小さくするため、螺旋角（刃とファイル長軸がなす角度）やピッチ幅を一定としないなどの設計上の工夫が、現在ではさまざまな製品に取り入れられている。筆者らの研究グループでは、往復回転運動がねじ込み効果によるトルク負荷の軽減に有効であることを確認している[8]。

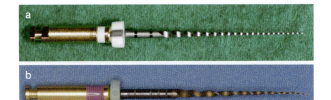

図❸　グライドパス形成用NiTiロータリーファイル。a：ProGlider（M-wire製；Dentsply Sirona）。先端径16号相当、マルチプルテーパー（2～8.5％；基部に向かうに従って大きくなる）。b：HyFlex EDM Glide Path File（CM Wire製；Coltene、東京歯科産業）。先端径10号、テーパー5％

グライドパス形成への NiTiロータリーファイルの応用

グライドパス（glide path）とは、「NiTiロータリーファイルで円滑に根管形成を行うために形成される誘導路」といった意味で近年用いられている用語である。NiTiロータリーファイルの破折頻度の減少[10]や根管追従性の向上[11]が期待される操作として、重視されている。

従来、グライドパス形成は細い手用ファイル（#15～20）で行われており、根管の穿通と作業長の決定を行った後、これらの手用ファイルが無理なく挿入できるまで根管を拡大し、円滑な「進入経路」の確保を図ることが推奨されている。しかしながら、この操作はしばしば入念さが要求され、時間を要するステップであることは否めない。

そこで近年、グライドパス形成へのNiTiロータリーファイルの適用が注目されており、各社より専用の細いサイズの器具が開発され、効率化が図られている（図3）。これらを#10などの細い手用ファイルで形成された根管に適用することで、根管は#15～20程度のサイズまで拡大されるとともに、テーパーが付与される。

本項では、近年におけるNiTiロータリーファイルの改良の方向を概説した。開発後20年以上を経た現在、いまなお安全性や効率性の面で「新機軸」というべき特徴を備えた製品が開発され続けているのは、NiTiロータリーファイルがいまだ進化の過程にあることを意味するものの、安全性と効率性という2つの相反する要件の両立させるための製品改良は着実に進展しているともいえよう。しかしながら、個々の製品の特徴を踏まえ、「無理なく」用いるのが「使いこなし」の要点であることは、不変の原則ともいえる。いずれにしても、NiTiロータリーファイルの進化の動向には当分目を離すことができない。

【参考文献】

1) Haapasalo M, Shen Y: Evolution of nickel-titanium instruments: from past to future. Endod Topics, 29: 3-17, 2013.
2) 興地隆史：根管形成を考える：手用ファイルとニッケルチタンロータリーファイルのコンビネーション．東京歯科医師会誌, 64（11）: 593-600, 2016.
3) Tokita D, Ebihara A, Miyara K, Okiji T: Dynamic torsional and cyclic fracture behavior of profile rotary instruments at continuous or reciprocating rotation as visualized with high-speed digital video imaging. J Endod, 43(8): 1337-1342, 2017.
4) Melo MC, Pereira ES, Viana AC, Fonseca AM, Buono VT, Bahia MG: Dimensional characterization and mechanical behaviour of K3 rotary instruments. Int Endod J, 41(4): 329-338, 2008.
5) Tsujimoto M, Irifune Y, Tsujimoto Y, Yamada S, Watanabe I, Hayashi Y: Comparison of conventional and new-generation nickel-titanium files in regard to their physical properties. J Endod, 40(11): 1824-1829, 2014.
6) Shen Y, Zhou HM, Zheng YF, Peng B, Haapasalo M: Current challenges and concepts of the thermomechanical treatment of nickel-titanium instruments. J Endod, 39(2): 163-172, 2013.
7) Pirani C, Iacono F, Generali L, Sassatelli P, Nucci C, Lusvarghi L, Gandolfi MG, Prati C: HyFlex EDM: superficial features, metallurgical analysis and fatigue resistance of innovative electro discharge machined NiTi rotary instruments. Int Endod J, 49(5): 483-493, 2016.
8) Tokita D, Ebihara A, Nishijo M, Miyara K, Okiji T: Dynamic torque and vertical force analysis during nickel-titanium rotary root canal preparation with different modes of reciprocal rotation. J Endod, in press.
9) 興地隆史：ProTaper NEXTの特徴と使用法．新しいNi-Ti製ファイルの歯内療法．須田英明（監），クインテッセンス出版，東京，2014：118-124.
10) Patiño PV, Biedma BM, Liébana CR, Cantatore G, Bahillo JG: The influence of a manual glide path on the separation rate of NiTi rotary instruments. J Endod, 31(2): 114-116, 2005.
11) Berutti E, Paolino DS, Chiandussi G, Alovisi M, Cantatore G, Castellucci A, Pasqualini D: Root canal anatomy preservation of WaveOne reciprocating files with or without glide path. J Endod, 38(1): 101-104, 2012.

Level Up & H!nt

4章 根管の拡大形成

[05] RECIPROCによる拡大形成

熊本県・ホワイト歯科グループ熊本　中川寛一

　手用ファイルによる根管形成では、「多くのファイルを使用する」、「時間がかかる」、「根管に不整形態が生じる」、「規格形成が難しい」、「細い根管・彎曲根管の形成では、術者に多くのフラストがかかる」など、問題も多い。

　このような根管への従来法による根管形成では、非常に多くのステップや機器操作を必要とした。一例として、根管充填に必要なテーパーを根管に与えるためにはISO規格のステンレスファイルファイルを15回以上交換する必要がある。また、predefind taper（あらかじめ、規定のテーパーが与えられていること）の代表格であったNiTi製のこれまでのファイルにおいても、根管へのテーパー付与にはクラウンダウン法をとる必要があり、数本のファイルによる根管形成を余儀なくされた。

　一方、NiTiファイルは導入当初、他のステンレススチール製のファイルと比較して高価であることや、ファイルの破断などに対する懸念もあった。このファイルは狭くて複雑な根管系、とくに彎曲根管への追従性で、ステンレススチールのそれをはるかに凌駕している。この特性を利用したファイルの応用が試みられてきたが、手用機器では切削効率の点でステンレススチールファイルに劣るとされていた。これをロータリーシステムとすることで、切削効率は大幅に改善され、根管に沿った形成の維持や根管の移動が少ない効率的な根管形成を行うことができるようになった。

　さらに、現行のNiTiファイルのほとんどは、ファイル自体に根管形成に必要なテーパーを付与することにより、一定のテーパーで根管を容易に拡大形成ができるようになっている。加えて、新しい製品が次々と開発され、それらの使用法、切削時の特性も多様化し、現在では、根管形成のための一ツールとして定着した感がある。

　今回、さらにファイルの駆動方法として、従来の回転切削に加え、"連続的な繰り返し運動"であるレシプロカルモーションを取り入れることにより、"1本のファイル"による根管形成が実現したことは、歯内療法術式上、特筆に値する（図1、2）。

▶ レシプロカルモーションと根管形成

　近年導入されたレシプロカルモーションは、Roanによるbaranced force形成法を基準としている。この方法では、時計回りに1/3～1/4、反時計回りに3/4といった反復運動を根尖方向への力をかけながら実施する。Cutting phaseとreverse rotationにより、ファイルへの繰り返し疲労を軽減して破断を防止するとともに、ファイルを根管の中心に位置づけることを特徴とする。反復回転運動と根尖方向への圧力（apical pressure）は重要なファクターであるが、両者を一連のものとして手用ファイルで行うことは難しい。この動きを再現したモーターは適切なファイルモーションをファイルに与えることができる。

▶ RECIPROCによる根管形成のポイント

①正確な根管長の設定
②Pecking motionではないリズミカルな上下運動
③切削抵抗を感じないファイルの押し込みは×
④詰まりを感じたら、感染根管→EDTA、抜髄根管

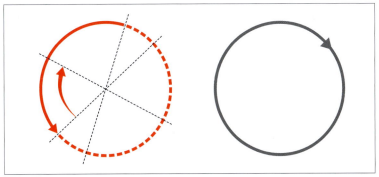

図❶　RECIPROCAL motion と ROTARY motion。前者では反時計回りで根管切削が行われる。これに対し、従来の後者では、時計回りで切削が行われる

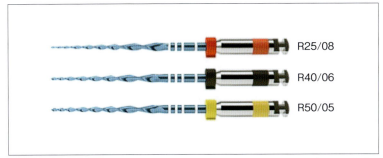

図❷　RECIPROC。先端号数とテーパーによって3種のファイルがある。本図は新たに提供される RECIPROC Blue

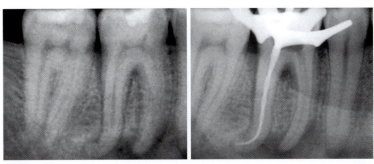

図❸　RECIPROC による根管形成。根尖経路が確保されれば、One File での根管形成が可能となる

→ NaOCl で対応する

⑤形成にあたっては、WL の1/2まで形成、切削粉を拭って根管洗浄 path を確認後、次いで根尖まで形成

⑥症例によっては RECIPROC-Hand で仕上げ形成

　シングルファイルプレパレーションが可能か否かは、根尖孔までの経路の確保にある。つまり、前述の③までの過程が重要な意味をもつ。これらの操作は、ファイルの選択や根管形成を安全に行うためのガイドとなる。

　NiTi ファイルは、先進切削性のあるファイルではなく、根管を開ける機器でもない。また、そのような使用法は、事故にも繋がる。根尖孔に至るパスファインディングにより、ファイルの通り道を確保することが形成の第一歩である。次いで、それぞれ #10、#15、#20のKファイルによるグライドパスを試みる。これはファイル選択のための基準でもあり、前述の①〜⑥に示すような手順で実施される。

　いずれの操作も、有効な根管清掃材の使用下に行われるべきである。

　全回転運動に変わって採用された往復回転運動は、（レシプロカルモーション）NiTi ファイルの問題点を大きく改善した。そして以降、このシステムは日々の診療に欠くことのできないインスツルメントとなっている。

　最後に、症例を供覧する（図3）。

Level Up & H!nt

4章　根管の拡大形成

[06] WaveOne Goldによる拡大形成

北海道・坂東歯科医院　坂東 信

　根管内感染を除去すべく、機械的な拡大形成法はNiTiファイルの登場以来さまざまな変化を遂げてきた。とくに2012年11月に発売されたWaveOneは、1本のファイルで根管形成終了が可能であり、専用のエンジン（X-Smart plus）とともに爆発的に普及した。これは、ファイルの本数を少なく、短時間で効率的に形成したいというわが国の臨床家の切ない希望に応えたかたちであったためだと思われる。しかし、期待とは裏腹に、R相M-wireでレシプロケーションとはいえ、硬めの#25ファイルを最初から用いる術式は、歯根の亀裂やファイル破折を危惧せざるを得ないもので、彎曲度の少ない、複雑ではない症例に推奨されるものであった。

　これらの問題点を解決すべく、2015年8月に上市されたWaveOne Goldは、材質や形状がまったく異なる、フルモデルチェンジというかたちで登場した。本項では、発売以来約2年が経過し、良好な成果を上げていると思われる臨床術式を解説する。

▶ グライドパス用 NiTi ロータリーファイルと WaveOne Gold の術式[1, 2]

STEP 1　ストレートラインアクセスを意識した根管口明示を確認した後、#10Kファイルを用いてワッチウィンディングモーション（腕時計のネジを回すような動き、または、きりもみ運動）にて、ネゴシエーションと穿通（図1）。#10Kファイルがタイトな場合は#08、#06C+ファイル（デンツプライ三金）、またはDファインダー（マニー）を使用して、決して無理はしない（図2）。

STEP 2　電気的根管長測定器（EMR）を用いて、作業長を決定する（図3）。

STEP 3　根管内にEDTAペースト（グライド、ファイリーズなど）を塗布し、非乾燥状態でプログライダーを用いてグライドパス形成を行う（300rpm、2Ncm：図4、5）。

STEP 4　グライドパス形成がなされた根管にEDTAペーストを塗布し、WaveOne Goldで根管拡大形成を行う。最初に使用するWaveOne Goldは、Primary（#25/07）であるが、タイトな根管の場合には、Small（#20/07）を先に使用する。まずは歯冠側2/3まで2〜3回通して予備拡大を行い、エンド三角などを含めた根管内を整える（図6〜8）。

　ファイルは優しく根尖方向に挿入し、グライドパスを確認しながら、それに沿って軽いタッチ操作で使用する。3〜4mm根尖側に切削を行ったら（もし

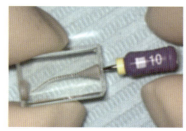

図❶　ステンレススチール#10Kファイルにて、ネゴシエーションと穿通

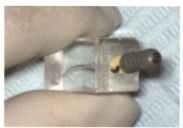

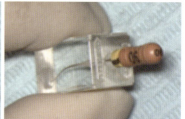

図❷　#10Kファイルがタイトな場合は、#08、#06 C+ファイルを使用する

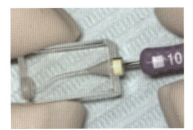
図❸　作業長を決定

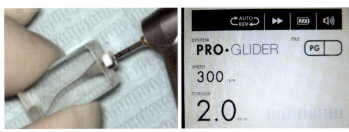
図❹　プログライダーにてグライドパス形成（300rpm、2Ncm）

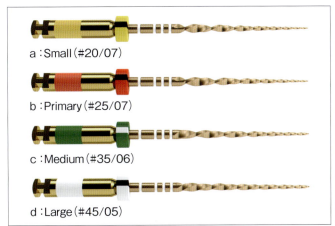
図❺　WaveOne Gold はファイルのバリエーションも増え、Small（#20/07：a）、Primary（#25/07：b）、Medium（#35/06：c）、そして Large（#45/05：d）という4種類から選択可能

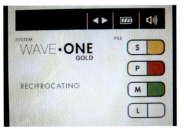
図❻　X-Smart Plus を WaveOne Gold 用に変更

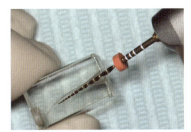
図❼　#Primary を装着

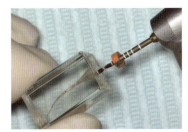
図❽　#Primary にて拡大開始、歯冠側2/3まで

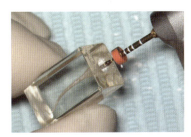
図❾　ブラッシングアクション

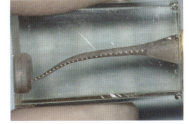
図❿　#Small を挿入。フレアー形成を確認できる

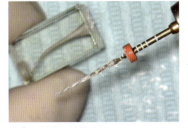
図⓫　削片の付着確認

くは3～4回象牙質を切削をしたら）、ファイルを根管内から引き抜き、次亜塩素酸ナトリウムによる根管洗浄と、10号ハンドファイルでの再帰ファイリング、そして再根管洗浄という操作は最も重要であり、ファイル交換時を含めて頻繁に行われるべきである。

STEP 5　根管形成の約30％が触れられていない部分があること[3]を念頭に、Primary（#25/07）をブラッシング操作と根管洗浄を繰り返しながら、作業長まで到達させる（図❾）。ファイルは作業長で止めず、数回作業長をタッチするようなイメージで操作し、常に上下に動かしながら使用する（Smallを先に使用した場合にも同様に操作し［図❿］、その後 Primary まで同様の拡大形成を行う）。

STEP 6　Primary（#25/07）による作業長までの根管拡大形成ができたら、ファイルを引き抜いてその刃部の溝を確認する（図⓫）。その際、溝が切削した象牙質で埋まっているなら、作業長部の根管壁

症例1　WaveOne Goldの臨床応用①

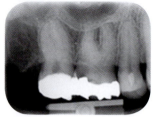
図⓬　39歳、女性。主訴：右上奥歯が痛い　現症：6̲自発痛、打診痛、咬合時痛。初診時X線写真にて、遠心部にう蝕を認める

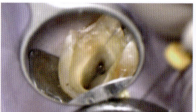
図⓭　感染歯質、冠部歯髄除去、髄腔開拡後作業長決定

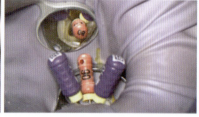

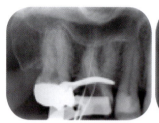
図⓮　X線写真にて、作業長を確認

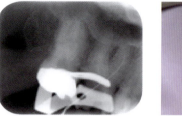

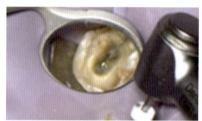
図⓯　グライドパス形成（プログライダー）

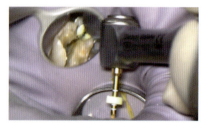
図⓰　近心根はタイトのため、♯Smallから

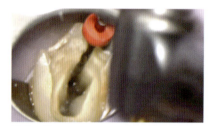
図⓱　続いて♯Primaryブラッシングアクション

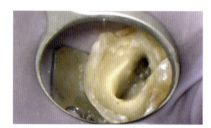
図⓲　根管形成終了

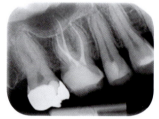
図⓳　根管充塡後

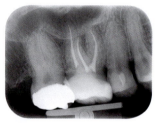
図⓴　補綴終了後1年6ヵ月。経過良好

がPrimary（♯25/07）によって機械的に清掃されたと判断し、根管拡大操作を終了する。または、ハンドファイルの30号が作業長までに入らなければ、Primary（♯25/07）によって機械的根管清掃がなされたと判断できる。しかし、30号ハンドファイルが作業長までスムーズに入る場合は、もともと根尖部の空間が25号以上あったと判断し、Medium（♯35/06）を使用して、根尖部の機械的な拡大清掃を行う。その後、40号ハンドファイルが作業長手前で止まれば根管拡大は終了する。もしも40号ハンドファイルが作業長まで入るならば、さらにLarge（♯45/05）を使用して機械的な根管拡大清掃を行う。

STEP 7　化学的根管洗浄を、音波・超音波などとともに使用し行う。ファイル操作時の注意事項は、どのファイルにおいても、使用後は頻回に、そして十分な量の洗浄液で根管洗浄を行うこと、決して乱暴に使用せず、優しく根管内部に挿入すること、その際には2～3㎜幅のストロークで、グライドパスに沿って静かにファイルを根管内に進めることである。もしファイルがスムーズに根尖側に入らない場

症例2　WaveOne Gold の臨床応用②

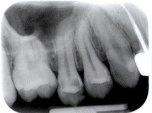
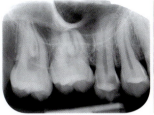
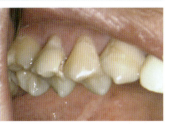

図㉑　22歳、男性。主訴：右上の自発痛。現症：5|自発痛、打診痛、咬合時痛。初診時X線写真と口腔内写真

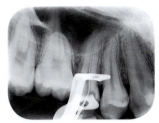

図㉒　作業長決定、確認

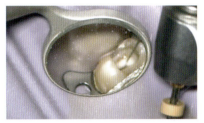

図㉓　グライドパス形成（プログライダー）

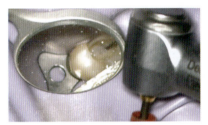

図㉔　#Primary にて拡大開始

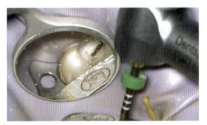

図㉕　#Medium にて拡大形成

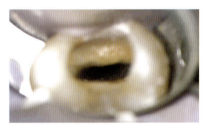

図㉖　根管形成終了

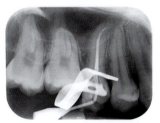

図㉗　オリジナルの根管形態を損ねることなく、根管充填が終了している

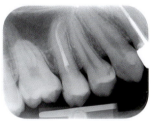

図㉘　CR にて歯冠修復後3ヵ月。経過良好

合は、ファイルの刃部を確認して洗浄し、根管洗浄と10号ハンドファイルによる再帰ファイリング、さらに再根管洗浄を行うことなどである。

いずれのファイルも、滅菌すると変形するABSリングが付与されており、原則再利用はしない。

ここで、WaveOne Gold を用いた2症例を供覧したい（**図12〜28**）。

1本のファイルで根管形成可能である症例も確かに存在するが、根管系の複雑さは周知のとおりであり、慎重を期すべきである。すなわち、一つのステップも省略することなく、確実な診療行為によって患歯が救われ、患者・術者の双方が幸福になることにより、初めて最新器具、機材が功を奏することを信じている。

【参考文献】
1）阿部 修：WaveOne Gold の臨床．歯界展望，127（5）：2016．
2）坂東 信：グライドパス用 NiTi ロータリーファイルの応用法．歯内療法の三種の神器—すぐに役立つ世界標準のテクニック＆最新トレンド．デンタルダイヤモンド社，東京，2016：3-7．
3）Peters OA, Peters Cl, Schonenberger K, Barbakow F: ProTaper rotary root canal preparation:assessment of torque and force in relation to canal anatomy. Int Endod J, 36(2): 93-99, 2003.

Level Up & H!nt

4章 根管の拡大形成

[07] HyFlex CM、HyFlex EDM 併用の彎曲根管形成

日本歯科大学附属病院 総合診療科　北村和夫

▶ 非超弾性形状記憶性 NiTi ファイルの特徴

2016年6月より、従来の超弾性ニッケルチタンロータリーファイル（NiTi ファイル）とは異なった性質（非超弾性形状記憶性）をもった新しいファイル HyFlex CM、HyFlex EDM（Coltene、スイス、国内発売元：東京歯科産業）が使用できるようになった。従来の超弾性ファイルは、彎曲根管内ではスプリングバック（まっすぐに戻ろうとする）力が外彎側にかかり、内彎側の清掃拡大ができず、外彎側に偏位しやすかった（図1）。また、金属疲労が刃部表面に現れずに、突然折れる欠点もあった。

しかし、非超弾性形状記憶性 NiTi ファイルは根管の彎曲に応じて曲がり、根管追従性に優れ、根管の中心を保ったまま形成でき、内彎側の効果的な清掃拡大も行える（図2）。また、形成中に想定以上の負荷が加わると、刃部のスパイラルが形を変えて破折を防止する（図3b）。しかも使用後、加熱滅菌すると、形状記憶性によってもとの形態に戻り（図3c）、刃部の強度も回復して安全に繰り返し使用できるので、非常に経済的である。ファイルの交換時期は、「加熱滅菌しても形態が戻らないとき」と

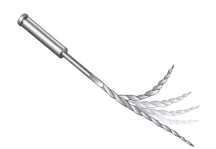
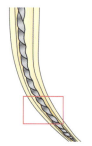
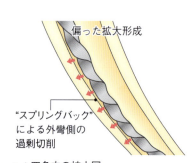

a：超弾性ファイルは力が加わると曲がり、除荷するとスプリングバック（まっすぐに戻る）する

b：彎曲根管形成中もスプリングバックするため、ファイルは外彎側に押しつけられる

c：四角内の拡大図

図❶ a〜c　超弾性ファイルによる彎曲根管形成中の模式図

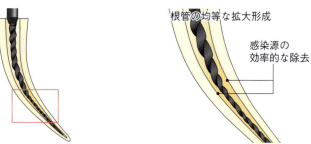

a：非超弾性形状記憶性 NiTi ファイルはスプリングバックせず、根管の中心を保った形成ができる

b：四角内の拡大図

図❷　非超弾性形状記憶性 NiTi ファイルによる彎曲根管形成中の模式図

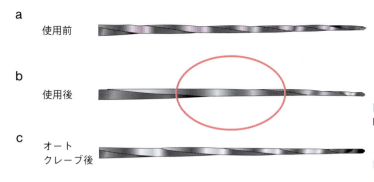

a 使用前
b 使用後
c オートクレーブ後

図❸ HyFlex CM の形状記憶性。a：使用前。b：使用後、刃部が変形した状態。c：オートクレーブ後、加熱することで形状記憶性により、もとの形態に回復する。HyFlex EDM にも本性質はあるが、強度があり、ほとんど変形しない

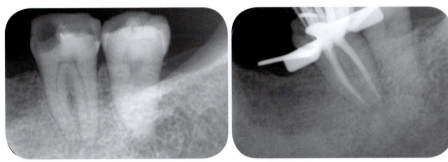

図❹ HyFlex EDM、HyFlex CM 併用症例。術前（左）。根管充塡後（右）

はっきりしている。

HyFlex CM、HyFlex EDM の使用法

　HyFlex CM は500rpm、2.4Ncm で、HyFlex EDM は400rpm、2.4Ncm で使用する。ただし、グライドパスファイルは細いので、300rpm、1.8Ncm で使用する。いずれも圧力をかけずにペッキングモーション（小刻みな上下動）で形成し、ファイルを根尖方向に押し込むことは避ける。両ファイルともレシプロケーティングモーション（往復回転運動）などの特殊な動きは必要とせず、トルク制御付きの低速エンジンがあれば、使用可能である。

HyFlex CM、HyFlex EDM 使用上の注意点

　根管形成中は、ファイルを交換するたびに次亜塩素酸ナトリウムとEDTAで洗浄し、最後に生理食塩液で洗い流す。HyFlex CM、HyFlex EDM は形状記憶性を有するNiTiファイルなので、根管形成後に刃部に変形がみられてもすぐに破棄せず、加熱滅菌を行う。滅菌後、もとの形態に回復していれば繰り返し使用可、もとの形態に戻らない場合には塑性変形を起こしているので破棄、管理が容易である。

HyFlex CM、HyFlex EDM 併用の彎曲根管形成

　本法は、彎曲根管を3本から6本のファイルを用いてシングルレングス法で形成する。すなわち、Glidepath File 10/.05 、HyFlex CM 20/.04、HyFlex OneFile 25/〜 の順で使用する。必要に応じて根管上部を Orfice Opener 25/.12を用いて拡大する。さらに根尖部を大きく拡大したい症例では、HyFlex CM 35/.04、HyFlex EDM 40/.04の順で使用する。HyFlex EDM、HyFlex CM 併用による根管拡大形成症例を図4に示す。

　HyFlex CM、HyFlex EDM は類いまれな柔軟性と根管追従性、高い破折抵抗を兼ね備え、従来の超弾性型ファイルとはまったく異なる NiTi ファイルである。いままでの常識を覆す非超弾性形状記憶性ファイルを使用すれば、誰でも彎曲根管形成を短時間で安全に行える。

【参考文献】
1）北村和夫：形状記憶性 NiTi ロータリーファイルを用いた根管形成. 北村和夫（編）：歯内療法の「三種の神器」すぐに役立つ世界標準のテクニック＆最新トレンド. デンタルダイヤモンド社, 東京, 2016：80-85.

Level Up & H!nt

4章　根管の拡大形成

[08] ドクター主導による選択的な根管壁切削法

日本歯科大学附属病院 総合診療科　北村和夫

　本書で紹介するNiTiロータリーファイルは以前のものと比べて柔軟性が向上したため、ほとんどトランスポーテーション（根管の偏位）せずに根管形成することができるが、非切削面は存在する。この非切削面への対応は、有機質溶解剤の使用、ブラッシングモーションでカバーできるのであろうか。

　手用ファイルは、根管追従性ではNiTiロータリーファイルに劣るが、切削したい根管壁を選択的に削るには有利である。たとえば、下顎第2大臼歯の樋状根の舌側は、歯質が菲薄で穿孔の好発部位であるため、同部を避けながら頬側の象牙質を選択的に切削すべきであるが、この際、手用ファイルによるファイリングが有効である[1,2]。

　本項では、切削したくない根管壁を避け、切削したい面だけを選択的に削ることができる拡大形成法を紹介する。

根管主導の根管形成

　読者の先生方は、手用ファイルの持ち方を意識しているであろうか。おそらく、多くの先生が無意識にファイルのハンドルを持っていると思われる。無意識にファイルを持って根管形成を行っても、「削りたい面」は削れず、「削れやすい面」が削れてしまう。筆者はそれを、「根管主導の根管形成」と呼んでいる[1,2]。根管主導の根管形成の結果として、樋状根の舌側や彎曲根管の内彎側などにストリップパーフォレーション（根管形成中の過度な側方切削によって生じる根管壁の面状の穿孔）を起こすことがある（図1）。この機会に、根管主導の根管形成（削れやすい所が削れる根管形成）から脱却し、ドクター主導の根管形成（削りたいところを削る根管形成）を身につけていただければ幸いである。

ファイルの持ち方

　基本的なファイルの持ち方は、拇指と人差指の腹を合わせた部分にファイルを挟むように、軽く把持する（図2）。手首をリラックスさせ、中指で患歯に固定源を求める。中指を固定点とし、ローテートモーション（前腕部の外転動作）によってファイルは引き上げられ、根管壁が切削される（図3）[1〜3]。

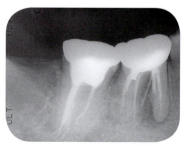
a：術前のX線写真

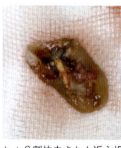
b：分割抜去された近心根の内彎側面観

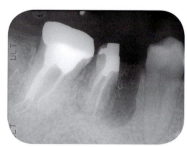
c：術後のX線写真

図❶a〜c　近心根の内彎側にみられたストリップパーフォレーション

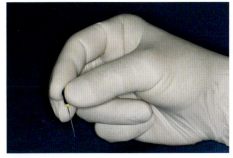
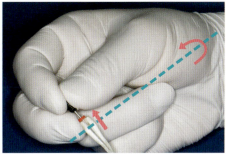
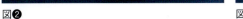

図❷ 基本的なファイルの持ち方。拇指と人差指の腹を合わせた部分にファイルを挟むように、軽く把持する

図❸ ローテートモーション。中指を固定点とし、前腕部の外転動作（ローテートモーション）によりファイルは引き上げられる

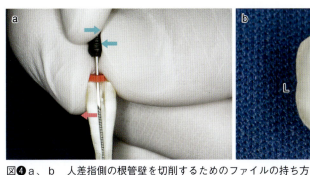

図❹a、b　人差指側の根管壁を切削するためのファイルの持ち方

a：拇指よりも人差指をわずかに上げて持つことにより、ファイルの刃部を人差指側の根管壁に押しつけられる
b：7⏌の樋状根。この持ち方で、頬側の根管壁を選択的に切削できる

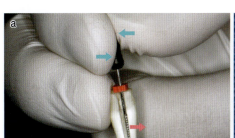

図❺a、b　親指側の根管壁を切削するためのファイルの持ち方

a：拇指よりも人差指をわずかに下げて持つことにより、ファイルの刃部を拇指側の根管壁に押しつけられる
b：7⏌の樋状根。この持ち方で、頬側の根管壁を選択的に切削できる

ドクター主導の根管形成

円周ファイリングでは、基本的なファイルの持ち方（図2）で拇指と人差指の位置をわずかに上下することで削れる面が変わるのをご存じであろうか（図4、5）[1,2]。

拇指よりも人差指をわずかに上げて持つと、ファイルの刃部を人差指側に押しつけることができ、ローテートモーションを行うことで、人差指側の根管壁を切削できる（図4a）。術者がこの持ち方で9時の位置から7⏌の樋状根の拡大形成を行うと、頬側の根管壁を選択的に切削可能である（図4b）。

逆に、拇指よりも人差指をわずかに下げて持つと、ファイルの刃部を拇指側に押しつけることができ、ローテートモーションを行うことで、拇指側の根管壁を切削できる（図5a）。術者がこの持ち方で9時の位置から7⏌の樋状根の拡大形成を行うと、頬側の根管壁を選択的に切削可能である（図5b）。

本法では、歯質の菲薄な舌側の過剰な切削を避け、厚みのある頬側の根管壁を選択的に切削可能で、ストリップパーフォレーションを防ぐことができる（図4b、5b）。読者の先生方にも、ぜひこの機会に本法を身につけて、NiTiファイルを使用する際の一助として、臨床に活かしていただければ幸いである。

【参考文献】
1) 北村和夫：切削したい根管壁が削れる手用ファイルの持ち方と形成法．北村和夫，岩淵博史，飯野文彦，田中晃伸，坪田有史（編）：日常臨床のレベルアップ＆ヒント72．デンタルダイヤモンド，東京，2015：34-35.
2) 北村和夫：ドクター主導の根管形成法．木ノ本喜史（編）：歯内療法成功への道　抜髄 Initial Treatment―治療に導くための歯髄への臨床アプローチ―．ヒョーロン・パブリッシャーズ，東京，2016：286-287.
3) 都築民幸，木村秀樹，中村恭政：確実な根管充填を行うためのファイリング法．GC Circle, 66：Y28-Y29, 1991.

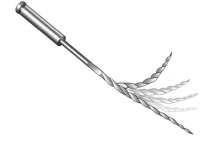

5章 根管洗浄

Level Up & H!nt

[01] 次亜塩素酸ナトリウム水溶液と
EDTAによる洗浄 …………………… 76

[02] XP-Endo Finisher …………………… 78

[03] ProUltra PiezoFlowを用いた
根管洗浄の有効性 …………………… 80

Level Up & H!nt

5章 根管洗浄

[01] 次亜塩素酸ナトリウム水溶液とEDTAによる洗浄

東京都・マンダリンデンタルオフィス　和達礼子

▶ 次亜塩素酸ナトリウム水溶液

1．過酸化水素水との交互洗浄

次亜塩素酸ナトリウム水溶液（NaClO）と過酸化水素水（H_2O_2）による交互洗浄は、発泡により削片が浮き上がり、根管系外に排出されるとされている。しかしながら、発泡による効果は期待されるほどではないうえに、NaClO単体のほうがその優れた性質が発揮されることから、NaClO単体での洗浄が現在の主流である[1]。

2．NaClOの性質

NaClOの根管洗浄効果は、薬液の状態や根管の形態により影響を受ける（**図1**）。

3．根管洗浄法

1）洗浄の時期

根管洗浄といえば、根管形成中に削片が詰まらないよう頻繁に行うイメージがあるが、根管形成終了後の洗浄こそ重要である。なぜならば、根管形成中は根管のテーパーが不十分で、洗浄液が根尖部まで到達しにくいからである。一方、根管形成終了後は根管内にスペースができるため、洗浄液は根管内を還流しやすくなる（**図1**）。

また、NaClOは、有機質が存在すると反応して発泡するので、実体顕微鏡がなくても肉眼である程度内部の状態を判断することができる（**図2**）。

2）Negative pressure irrigation法

従来のシリンジおよびニードル（洗浄針）を用いた根管洗浄法は、手指で陽圧をかけることから、Positive pressure irrigation（PPI）と呼ばれ、根尖孔からNaClOが溢出するリスクがある。これに対し、Negative pressure irrigation（NPI）と呼ばれる洗浄法では、ユニットの排唾管に接続したニードル（吸引針）を根尖孔近くまで挿入し、洗浄針は根管口付近の浅い位置に置き薬液を注入する（**図3**）。洗浄剤が根尖孔まで到達するとともに、根尖孔から溢出するリスクが減少することが期待される。根尖孔が広い症例で効果的である。

4．インシデント

NaClOには組織為害性と衣服の脱色のリスクがある。根尖孔から溢出すると強い痛み、腫脹、顔面の内出血、時に不可逆性の傷害が生じる。個々の根管形態を理解したうえで、ラバーダム装着下で作業長を意識しながら強圧をかけずに用いるようにする。痛みの訴えが強い場合は、治療を中断しすみやかに局所麻酔を行って鎮痛剤を投与し、痛みが緩和してから落ち着いて状況を説明するとよい。

口腔内への漏洩や皮膚への付着に関しては、デンタルフロスによってコンタクトにしっかりシートを

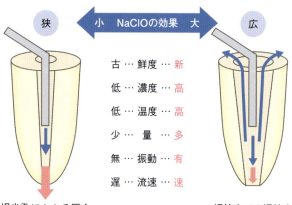

図❶　NaClOの効果を左右する因子。NaClOの性質を利用すれば、洗浄効果を高めることができる。ただし、インシデントを招くこともあるので注意する

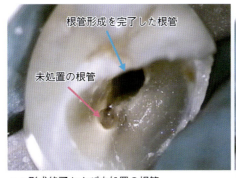
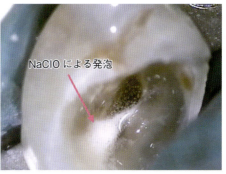

a：形成終了および未処置の根管　　b：NaClO による発泡

図❷ a、b　有機質の存在により発泡する NaClO。根尖孔がさほど大きくないにもかかわらず泡がいつまでも発生する場合は、清掃不十分あるいは穿孔や未処置の根管の存在が疑われる

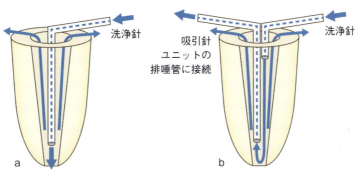

図❸　Negative pressure irrigation。a：従来のシリンジ法。Positive pressure irrigation（PPI）。b：吸引針を用いた根管洗浄法。Negative pressure irrigation（NPI）。NPI は、薬液は吸引針に吸い寄せられて根尖孔まで到達し、根尖孔から溢出することなく歯冠方向に還流する

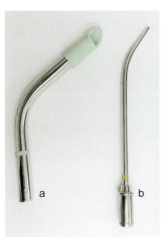
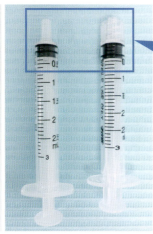
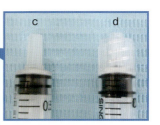

図❹ a～d　NaClO のインシデントを防ぐ器具。a：通常のバキューム。b：先の細いバキューム。c：通常のシリンジ。d：スクリュータイプのシリンジ。先の細いバキュームは髄室内で吸引できるため、漏洩防止に有効である。スクリュータイプのシリンジは、洗浄針が詰まって強圧がかかった際にも、洗浄針が脱離して薬液が飛散することがない

入れ、先の細いバキュームを用いるとよい（図4）。嫌な味や刺激を感じたらすぐ知らせるよう事前に患者に伝えておくと、重篤な被害に発展しにくい。

衣服の脱色に対しては、スクリュータイプのシリンジを用い、衣服はエプロンで覆う（図4）。

▶ エチレンジアミンテトラ四酢酸水溶液（EDTA）

機械的な根管形成により、根管象牙質にはスミヤー層が形成される。これには起炎物質が含まれる可能性があること、象牙細管内も洗浄によって消毒を図ることから、スミヤー層は除去するほうが望ましいとされている。世界的には、根管充填前にエチレンジアミンテトラ四酢酸水溶液（EDTA）にて洗浄する方法がスタンダードである。長時間の使用は、脱灰が進んで根尖孔のサイズが広くなるので注意する。

NaClO と EDTA の組み合わせが、根管洗浄のスタンダードである。

【参考文献】
1）Dutner J, Mines P, Anderson A: Irrigation trends among American Association of Endodontists members: a web-based survey. J Endod, 38: 37-40, 2012.
2）Fukumoto Y, Kikuchi I, Yoshioka T, et al.: An ex vivo evaluation of a new root canal irrigation technique with intracanal aspiration. Int Endod J, 39: 93-99, 2006.

5章 根管洗浄

[02] XP-Endo Finisher

大阪府・U'zデンタルクリニック　牛窪敏博

　根管洗浄方法を選択するうえで、以下のことを考慮する必要がある。
①洗浄剤が作業長まで到達する
②洗浄剤の交換が行える
③根尖から溢出させない

　その方法を考えていくと、いくつかに分類されるが、古くから使用されているシリンジとニードルによる洗浄（Positive Pressure）が一般的である。

　近年、洗浄液の攪拌を主目的とする洗浄（Agitation Technique）方法が多くの研究から紹介されており、陰圧による洗浄も開発され、広く研究されている。この攪拌する機器において、NiTi ファイルを用いた方法が考案され、臨床に応用されている。

▶ XP-Endo Finisher による根管洗浄

　XP-Endo Finisher は、MaxWire Technology と呼ばれる加熱加工処理により、低温ではマルテンサイト層に属して高い柔軟性を示し、あらゆる形状にも変化できる NiTi ファイルであるが、根管外では直線形状を呈している。そして、金属温度が35℃に達すると、オーステンナイト層に変態してフック形状となり、超弾性を有する NiTi ファイルとなって根管内壁の不規則な形態に適応するといわれている（図1）。サイズは #25の00テーパーと #30の00テーパーの2種類があり、回転数は800rpm のトルク1N で使用する。

　特徴としては、先端から10mmの部分でフック形状になると3〜6mmの可動域が得られ、到達しにくい根管形態に対応し、機械的根管清掃を可能にする。また、根管内に残留した薬剤や根管充填材の除去にも応用できる。

　XP-Endo Finisher は、PUI（Passive Ultrasonic Irrigation）と比較しても同等の細菌除去が可能である[1]。EndoActibator や YAG レーザーを用いた PIPS（Photon-Induced Photoacoustic Streaming）、そして標準的なシリンジとニードルでの洗浄よりも

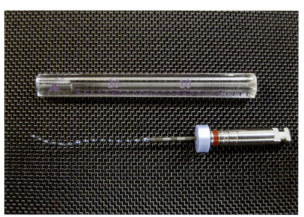

図❶　XP-Endo Finisher#25/00

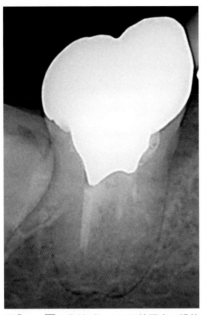
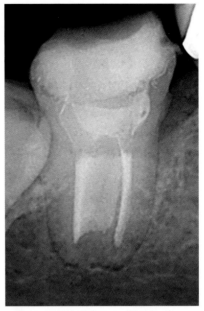

図❷a ７┘の術前デンタルＸ線写真。樋状根のように見える

図❷b 根管充填後では、根形態がＣシェイプであることが確認できる

多くの細菌量の減少を示した研究がある[2]。

さらに、根管貼薬剤として使用した水酸化カルシウム製剤の根管内からの除去に関しても、PUIと同様に根管ブラシやEndoActibator、そして標準的なシリンジとニードルでの洗浄よりも効果的に根管内から取り除くことができたとの報告もある[3,4]。

使用時間において、根管内に低濃度の次亜塩素酸ナトリウム溶液を貯留させ、連続的に90秒間使用するよりも、30秒間隔で3回に分け、低濃度の次亜塩素酸ナトリウム溶液を交換して使用するほうがより効率的であったとの見解がある[5]。

このように、柔軟性を有して細部にまで到達可能なファイルを使用して洗浄を行うことにより、その後の根管充填の質も向上する（図2a、b）。

【参考文献】
1) Alves FR, Andrade-Junior CV, Marceliano-Alves MF, et al.: Adjunctive Steps for Disinfection of the Mandibular Molar Root Canal System: A Correlative Bacteriologic, Micro-Computed Tomography, and Cryopulverization Approach. J Endod. 42: 1667-1672, 2016.
2) Azim AA, Aksel H, Zhuang T, et al.: Efficacy of 4 Irrigation Protocols in Killing Bacteria Colonized in Dentinal Tubules Examined by a Novel Confocal Laser Scanning Microscope Analysis. J Endod, 42: 928-34, 2016.
3) Wigler R, Dvir R, Weisman A, et al.: Efficacy of XP-endo finisher files in the removal of calcium hydroxide paste from artificial standardized grooves in the apical third of oval root canals. Int Endod J , Jun 8. doi: 10.1111/iej. 12668, 2016.
4) Keskin C, Sariyilmaz E, Sariyilmaz : Efficacy of XP-endo Finisher File in Removing Calcium Hydroxide from Simulated Internal Resorption Cavity. J Endod, 43: 126-130, 2017.
5) Bao P, Shen Y, Lin J, et al.: *In Vitro* Efficacy of XP-endo Finisher with 2 Different Protocols on Biofilm Removal from Apical Root Canals. J Endod, 43: 321-325, 2017.

Level Up & H!nt
5章 根管洗浄

[03] ProUltra PiezoFlow を用いた根管洗浄の有効性

神奈川県・CT&米国式根管治療センター　寺内吉継

▶ 根管洗浄の意義

歯髄炎や根尖性歯周炎の原因は細菌感染であり、この感染度合いが増加することで病気が進行する。また、露髄していても、細菌感染が存在しなければ、歯髄は炎症を起こさずに自然治癒できる[1]。このため、根管治療によって歯の病気の原因である感染を排除することが、治療の目的となる。

そして、この目的を達成するためには、感染した硬組織（象牙質・セメント質）や軟組織（歯髄）、根管内に浮遊している細菌とその毒素を排除することが必要になる。とくに根管洗浄は、機械化学的な根管清掃の一環で、機械的な根管形成によって除去された硬組織や軟組織、そして根管内の起炎物質などを根管外に洗い流し、根管内の清掃度合いを上昇させることが目的となる。とりわけ難治性の感染根管に生じるバイオフィルムは、ファイルを用いて機械的に除去できない位置に存在することが多く、その除去は根管洗浄による機械化学的除去の有効性に依存している[2,3]。根管洗浄の有効性を上げるには、洗浄液の流動速度、剪断応力、洗浄液の流動パターンなどの機械化学的な要因の効果を最大限にする必要がある[4,5]。

▶ 根管洗浄方法

現在の根管洗浄方法は、大きく以下の4つに分けられる。
①従来からの洗浄針を用いたマニュアル根管洗浄方法
②根管歯冠側から洗浄液を送り込みながら、洗浄針を根管の根尖側に置き陰圧をかけて吸引し、根管内で洗浄液の流動速度を上げて洗浄効果を向上させて行う根尖側陰圧洗浄方法（Apical negative pressure irrigation）
③根管内の洗浄液に超音波振動を加え、超音波の衝撃波で根管内を清掃する根管洗浄方法
④シリンジから排出される根管洗浄液に超音波振動を与え、超音波の衝撃波と流動速度を上げることで洗浄効果を向上させる根管洗浄方法

▶ ProUltra PiezoFlow

ProUltra PiezoFlow（Dentsply Tulsa Dental Specialties, Tulsa, OK）は前項の④に分類され、25Gの中空状超音波チップに次亜塩素酸ナトリウム溶液で満たしたシリンジをホースで繋いだ構造になっている（図1）。シリンジからピストンを押し、次亜塩素酸ナトリウム溶液を継続的に超音波チップに送り込みながら、50%程度の超音波強度で振動を加えて、流動速度の上昇と超音波振動によるアコースティック・ストリーミングとキャビテーションを発生させ、バイオフィルムの除去および根管内に生じた硬軟組織切削片を排除するように設計されている。

この装置を用いる利点は、根管形成用器具が到達困難な場所にまで根管洗浄液を到達させ、洗浄効果を向上できることである[6,7]。一方、欠点としては、超音波振動によって洗浄液が根管内の隅々まで行きわたるため、根尖歯周組織へ押し出してしまう可能性があることである[8]。このため、安全性と高い洗浄効果を維持するために、超音波チップから次亜塩素酸ナトリウム溶液を排出するのではなく吸引する

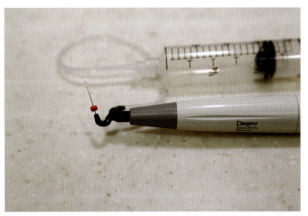

図❶　ProUltra PiezoFlow（Dentsply Tulsa Dental Specialties, Tulsa, OK）

方法、もしくは根尖孔から離れた位置から次亜塩素酸ナトリウム溶液を排出して洗浄することが推奨されている[9]。

洗浄効果

マニュアル根管洗浄法で使う洗浄針は、先端部のみに洗浄液を排出する開口部があるものは、根管壁にロックした場合、根尖孔外へと洗浄液を押し出す可能性があるので推奨されていない。したがって、現在のマニュアル根管洗浄法に使う洗浄針の主流は、洗浄針側面に開口部をもったものである。このタイプの洗浄針を用いることで、安全に洗浄液の流動速度を上げられるため、洗浄効果を向上できる。

また、EndoVac（Discus Dental, Culver City, CA）を代表とする根尖側根管に陰圧をかけて吸引洗浄する根尖側陰圧洗浄方法では、マニュアル根管洗浄方法と比較して、根管洗浄液の流動速度を上げることができ、洗浄針の位置よりも根尖側でも洗浄効果が得られること、そして洗浄薬を根尖孔外へ押し出す危険性がないことを特徴としている[10, 11]。しかし、根管洗浄による殺菌効果に関しては、洗浄液を器具が届きにくい場所に到達させるだけでは不十分で、根尖側陰圧洗浄方法と比較すると、超音波振動を併用したほうが殺菌効果は有意に高いことが報告されている[12]。

さらに、マニュアル根管洗浄法と比較しても、根尖側陰圧洗浄方法は殺菌効果に有意差がなかったことが報告されている[10, 13]。したがって、機械的な洗浄効果を最大限にするには、やはり超音波を併用する必要がある。超音波を併用した場合と比較して、通常のマニュアル根管洗浄法のほうが劣ることが報告されている[9]。

マニュアル根管洗浄法と比べて、超音波を根管洗浄に応用することで得られる利点は、アコースティック・ストリーミングとキャビテーションである。アコースティック・ストリーミングとは、超音波振動部周囲に発生する波動によって液体が渦巻き状に速く動く現象を示す。これにより、剪断応力が発生して根管壁からバイオフィルムが剥がされる効果が生じる[14, 15]。一方、キャビテーションは超音波振動によって液体内に蒸気泡が発生すること、そしてもともとある泡が大きくなったり、縮んだりと変形する現象を指す。そして、これらの泡が破裂する際、放射線状に衝撃波と温度上昇が引き起こされて、バイオフィルムを機械的に破壊する効果が生じる[16]。

ところが、Irrisafe（Satelec, Bordeaux, France）のように、洗浄溶液の中で超音波振動を与えるだけでは、局所的に除菌効果は上がっても、根管全体には超音波振動による衝撃波や流動速度は上昇しないため、バイオフィルム除去ではマニュアル洗浄と比べて有意な差は生じない[17, 18]。これに対し、ProUltra PiezoFlowなどのシリンジから排出される根管洗浄溶液に超音波振動を与える根管洗浄方法では、超音波振動に加えて流動速度も上昇することで剪断応力も高くなるため、殺菌効果も高まる。

通常のシリンジを用いたマニュアル根管洗浄方法の欠点は、洗浄針より根尖側および2mm以上歯冠側の範囲では、洗浄針から1mm歯冠側の範囲と比べて

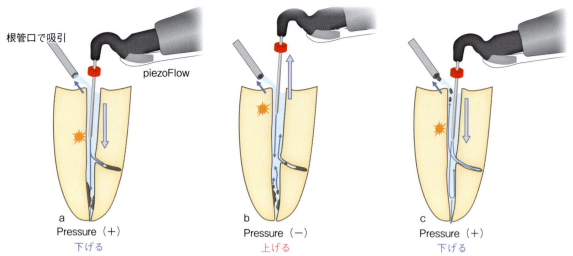

図❷ a〜c　ProUltra PizoFlow の洗浄液排出法（Irrigation Ultrasonic Needle Injection mode：IUNI）
a：ProUltra PiezoFlow を根管壁にロックさせない位置まで挿入して陽圧をかけていき、超音波振動を与えた NaOCl 溶液を放出して根管の隅々にまで行きわたらせる。同時にバキュームで根管口から洗浄液を吸うことで、根管内の洗浄液の流れを継続させる。チップを根尖孔に近づけると、洗浄液が根尖孔外に出て行く危険性がある
b：続いて PiezoFlow を根管内から歯冠側方向に引き戻して陰圧状態にし、側枝や根尖側の汚れを引きずり出す。同時にバキュームで洗浄液を吸引し続けることで、洗浄液の流れは継続させる
c：上下動を繰り返すことで根管内に陽圧と陰圧を交互に与え、ファイルで除去できなかった汚れを NaOCl 溶液の流水力、アコースティックストリーミングとキャビテーションによって機械化学的に除去していく

洗浄液の流動速度と剪断応力は有意に低くなることである[17]。しかし、洗浄針から歯冠側 1〜2 mm の範囲では、ProUltra PiezoFlow を用いた場合と同程度の洗浄液の流動速度と剪断応力が得られている。また、この範囲で Irrisafe のみを用いた場合と比較すると、マニュアル洗浄法は有意にそれらの値が高くなることも特徴である[17]。

マニュアル洗浄法（洗浄針の開口部は側面に設定）、EndoVac システム、超音波 ESI ファイル（EMS, Nyon, Switzerland）、ProUltra PiezoFlow（洗浄液排出法 Irrigation Ultrasonic Needle Injection mode：IUNI）、ProUltra PiezoFlow（洗浄液吸引法 Irrigation Ultrasonic Needle Aspiration mode：IUNA）で、根管洗浄液の根尖孔外への押し出し量と、側枝内に入れたウシ歯髄除去率の比較研究がある[9]。EndoVac では洗浄液を 1 分間に 1.5mL のペースで吸引し、IUNA では 1 分間に 3 mL のペースで洗浄液を吸引し、IUNI では 1 分間に 10mL のペースで洗浄液を排出した場合、マニュアル洗浄法と EndoVac では洗浄液の押し出しはなく、歯髄除去率には統計学的な有意差はなかった。IUNA も IUNI も、その他の洗浄法と比較して、根管全領域（2〜11mm）の側枝内歯髄除去率は有意に高かった。

しかし、IUNI では、洗浄針を作業長から 1 mm 歯冠側の位置で洗浄を行った場合、有意に洗浄液が根尖孔外に排出されたが、5 mm 離れた位置の洗浄を行うと、根尖孔外に押し出される量は有意に少なくなった。そして、この位置から行う根管洗浄による根尖孔から 2 mm の位置にある側枝内歯髄の除去率も、他の根管洗浄方法と比べて有意に高くなっていた。

したがって、IUNI で根管洗浄を行う場合は、超音波チップの位置は根尖から離れた位置に置いたほうが安全で、かつ歯髄除去率も高くなる。一方で、IUNA では、根尖孔付近に超音波チップを置いても、洗浄液の根尖孔外への押し出しが IUNI と比べて有意に少なく、なおかつ超音波チップの位置が根尖孔から 3 mm 以上離れていなければ、歯髄除去率は IUNI よりも高くなる。

▶▶ ProUltra PiezoFlow の効果的な使い方

前述のとおり、安全に効果的に根管洗浄するためには、IUNI では根尖孔から離れた位置で超音波チップを根管にロックさせないで行う（メーカーのインストラクションでは、根管長の 75％を超えた深さまで超音波チップを挿入しないことと、超音波チップが根管壁にロックする位置より 1 mm 手前の位置に

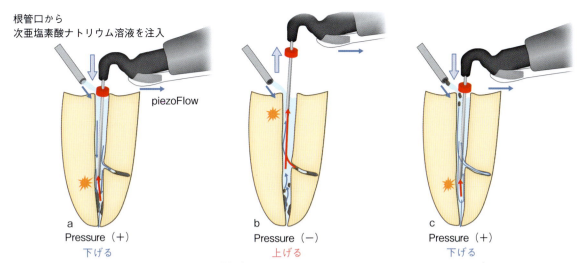

図❸ a〜c ProUltra PiezoFlow の洗浄液吸引法（Irrigation Ultrasonic Needle Aspiration mode：IUNA）
a：歯冠側根管から根管内に NaOCl 溶液を注入し、超音波振動を与えた ProUltra PiezoFlow から吸引し続けながら根尖孔付近まで下げていき、洗浄液に陽圧をかける
b：続いて ProUltra PiezoFlow を歯冠側へ引き戻し、洗浄液に陰圧をかけながら側枝や根尖側の汚れを引きずり出して吸い込む。同時に、バキュームで洗浄液を吸引し続けることで、洗浄液の流れは継続させる
c：上下動を繰り返すことで根管内に陽圧と陰圧を交互に与え、ファイルで除去できなかった汚れを NaOCl 溶液の流水力、アコースティックストリーミングとキャビテーションによって機械化学的に除去していく

ラバーストッパーを設定しておくことが推奨されている）。また、IUNA では、超音波チップを根尖孔付近の位置で行うことが必要である。

　超音波チップは、超音波振動を与えながら小刻みにゆっくりと上下動すると、根管内の洗浄液に陽圧と陰圧が加えられ、側枝やイスムスなどの細かな隙間に波のように洗浄液が入り込み、そして引いていくため、洗浄効果を向上できる（図2、3）。さらに、使用する根管洗浄溶液は、高濃度の6％次亜塩素酸ナトリウム溶液が推奨されている。超音波振動によって次亜塩素酸ナトリウム溶液の温度も上昇するため、殺菌効果も上げることができる。

【参考文献】
1 ）Kakehashi S, Stanley HR, Fitzgerald RJ: The effects of surgical exposures of dental pulps in germfree and conventional laboratory rats. Oral Surgery, Oral Medicine, Oral Pathology, 20: 340, 1965.
2 ）Bystrom A, Sundqvist G: Bacteriologic evaluation of the efficacy of mechanical root canal instrumentation in endodontic therapy. Scand J Dent Res, 89: 321-8, 1981.
3 ）Waltimo T, Trope M, Haapasalo M, Orstavik D: Clinical efficacy of treatment procedures in endodontic infection control and one year follow-up of periapical healing. J Endod, 31: 863-6, 2005.
4 ）Chen JE, Nurbakhsh B, Layton G, et al: Irrigation dynamics associated with positive pressure, apical negative pressure and passive ultrasonic irrigations: a computational fluid dynamics analysis. Aust Endod J, 40: 54-60, 2014.
5 ）Boutsioukis C, Verhaagen B, Versluis M, et al: Evaluation of irrigant flow in the root canal using different needle types by an unsteady computational fluid dynamics model. J Endod, 36: 875-9, 2010.
6 ）Carver K, Nusstein J, Reader A, Beck M: In vivo antibacterial efficacy of ultrasound after hand and rotary instrumentation in human mandibular molars. J Endod, 33: 1038-43, 2007.
7 ）Burleson A, Nusstein J, Reader A, Beck M: The in vivo evaluation of hand/rotary/ ultrasound instrumentation in necrotic, human mandibular molars. J Endod, 33: 782-7, 2007.
8 ）Desai P, Himel V: Comparative safety of various intracanal irrigation systems. J Endod, 38: 545-9, 2008.
9 ）Malentacca A, Uccioli U, Lajolo ZC, Fabiani C: Efficacy and Safety of Various Active Irrigation Devices When Used with Either Positive or Negative Pressure: An In Vitro Study. J Endod, 38: 1622-26, 2012.
10）Pawar R, Alqaied A, Safavi K, Boyko J, Kaufman B: Influence of an Apical Negative Pressure. Irrigation System on Bacterial Elimination during Endodontic Therapy: A Prospective Randomized Clinical Study. J Endod, 38: 1177-81, 2012.
11）Nielsen BA, Baumgartner JC: Comparison of the EndoVac System to needle irrigation of root canals. J Endod, 33: 611-5, 2007.
12）Townsend C, Maki J: An in vitro comparison of new irrigation and agitation techniques to ultrasonic agitation in removing bacteria from a simulated root canal. J Endod, 35: 1040, 2009.
13）Miller TA, Baumgartner JC: Comparison of the Antimicrobial Efficacy of Irrigation Using the EndoVac to Endodontic Needle Delivery. J Endod, 36: 509-11, 2010.
14）Walmsley A: Ultrasound and root canal treatment: the need for scientific evaluation. Int Endod J, 20: 105-11, 1987.
15）van der Sluis LW, Versluis M, Wu MK, Wesselink PR: Passive ultrasonic irrigation of the root canal: a review of the literature. Int Endod J, 40: 415-26, 2007.
16）Roy R, Ahmad M, Crum L: Physical mechanisms governing the hydrodynamic response of an oscillating ultrasonic file. Int Endod J, 27: 197-207, 1994.
17）Layton G, Wu GW, Selvaganapathy, Friedman S, Kishen A: Fluid Dynamics and Biofilm Removal Generated by Syringe-delivered and 2 Ultrasonic-assisted Irrigation Methods: A Novel Experimental Approach. J Endod, 31: 863-6; 884-889, 2005.
18）Vera J, Arias A, Romero M: Effect of maintaining apical patency on irrigant penetration into the apical third of root canals when using passive ultrasonic irrigation: an in vivo study. J Endod, 37: 1276-8, 2011.

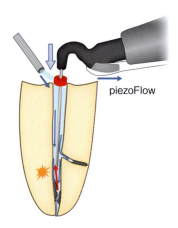

6章 根管消毒

Level Up & H!nt

- [01] 根管消毒の変遷 …………………………… 86
- [02] 水酸化カルシウムによる根管消毒 ………… 90

Level Up & H!nt

6章　根管消毒

[01] 根管消毒の変遷

日本歯科大学生命歯学部 歯科保存学講座　前田宗宏　五十嵐 勝

▶ 根管消毒の過去から現在

根管治療の三大原則は、根管内有機物の徹底的除去、根管内の消毒、根管の緊密な封鎖とされている。なかでも、根管消毒は根管治療の概念に応じて、歴史的に少しずつ変化している。

歯髄や根尖性歯周組織疾患の多くは、細菌が原因で発症する。無菌ラットを用いた露髄実験から、細菌の存在しない環境では、歯髄の露髄面が処置されなくても自然治癒するという結果が得られており、細菌に対する処置の重要性はあきらかである。

臨床の場においては、根管内を含めて口腔環境を無菌化できないため、ラバーダム防湿下で細菌を可及的に除去して残存した生菌は死滅させ、再感染を起こさないように封入するという考え方が主流となっている。

根管貼薬における薬剤の選択基準も、根管治療術式と連動して変化している。すなわち、CBCTでの詳細な根管情報の獲得、正確な根管長測定法の確立、NiTi ロータリーファイルの導入、超音波機器の根管治療への応用、根管洗浄法の改良などに伴い、効率的な根管内細菌の除去が可能となり、消毒性の強い薬剤はその役割を終える方向に向かっている。

現在では、機械的清掃の困難な部位を含めて次亜塩素酸ナトリウム剤による根管洗浄を十分に行い、徹底した内容物の除去を行うことに主眼がおかれている[1,2]。従来から用いられてきた強力な消毒効果（＝強い生体刺激性）を有する薬剤（ホルムアルデヒド系など）の使用も推奨されなくなりつつある。

▶ 根管消毒の必要性

1. 抜髄根管における消毒

露髄を伴わない歯髄炎と、露髄を伴う歯髄炎では、髄室壁や根管壁への細菌感染の状態は異なっている。急性化膿性一部性歯髄炎では、象牙細管を介して髄室内歯髄に感染が波及して急性炎症となっているが、生活歯髄の存在する根管壁から象牙細管内に、細菌の侵入は認められない（図1、2）。この状態からさらに病態が進行して急性壊疽性歯髄炎になると、根尖部の歯髄は化膿性炎症を伴う生活状態のまま、髄室内や根管上部は歯髄壊疽の状態になり、歯冠側は感染根管領域となる。

2. 感染根管における消毒

歯髄組織が壊死、もしくは壊疽の状態にあるか、以前に根管治療が行われたが、感染部位が残存したため、根尖病変が発症した根管既処置歯などが対象となる。根管内と根管壁象牙細管内への細菌侵入はあきらかであり（図3～5）、根管から根表面に向かう管外側枝や、複根管を連結する管間側枝、複根歯の髄床底にある髄管（歯髄歯根膜菅）、根尖1/3部にみられる根尖分岐、イスムスやフィンといった複雑な根管形態に伴って、残存する細菌の殺滅は極めて重要となる（図6）。

▶ 根管貼薬

1. 根管貼薬の考え方

根管内の細菌を除去し、根管内に残存している細菌を消毒するには、初めに機械的な拡大形成を行う必要がある。根尖までの根管各所に薬剤が到達しな

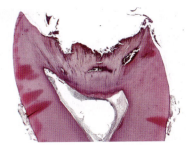
図❶ 急性化膿性歯髄炎の歯冠部病理所見（HE染色）。金属冠咬合面の小孔部から発生したう蝕により、軟化象牙質が歯髄腔に到達して化膿性炎症が起き、髄室内に歯髄膿瘍を形成している

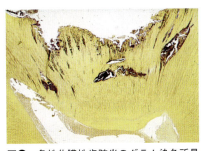
図❷ 急性化膿性歯髄炎のグラム染色所見（Gram染色、B＆B変法）。象牙細管は開大し、象牙質内に細菌塊がある。象牙細管を通って細菌が歯髄腔に達し、髄室壁の一部は感染象牙質があり、グラム陽性菌が優勢である

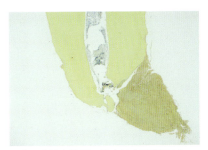
図❸ 歯根肉芽腫の根尖部病理所見（Gram染色）。根管内はグラム陽性菌を伴う壊死組織や食渣があり、根尖孔外に歯根肉芽腫がみられる

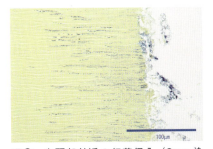
図❹ 歯頸部付近の細菌侵入（Gram染色）。歯頸部では象牙細管数が多く、径も太いため、細菌侵入が多量にみられる

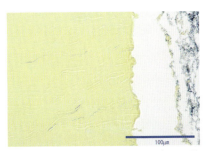
図❺ 根尖孔付近の細菌侵入（Gram染色）。根尖孔部の象牙根管は細く数も少ないが、歯頸部と同様に細菌の侵入が認められ、深いところでは200μmに達している

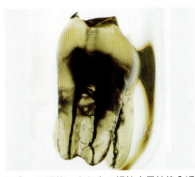
図❻ 下顎第1大臼歯の根管内墨汁注入透明標本。近心根には2本の主根管があり、根管の彎曲や根尖分岐、管間側枝が観察される

いと、十分な殺菌効果は期待できない。根管の拡大形成によって適切なテーパーが付与されれば、洗浄用シリンジの深部到達が可能となる。有機質溶解作用や無機質溶解作用を有する化学的清掃剤が根管内を灌流することで、細菌、歯髄残遺物、スミヤー層などの除去能は向上する。洗浄用チップを装着した超音波機器で振動を与えると、清掃効果はさらに向上するとされる。

しかしながら、根管の解剖学的複雑性や細い管腔状の象牙細管の存在により、根管の拡大形成が終了しても、無菌化達成は困難であるといわざるを得ない。また、根管清掃が十分に行われても、次回来院までの間に仮封材－歯質の辺縁漏洩から二次的な感染が生じることも懸念される。このため、清潔となった根管の無菌性維持などを目的とする根管消毒が必要となる。

2．根管消毒薬の具備条件
①殺菌作用：根管内のすべての細菌を死滅できる。
②非為害性：歯周組織への為害性がない。
③根管壁への深達性：象牙細管内への浸透性を有する。
④持続性：次回治療時まで、消毒性が残っている。
⑤歯の非変質性：歯質の脆弱化や変色を起こさない。
⑥易操作性：貼薬操作を行いやすい。
⑦保管性：保存が容易で、使用期間が長い。

根管消毒薬にはさまざまな条件が期待されるが、殺菌作用が強いと生体への為害性が増加し、弱いと象牙細管内への浸透性が低下したりと、すべての条件を具備することは困難である。従来はホルムクレゾールが頻用されていたが、本剤に高濃度で含まれるホルムアルデヒドは生体過敏症、催奇形性、アレルギー反応の惹起、催腫瘍性と関連するとの指摘があり[3]、わが国においても臨床使用を避ける傾向にある。

3．根管消毒のメカニズムと分類
根管消毒には、微生物のもつ増殖能の停止、微生物自体のタンパク凝固や溶解、酸化や炭化などで死滅させる消毒薬が使用される。根管消毒剤の主成分から従来の薬剤を分類すると、水酸化カルシウム系製剤、抗菌薬、パラホルムアルデヒド製剤、フェノール系製剤、ヨード系製剤、銀製剤、色素剤などを列挙できる（表1）。このうち、パラホルムアルデヒド製剤、抗菌薬、色素剤、銀製剤は使用頻度が少なくなっている。

4．各種消毒剤の特徴
1）水酸化カルシウム製剤
古くから用いられている根管治療薬で、1928年に

Hellmanが導入以来、広く根管治療に使用されている。現在では、直接覆髄や生活歯髄切断法をはじめ、通常の根管貼薬剤、アペキシフィケーション、乳歯の根管充填、穿孔部修復などに広く用いられている。局方粉末は生理食塩液や局所麻酔薬と混和した糊剤として使用され、保険適用の製品には糊剤操作性向上のためにプロピレングリコール溶液と混合し、シリンジで使用するものが普及している。また、造影性向上や創傷治癒促進のためにヨードホルムを添加した製品もある。

水酸化カルシウムはpH 12以上の強アルカリ性を示し、殺菌、消毒作用を有する[4]。*Enterococcus*属は水酸化カルシウムに抵抗性を有するが、水酸化カルシウムとCMCPを混和したペーストを根管内に貼付すると、*E. faecalis*と*C. albicans*の減少に有効であるとの報告もある[5]。ペーストに直接接触した細菌に対して効果を現すため、根管内に確実な塡入を行う必要がある。貼薬期間は1週間程度が目安とされている。強アルカリ性のため、大量に根尖から溢出すると根尖歯周組織を傷害するおそれがある。とくに歯根未完成歯のアペキシフィケーションなどでは、この点に十分に留意する必要がある。

最近では、根管からのペーストの除去が十分に行いにくいことも問題となっている。粘稠度の高いグリセリン含有ペーストでは、根尖部付近で洗浄後にも少量の残存が指摘されている。生理的食塩液、次亜塩素酸ナトリウム溶液、あるいはEDTA溶液で注意深く洗浄し、根管壁に付着したペーストの剝落を促すが、根尖部を中心に残余がみられるとの報告もある。さらに、残存したペーストの接触により、酸化亜鉛ユージノール系シーラーの硬化時間が短縮することもある。超音波振動を応用した物理的除去が解決策の一つとして期待されている。

2）抗菌薬

● CP：グラム陽性球菌、グラム陰性球菌および桿菌などに、優れた抗菌作用を示し、特異的根管消毒薬として長らく使用されてきた。歯科用クロラムフェニコールは販売が中止されたが、歯科・口腔外科としてはクロロマイセチン局所用液5％が綿栓やペーパーポイントに浸して使用されている。難治性症例では、患歯の根管内細菌培養試験を行い、抗菌薬感受性試験の結果から、原因菌に有効な抗菌薬を選択的に根管に応用することが望ましい。

3）ホルムアルデヒド製剤

（1）FC：1900年代初頭から使用されている、代表的な根管消毒薬である。ホルマリンはガス化するため、象牙細管内への浸透力が強く、刺激性を有する。クレゾールはタンパク凝固作用を有し、ホルマリンの深達性を抑制して刺激を減弱させる。エタノールを配合することで、合剤の分離、粘稠性の増大を防いでいる。他の製剤と比較して、血液などのタンパク質の存在下でも優れた浸透性と消毒作用を示すといわれている。タンパク凝固作用により、根尖部に痂皮を形成して作用を限局的にするとされていたが、放射性同位元素を用いた研究から、短時間に血中、臓器へのホルマリンの移行が確認されている。

（2）FG：FC中のクレゾールをグアヤコールに代えて製剤化したものである。FCに比べ、長期安定性に優れている。ホルマリンの組織刺激性を緩和する目的で、鎮静・鎮痛作用をもつグアヤコールを配合している。

（3）Po：白色結晶体のパラホルム粉末を含有する薬剤で、含有濃度によって歯髄失活や乾屍剤、根管消毒薬、糊剤根管充塡材として使用されてきたが、FC同様、組織刺激性から使用されない傾向になっている[6]。

4）フェノール製剤

（1）CC：腐食作用は、カンフルの配合によって減弱されている。フェノールに比べて鎮静、消毒作用は多少減弱するとされる。揮発性を有するため、象牙細管深部への浸透性を期待できる。

（2）CMCP：優れた消毒作用を有するが、組織刺激性は小さい。パラモノクロロフェノールは、フェノールに比べて組織刺激性が少なく、タンパク凝固作用もない。消毒作用はフェノールの3〜5倍とされる。

（3）グアヤコール：ブナの木から抽出したクレオソートの主成分である。クレオソート中から、クレゾールやフェノール類などの夾雑物を取り除き、刺激性を減弱させている。各種細菌、真菌に対しても広範

表❶　主な根管消毒薬の一覧

分類	製剤名（略称）	う窩の消毒	知覚過敏処置	歯髄消炎鎮痛	間接覆髄法	直接覆髄法	暫間的間接覆髄法（IPC法）	生活断髄法	失活断髄法	歯髄除活法	化学的根管清掃	根管消毒剤	根管充填材	仮封材	歯の漂白法	備考
石炭酸	フェノールカンフル（CC）	○	○									○				（別品）キャンホフェニック
石炭酸	キャンフォレーテッドパラモノクロロフェノールカンフル（CMCP）	○	○									○				Frank法（アペキシフィケーション）
ホルムアルデヒド系	ホルムクレゾール（FC）											○				加藤氏のFC、クリアエフシー
ホルムアルデヒド系	ホルマリングアヤコール（FG）											○				ホルマリンとグアヤコール
パラホルムアルデヒド系	ペリオドン（Po）											○				パラホルムアルデヒド…50%（根管消毒剤）
抗菌薬	クロロマイセチン局所用液5%											○				感染根管治療　仮封もしくは開放療法
銀製剤	サホライド RC 3.8% $Ag(NH_3)_2F$											○				根管消毒用
水酸化カルシウム製剤	水酸化カルシウム $Ca(OH)_2$（局方）				○	○	○					○	△			滅菌生理食塩液と併用
水酸化カルシウム製剤	カルキル					○						○	○			糊剤
水酸化カルシウム製剤	マルチカル					○						○	○			糊剤（シリンジタイプ）
水酸化カルシウム製剤	カルシペックスプレーン、カルシペックスⅡ					○						○	○			糊剤（シリンジタイプ）
水酸化カルシウム製剤	カルビタール（CV）				○	○						○	○			糊剤　含ヨードホルム（シリンジタイプ）
水酸化カルシウム製剤	VITAPEX											○	○			糊剤　含ヨードホルム、シリコーンオイル

な殺菌力を有する。

5）銀製剤

●フッ化ジアンミン銀 RC：3.8%のフッ化ジアンミン銀溶液を根管消毒に用いる。本剤は、各種の細菌に対してCMCPとほぼ等しい抗菌力を示す。象牙細管の深部まで殺菌効果があるが、患歯を黒変させるため、応用範囲は限られる。

　近年、根管消毒の役割に重きをおくよりも、根尖孔に変位がない根管全体の拡大形成と、隅々までの根管洗浄が重要視され、根尖孔外への刺激のない薬剤が求められるようになっている[1,2]。最先端の歯内療法を論じているCohen Sらは、CMCP、FC、クレサチンなどを「20世紀の古典的根管貼薬剤」と表現し、効果がなく、組織への有害性も高いとしている[7]。

　今日では、歯質の変質や変色を起こさない薬剤で、根管に応用しやすい工夫がなされている。貼薬に伴う仮封は厳重になされるべきであり、ストッピングと接着性セメントや水硬性セメントなどを併用する二重仮封が奨められる。急性化膿性根尖性歯周炎でも、根管からの排膿が十分に成し遂げられたら、仮封が行われる。根管の開放は、細菌の汚染を避けられないことから、1日程度の短い期間のみとし、できるだけ早い時期に緊密な仮封を行うことが大切である。

【参考文献】

1) Shuping GB, Ørstavik D, Sigurdsson A, Trope: Reduction of intracanal bacteria using nickel-titanium rotary instrumentation and various medications. J Endod, 26: 751-755, 2000.
2) Chong BS, Pittford TR: The role of intracanal medication in root canal treatment. Int Endod J, 2: 97-106, 1992.
3) Lewis BB, Chestner SB: Formaldehyde in dentistry: a review of mutagenic and carcinogenic potential. J Am Dent Assoc, 103: 429-34, 1981.
4) Sjörgren U, Figdor D, Spangbrerg L, Sundqvist G: The antimicrobial effect of calcium hydroxide as a short-term intracanal dressing. Int Endod J, 24: 119-125, 1991.
5) Gomes BP1, Ferraz CC, Garrido FD, Rosalen PL, Zaia AA, Teixeira FB, de Souza-Filho FJ: Microbial susceptibility to calcium hydroxide pastes and their vehicles. J Endod, 28: 758-761, 2002.
6) AAE: Concerning Paraformaldehyde-Containing Endodontic Filling Materials and Sealers, https://www.aae.org/uploadedfiles/clinical_resources/guidelines_and_position_statements/paraformaldehydefillingmaterials.pdf
7) Cohen S, Berman LH: The cutting edge of Endodontics : Fact and Fiction．今日の歯科事情を考える，クインテッセンス出版，東京，2007：46-55.

6章 根管消毒

[02] 水酸化カルシウムによる根管消毒

九州大学 大学院歯学研究院 口腔機能修復学講座 歯科保存学研究分野　前田英史

　近年、世界中で水酸化カルシウム製剤が根管貼薬剤の第1選択剤として用いられている。しかしながら、水酸化カルシウムは根管治療において高い効果が期待される反面、正しく用いなければ生体に悪影響を及ぼす、諸刃の剣といえる性質を有している。本項では、水酸化カルシウムを臨床で用いるにあたり、その効果や注意すべき点などについて概説する。

▶ 市販されている水酸化カルシウム製剤の種類

　現在、根管充塡材料として用いることが可能な水酸化カルシウム製剤を表1に挙げる。

　このように、水酸化カルシウムの含有率は各社さまざまである。傾向としては、流動性をもたせたシリンジタイプが広く市販されている。また、カルシペックスプレーンIIを除いて、X線造影性がある。加えて、カルビタールは医薬品として認可されており、他は、医療機器として承認されている。

　一方、単体の水酸化カルシウムを、粉末あるいは精製水や生理食塩水とペースト状に混和して用いる方法も用いられている。しかしながら、市販されている水酸化カルシウムは、日本薬局方では化学薬品として扱われており、医薬品ではないことに留意しておく必要がある。

▶ 水酸化カルシウム貼薬の効果

　水酸化カルシウムの効果について、これまでに報告されてきたことをまとめると、殺菌作用、滲出液抑制作用、硬組織形成誘導、有機質溶解作用、歯根吸収抑制作用が挙げられる[1]。とくに殺菌効果に関しては、最もこの薬剤に求められるポイントであり、水酸化カルシウムが湿潤な状態で根管壁に密着することが重要である。それは、水酸化物イオンによる強アルカリの環境形成によって細菌の死滅効果が期待できるというもので、乾燥してしまうと、水酸化物イオンの効果が得られなくなってしまうためである[2]。

　これに加えて、根管穿孔部からの出血が著しい場合に、水酸化カルシウム製剤を穿孔部に塗布して後日確認すると、出血が止まり、根管内に侵入した肉芽組織の除去が容易に行えることがある。これは実験動物を用いた結果でも、水酸化カルシウムによって細動脈が収縮することが示されている[3]。詳細なメカニズムは不明であるが、水酸化カルシウムの効果と捉えることができる。

　術後疼痛緩和効果に関しては議論があるが、はっきりとその効果について証明できる報告はない[4]。

▶ 貼薬方法

　貼薬方法としては、レンツロを用いて行うか、あるいはファイルを根管内で逆回転させることによって根尖孔外への漏出を防ぎ、根管壁に密着した貼薬を行える。また、いったん貼薬を行った場合は、頻繁に貼薬を繰り返して根尖周囲組織を刺激するよりも、次回来院の間隔を2〜3週間程度空けることにより、緩やかだが治癒が進むように思われる。

▶ 根管貼薬後の除去方法

　水酸化カルシウムは、貼薬の際、湿潤な状態で根管壁に密着することが重要であると前述した。しかしながら、逆にこれが水酸化カルシウム製剤を貼薬

表❶ 根管充塡材料として市販されている水酸化カルシウム製剤

製品名	製造会社	水酸化カルシウム含有率	使用
カルシペックスⅡ	日本歯科薬品	24%	シリンジタイプ
カルシペックスプレーンⅡ	日本歯科薬品	48%	シリンジタイプ
カルビタール	ネオ製薬工業	53.4%（根管充塡時）	粉液混和タイプ
ビタペックス	ネオ製薬工業	30.3%	シリンジタイプ
マルチカル	パルプデント社（米国）	42%	シリンジタイプ
ウルトラカルXSJ	ウルトラデント社（米国）	35%	シリンジタイプ

後の根管壁からの完全な除去を困難にする（図1）。根管壁に水酸化カルシウムが残留した状態で根管充塡を行った場合、酸化亜鉛ユージノール系シーラーの不完全な硬化やレジンシーラーの接着阻害が生じ、コロナルリーケージの原因となる。このため、根管充塡前に水酸化カルシウムを除去しておくことが重要である。しかしながら、根管の形状は、イスムスやフィン、アンダーカットなどが存在し、また根管の走行も複雑であるため、その除去は容易ではない。

一般に、わが国ではシリンジまたは超音波による洗浄法が用いられている。ヒト抜去歯を用いた筆者らの実験結果では、完全な除去には至らなかったが、3％EDTAと5％NaOClによるシリンジ洗浄が、超音波による洗浄よりも顕著に良好な効果を示した[1]。しかしながら、これは根管の径や根管の形状に左右される。今後、より有効な洗浄方法の開発が望まれる。

▶ 臨床応用例

1．症例1：根尖周囲に透過像が生じた壊疽性歯髄炎への応用

- 患者：60歳、男性
- 主訴：7の咬合痛
- 現病歴：3年ほど前から咬合時に違和感
- 既往歴：数年前に転倒し、下顎を強打した。他特記事項なし。
- 治療経過：
  ・平成27年12月、初診。打診痛あり。歯肉溝は全周3mm以下。CBCT撮影（図2）。上顎洞底部を挙上した根尖病変を認めたため、感染根管と判断して治療を開始。しかしながら、遠心根および口蓋根の歯髄が生活しており、近心根は失活して腐敗臭を認めたため、壊疽性歯髄炎と診断し、治療を行った。
  ・平成28年1月、遠心根および口蓋根のみ根管充塡。近心根は滲出液が持続しており、水酸化カルシウム製剤を貼薬。
  ・平成28年2月、近心根からの滲出液がわずかだが認められたため、再度水酸化カルシウム製剤を貼薬。
  ・平成28年3月、近心根から滲出液は認められなくなったため根管充塡を実施。
  ・平成28年6月、CBCTによる予後診査（図3）。根尖周囲の骨吸収は縮小し、経過が良好であることを確認。

2．症例2：持続した咬合痛への応用

- 患者：65歳、女性
- 主訴：|6感染根管治療後の咬合痛が消失しない
- 現病歴：平成28年11月、自発痛が出現したため近医を受診し、感染根管治療を受けた。その後、1ヵ月半ほど根管治療を受けるも、咬合痛や滲出液が改善せず、抜歯をしてインプラント治療を勧められていたが、保存治療を希望したため、当院歯内治療科へ紹介された。
- 既往歴：特記事項なし
- 治療経過：
  ・平成28年12月、初診（図4）。打診痛あり。歯肉溝は全周3mm以下。近遠心根根尖周囲に透過像を認め、感染根管治療を開始した。
  ・平成29年1月、打診痛の減少。滲出液の持続

症例1　根尖周囲に透過像が生じた壊疽性歯髄炎への応用

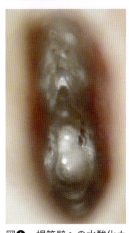

図❶　根管壁への水酸化カルシウム製剤の残留

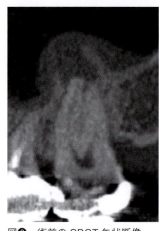

図❷　術前のCBCT矢状断像

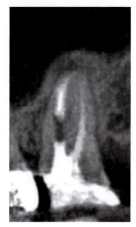

図❸　根管充填後3ヵ月後のCBCT矢状断像

症例2　持続した咬合痛への応用

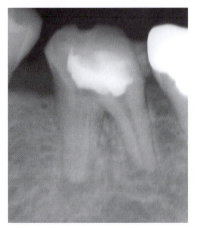

図❹　術前デンタルX線写真

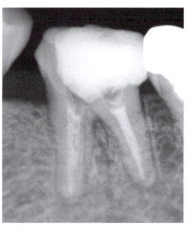

図❺　水酸化カルシウム製剤貼薬後のデンタルX線写真

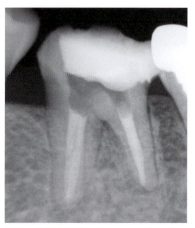

図❻　根管充填後のデンタルX線写真

を認め、水酸化カルシウム製剤を貼薬（**図5**）。

・平成29年2月、弱い打診反応とわずかな滲出液を認めたため、再度水酸化カルシウム製剤を貼薬。

・平成29年3月、打診痛および咬合痛の消失。滲出液が停止したため、根管充填を行った（**図6**）。根尖周囲の透過像の縮小を認めた。

以上、2症例を挙げたが、いずれも水酸化カルシウムによる殺菌効果によって治癒が促されたものと考えられる。

貼薬にあたっての留意点

冒頭で述べたように、水酸化カルシウムは諸刃の剣の性質を有している。以下に挙げる留意点を把握して用いれば、その利点を引き出すことができる。

1．根尖孔からの押出し

水酸化カルシウムを根尖病変内に押出すことは、不可逆性の神経障害など、重篤な傷害を引き起こす危険性があり、治癒を促進するという十分なエビデンスはないこと、また根尖周囲組織の良好な治癒を阻害する可能性があるといわれている[5]。米国歯内療法学会においても、水酸化カルシウムは毒性があるため、根尖孔外への押出しは組織の壊死や疼痛を惹起する、とされている[6]。

実際に生じた合併症は、上顎では上顎洞内や後上歯槽動脈、眼窩下動脈内への漏出、下顎では下歯槽管内やさらに下歯槽動脈内への漏出が起こり、神経麻痺だけでなく、上皮の壊死や潰瘍形成なども発症

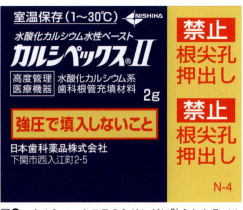
図❼　カルシペックスⅡのシリンジに貼られたラベル

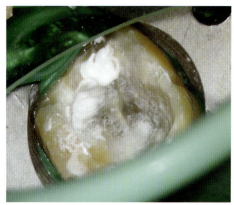
図❽　窩壁にはみ出たカルシウム製剤

し、症例によってはこれらが完全な治癒に至らないこともある。

一方で、製造者側も、根尖孔外への押出しによる合併症の防止策として、図7に示すような表示をシリンジに貼り、注意喚起をしている。これに伴い、合併症の発生件数は減少しているようだが、ゼロには至っていないのが現状である。

2．長期間にわたる貼薬

ヒトの下顎切歯に水酸化カルシウムを貼薬して、微小引張試験を行った結果では、180日経過例で、無貼薬対照群と比較して有意に強度が低下した[7]。また、ヒツジの下顎切歯に水酸化カルシウムを貼薬し、一定期間後、歯軸方向に力を与えて垂直破折をみた場合、貼薬期間が60日間を超えた実験群は、対照群と比較して有意に抵抗性が減弱した[8]。さらに、ウシの象牙質を用いて曲げ強度を調べた結果でも、貼薬30日以降には有意に減少した[9]。以上の結果から判断できるように、水酸化カルシウムには有機質溶解作用がある。そのため、長期的な貼薬は象牙質を脆弱化させてしまう作用があり、長期に貼薬を行う際には、これを考慮しておく必要がある。

3．仮封の際の注意点

水硬性セメントは、水酸化カルシウムと直接接触すると効果が妨げられることが、仕様書に記載されている。貼薬後は根管口に小綿球を置いた上に仮封材を設置するようにする。

また、いずれの仮封材を用いたとしても、図8に示すように、水酸化カルシウム製剤が根管口からはみ出したまま仮封材で封鎖を試みると、やはり封鎖が不十分となり、コロナルリーケージが生じる原因になる。髄室の壁に付着した場合は、清潔な綿球などで拭き取って、仮封材が直接歯質に密着するようにする。

水酸化カルシウム製剤は、前述した欠点を考慮して正しく用いれば、本項で述べた効果を引き出すことができる。それによって、揮発性の貼薬剤では得られなかった治癒を導き、患者のみならず、術者にとっても安心感と信頼を得ることが可能になると考えられる。

【参考文献】
1) 前田英史：根管貼薬における水酸化カルシウムの応用について．日歯内療誌, 37: 137-143, 2016.
2) Siqueira JF Jr, Lopes HP: Mechanisms of antimicrobial activity of calcium hydroxide: a critical review. Int Endod J, 32: 361-369, 1999.
3) Kikuchi I, Wadachi R, Yoshioka T, Okiji T, Kobayashi C, Suda H: An experimental study on the vasoconstriction effect of calcium hydroxide using rat mesentery. Aust Endod J, 29: 116-9, 2003.
4) Anjaneyulu K, Nivedhitha MS: Influence of calcium hydroxide on the post-treatment pain in Endodontics: A systematic review. J Conserv Dent, 17: 200-207, 2014.
5) 中田和彦, 中村 洋：水酸化カルシウムを根尖病変内に押し出したほうが治りがよいのか？　臨床歯内療法　器材・薬剤・テクニックのコンビネーション．デンタルダイヤモンド増刊号, 33(6): 156-157, 2008.
6) Endodontics : Colleagues for Excellence, American Association of Endodontists, winter, 2011.
7) Batur YB1, Erdemir U, Sancakli HS: The long-term effect of calcium hydroxide application on dentin fracture strength of endodontically treated teeth. Dent Traumatol, 29: 461-464, 2013.
8) Andreasen JO, Farik B, Munksgaard EC: Long-term calcium hydroxide as a root canal dressing may increase risk of root fracture. Dent Traumatol, 18: 134-7, 2002.
9) Moazami F, Sahebi S, Jamshidi D, Alavi: The long-term effect of calcium hydroxide, calcium-enriched mixture cement and mineral trioxide aggregate on dentin strength. Iran Endod J, 9: 185-189, 2014.

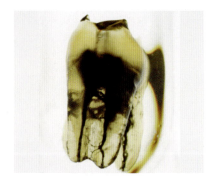

7章 根管充塡

Level Up & H!nt

- [01] 根管充塡におけるモノブロック化 …………… 96
- [02] シーラーの選択 …………………………… 98
- [03] マッチドコーンテクニック ………………… 104
- [04] コアキャリア法：GuttaCore の臨床応用 …… 106
- [05] CWCT ……………………………………… 110

Level Up & H!nt

7章 根管充塡

[01] 根管充塡におけるモノブロック化

東京都・石井歯科医院　石井 宏

　根管充塡におけるモノブロック化（図1）とは、根管充塡材と歯根象牙質を物理的、もしくは化学的に結合させ、一体化を図る概念のことである。修復学における接着技術の発展に伴い、2000年代初頭より歯内療法領域の文献上にモノブロックという言葉を見かけるようになる[1]。モノブロック化を目指す理由としては、従来型の根管充塡と比較して、①細菌漏洩に対する抵抗性を向上させること、②破折抵抗性を向上させること、といってよい。周知のとおり、従来の根管充塡材料や方法では、これらの抵抗性は極めて限られたものであり、①に関してはその役割を大きく歯冠修復処置に依存し、②に関してはほとんどその効果がない、というのが現状である。Tayらは、モノブロックを象牙質と充塡材料の界面の数によって表1のように3つに分類している[2]。

モノブロック化の変遷

　レジンを根管充塡材として使用する試みは1970年台から始まっている[3]。その当時は根管内に接着材料を填入することの技術的な困難さや、再治療時に充塡材の除去が困難なことなどがネックとなり、あまり注目されることはなく、モノブロックという言葉も使用されていないと思われる。

　2000年代に入りResilonという、操作性がガッタパーチャポイントと類似したレジン系のコアマテリアルと、Epiphanyという象牙質とコアマテリアル（レジロン）双方に接着可能なシーラーがマーケットに出ると同時に、モノブロックという概念が広まり始めた。Resilon/Epiphanyと、それに類似した後発のシステムが多くの機関で研究され、その臨床的優位性の真贋が議論された。

　初期の基礎的、または臨床的研究では、開発に携わったグループから優位性のある結果がみられた[4]。しかし、その後に他のグループからも次々に検証的な研究が発表され、その結果は非常にばらつきがあり、従来型の根管充塡システムと比較して有意差は認められないとの結果が多いのも事実である[5]。開発者のうち、何人かはもうすでにこのシステムを使っていないことからも、彼らの臨床において望んだ結果に至らなかったのではないかと推測される。

　誤解してはならないのは、従来型の根管充塡材料・方法と比較して優れていないだけで、劣っているわけではない。個人的には、結果が変わらないのであればなぜ、わざわざより高価なシステムを使う必要があるのか、と考えるのは合理的であると思う。

　2000年代後半からは4-META含有レジン系シーラー（MetaSEAL）を対象に含めた研究が多くみられるようになる。筆者個人としては、専門医教育を受けるまでの12年間、一般医として臨床を行っていたと

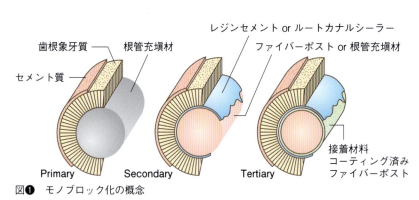

図❶　モノブロック化の概念

表❶　モノブロックの分類（参考文献[2]より引用改変）

Primary Monoblocks	MTA セメント	ハイドロン		
Secondary Monoblocks	レジロン＋エピファニー	スーパーボンドシーラー＋GP シングルポイント	メタシール＋GP シングルポイント	ファイバーポスト＋接着性レジン（ポスト付き築造）
Tertiary Monoblocks	BC シーラ＋BC ポイント（シングルポイント）	アクティブGP シーラー＋アクティブGP ポイント（シングルポイント）	接着材料コーティング済みファイバーポスト＋接着性レジン（ポスト付き築造）	

きにスーパーボンド（サンメディカル）の臨床応用性の高さに多々助けられていたので、その効果には非常に期待していた。しかし、残念ながら研究の結果は、どちらかというと従来型の材料と比較して有意差がないものが多く、すべての臨床家が安定してよい結果を出せるレベルには達していないようである[6,7]。指摘されているのは、セルフエッチング・セルフボンディングの信憑性で、接着対象となる根管壁面において脱灰される部分が少なく、樹脂含浸層はほとんど見られないとされている。一方、EDTAによってスミヤー層を除去した後の応用では、しない場合と比べてよりよい結果が出ている[8〜10]。また、総合的には、従来型と比較して明確な利益がないとまとめるreview論文がある[11]。

2010年代に入り現在に至るまで、モノブロック化を目指したケイ酸カルシウムを含んだシーラー（EndoSequence BC sealer、Fillapexなど）の優位性の有無を調べる研究が急増してきている。MTAセメントの極めて良好な研究・臨床結果を反映してのものであるが、ケイ酸カルシウム系という意味においては同族であるものの、その生物学的・物理学的特性は似て非なるものと考えたほうがよさそうである。まだまだ未知の部分が多い材料であることを踏まえて臨床応用するべきであろう。

シーラーの具備すべき条件は、教科書に示されているようにいくつもの項目があるが、現時点ではその一つ一つの特性においての *in vitro* の基礎実験か、わずかにある *in vitro* のものは動物実験がほとんどであり、われわれの日常臨床の結果を向上させることを示唆する直接的な知見は得られていない。Silvaらは、現時点におけるケイ酸カルシウム系シーラーと従来の材料を比較したSystematic Reviewを行い、研究デザインのよい長期間の臨床研究はないものの、よい物理的・化学的・生物学的特性を示しており、従来型のシーラーと比較して、同等以上の特性をもっているであろうと結論づけている[12]。しかしながら、シーラーとしての総合的な優位性は示しているものの、モノブロック化が達成しているかはまた別の次元の話である。筆者の臨床感と調べられる範囲の情報では、そのようなことが起こっている可能性は低いといわざるを得ないのが現状である。

まとめ

- 根管充填におけるモノブロック化は、現時点においては理想的な概念である
- 現時点では、レジンとファイバーコアを用いた築造処置以外に、根管におけるモノブロック化は達成されていない
- 使用する材料によって、モノブロック化を達成させるための根管充填方法は異なる

【参考文献】
1) Teixeira FB., et al.: Dentinal bonding reaches the root canal system. J Esthet Restor Dent, 16(6): 348-354; discussion 354, 2004.
2) Tay FR. and DH Pashley: Monoblocks in root canals: a hypothetical or a tangible goal. J Endod, 33(4): 391-398, 2007.
3) Tidmarsh, B. G: Acid-cleansed and resin-sealed root canals. J Endod, 4(4): 117-121, 1978.
4) Shipper G., et al.: Periapical inflammation after coronal microbial inoculation of dog roots filled with gutta-percha or resilon. J Endod, 31(2): 91-96, 2005.
5) Raina R., et al.: Evaluation of the quality of the apical seal in Resilon/Epiphany and Gutta-Percha/AH Plus-filled root canals by using a fluid filtration approach. J Endod, 33(8): 944-947, 2007.
6) Belli S., et al.: A comparative evaluation of sealing ability of a new, self-etching, dual-curable sealer: hybrid root SEAL(MetaSEAL).Oral Surg Oral Med Oral Pathol Oral Radiol Endod, 106(6): e45-52, 2008.
7) Lawson MS., et al.: Resistance of a 4-META-containing, methacrylate-based sealer to dislocation in root canals. J Endod, 34(7): 833-837, 2008.
8) Babb, B. R., et al.: Bonding of self-adhesive (self-etching) root canal sealers to radicular dentin. J Endod, 35(4): 578-582, 2009.
9) Mai S., et al.: Evaluation of the true self-etching potential of a fourth generation self-adhesive methacrylate resin-based sealer. J Endod, 35(6): 870-874, 2009.
10) Pinna L., et al.: Hybrid Root SEAL (MetaSEAL) creates hybrid layers in radicular dentin only when EDTA is used as the final rinse. Am J Dent, 22(5): 299-303, 2009.
11) Kim YK., et al.: Critical review on methacrylate resin-based root canal sealers. J Endod, 36(3): 383-399, 2010.
12) Silva Almeida LH., et al.: Are Premixed Calcium Silicate-based Endodontic Sealers Comparable to Conventional Materials? A Systematic Review of *In Vitro* Studies. J Endod, 43(4): 527-535, 2017.

Level Up & H!nt
7章 根管充填

[02] シーラーの選択

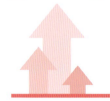

九州歯科大学 口腔保存治療学分野　鷲尾絢子　北村知昭

根管用シーラーは、ガッタパーチャポイント(GP)などのコアマテリアルと根管壁の間を封鎖し、根尖孔外歯周組織と直接接触しながら、長期にわたって根管内に存在する生体材料であり、封鎖性、生体親和性、そして再治療時の除去性といった性質が要求される。近年、これらの性質を追求した多様なシーラーが登場している。

本項では、最初に根管内の封鎖状態に基づいたシーラーの分類を提示する。次に、求められる性質ごとに各シーラーの特徴を概説し、最後に分類と特徴に基づいたシーラーの選択について提案する。

 根管内での封鎖状態に基づいた分類（図1）

1. 密着性シーラー

根管壁象牙質やGPとの接着や結合はなく、空隙を単に塞いでいるシーラーを密着性シーラーと呼ぶ。代表的なものとして、酸化亜鉛ユージノール系シーラーと酸化亜鉛非ユージノール系シーラーがある（図2a～d）。練和比の調整が可能な粉液タイプ（図2a、c）が多用されているが、練和比を変えると物性は低下する。現在、稠度と物性の差が生じず、操作も簡便なペーストタイプ（図2b、d）が販売されている。

1）酸化亜鉛ユージノール系シーラー（ZOE系シーラー）

抗菌効果の高いユージノールを含有している。歯科医師の多くが複雑な根管系の無菌化に不安を抱えていることから、従来より広く用いられている。

2）酸化亜鉛非ユージノール系シーラー（N-ZOE系シーラー）

ZOE系シーラーから遊離したユージノールが示す根尖歯周組織への為害作用が問題視された結果として開発されたシーラーである。臨床では、ZOE系シーラーとの差は明確ではないものの、組織為害作用を極力避けようとする歯科医師は好んで用いている。

2. 接着性シーラー

根管壁象牙質との接着界面に明瞭な樹脂含浸層が形成され、象牙細管内に長いレジンタグを形成するレジン系シーラーを、接着性シーラーと呼ぶ。代表的なものとして、スーパーボンド根充シーラーとメタシールSoftがある（図2e、f）。

1）スーパーボンド根充シーラー（SBシーラー）

4-META/MMA-TBBレジンであるスーパーボンドの技術を応用したシーラーで、根管壁が完全に乾燥していない状態で接着封鎖が可能である。物性は非常に優れているが、象牙質接着を向上させる前処理として、根管内に付着した次亜塩素酸ナトリウムの還元中和処理とエッチング処理が必須で、ややテクニックセンシティブである。マルチポイント法による使用が推奨されている。

2）メタシールSoft

SBシーラーの欠点を克服した4-META含有ワンステップ・セルフエッチングタイプで、デュアルキュア型のシーラーである。次亜塩素酸ナトリウムの還元中和やエッチング処理は不要で、操作も容易になっている。SBシーラー同様に、完全に乾燥していない根管壁にも接着する。専用の移送器具である

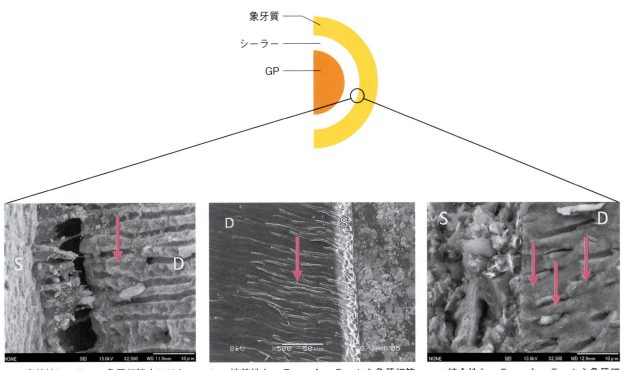

a：密着性シーラー。象牙細管内にはシーラーからの析出物などは認められない
b：接着性シーラー。シーラーから象牙細管内に形成された樹脂含浸層
c：結合性シーラー。シーラーから象牙細管内に伸長したHApのタグ様構造

図❶a〜c　封鎖状態に基づいたシーラーの分類とシーラー／根管壁象牙質界面のSEM像。D＝根管象牙質、S＝シーラー

エンドノズルを用いることで、根管内に確実かつ容易にシーラーを填入することができる。シングルポイント法による使用が推奨されている。

3. 結合性シーラー

根管壁象牙質表面の水分子に接触することで、シーラー表層にハイドロキシアパタイト（HAp）微結晶が析出・伸長し、象牙細管内にHApのタグ様構造を形成するシーラーを、結合性シーラーと呼ぶ。代表的なものとして、MTAをベースとしたEndosequence BC sealer（米国Brasseler社）およびMTAフィラペックス（ブラジルAngelus社）、Bioactive Glassをベースとしたニシカキャナルシーラー BG（日本歯科薬品）がある（図2 g〜i）。

1）Endosequence BC sealer（BCシーラー）

シリンジに入っている1ペーストタイプで、キャピラリーチップでの充填が可能である。同社から発売されているBCコーティングG.ポイント（BC-G.ポイント）を用いたシングルポイント法が推奨されている。現在、国内では入手困難で、保険診療対応ではないため、患者へ十分な説明をしたうえで自費診療での使用となる。

2）MTAフィラペックス

40% MTAとレジンを含有しており、オートミックスシリンジタイプとハンドミックスチューブタイプがある。粘性は低く、根管へのシーラー移送に技術を要する。GPを用いた加圧根管充填シーラーとして使用できる。

3）ニシカキャナルシーラー BG

ニシカキャナルシーラー BGは、発売予定（2017年9月現在）の結合性シーラーである。ニシカキャナルシーラー BGに含まれるBioactive Glassは、MTAと類似した特徴を示し、整形外科領域で既に応用されており、軟組織とも高い親和性を示す。本シーラーは物性の均一化と簡便な操作性を有する2ペースト、ダブルシリンジタイプで、保険診療に対応している。GPを用いた加圧根管充填用シーラーとしても使用できる。

求められる性質からみた各シーラーの特徴

1. 封鎖性

シーラーに求められる性質の一つに、封鎖性がある。根管内を緊密に封鎖して歯冠側と根尖歯周組織

密着性シーラー

酸化亜鉛ユージノール系シーラー

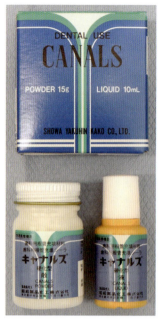

a：キャナルス（昭和薬品化工）

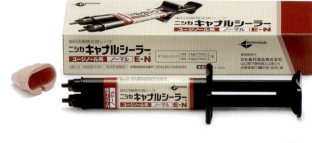

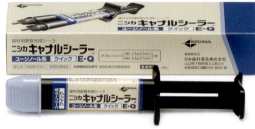

b：上；ニシカキャナルシーラーノーマル、下；ニシカキャナルシーラークイック（日本歯科薬品）

酸化亜鉛非ユージノール系シーラー

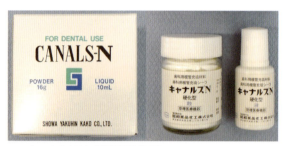

c：キャナルスN（昭和薬品化工）

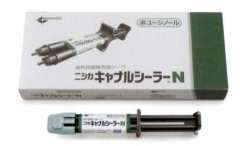

d：ニシカキャナルシーラーN（日本歯科薬品）

図❷　封鎖状態に基づいたシーラーの分類と各種シーラー

との連絡を遮断し、象牙細管内に残存する細菌を埋葬（Entombment）・化石化（Fossilization）することで不活性化して、再活動を防止する性質を指す[1]。

密着性シーラーであるZOE系シーラーは、硬化時・硬化後収縮が大きく、根管象牙質とシーラーの間にギャップが生じる（図1a）ことで根尖部封鎖性は低下し、歯冠側から根尖側への漏洩（コロナルリーケージ）も起こしやすくなるため、封鎖性は低い[2]。

接着性シーラーは、わずかに重合収縮が生じるが、樹脂含浸層とレジンタグによる封鎖性は高い。とくにメタシールSoftは、根管壁象牙質との界面側から重合が開始することで、重合収縮による間隙が界面部に発生しない設計となっている（図1b）。

結合性シーラーであるBCシーラーおよびニシカキャナルシーラーBGは、親水性で硬化時に膨張するため、根管封鎖性に優れている（図1c）[2]。MTAフィラペックスは、結合性シーラーではあるがレジンが含まれているため、わずかに収縮する[3]。

2. 生体親和性

シーラーは、根管充塡後に根尖歯周組織に持続的に接触する生体材料である。また、根管充塡のプロ

接着性シーラー

レジン系シーラー

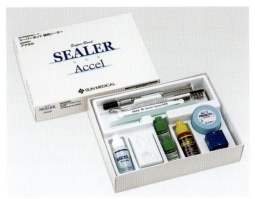

e：スーパーボンド根充シーラー（サンメディカル）

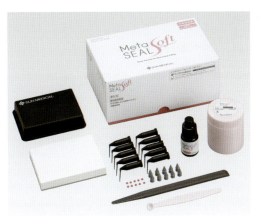

f：メタシール Soft（サンメディカル）

結合性シーラー

無機系シーラー

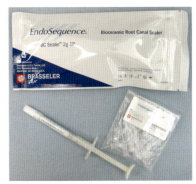

g：EndoSequence BC sealer (Brasseler)

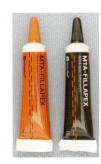 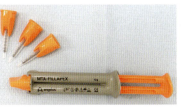

h：左；MTAフィラペックスハンドミックスタイプ、右；MTAフィラペックスオートミックスタイプ（ヨシダ）

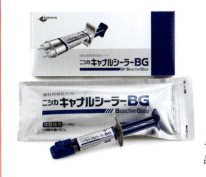

i：ニシカキャナルシーラーBG（日本歯科薬品）

セスで、やむなく根尖孔外へシーラーが溢出することもある。シーラーに組織刺激性があると根尖歯周組織の治癒が遅延するなど、生体に悪影響を及ぼす可能性は、従来より指摘されてきた。臨床ではシーラーの組織刺激性を強く感じることがないため、これまで多くの歯科医師は生体親和性を意識せずに根管充填を行ってきた。しかしながら近年、医療材料の安全性に関して厳しい目が向けられていることから、今後はシーラーに高い生体親和性が求められていることを強く意識する必要がある。

密着性シーラーであるZOE系シーラーが有する抗菌性の持続は、組織刺激性が持続することも意味しており、歯周組織の正常細胞には毒性を示す[4]。N-ZOE系シーラーはユージノールを含まないことから、練和直後および硬化後も毒性は低い[4]。接着性シーラーであるSBシーラーは、練和直後では歯根膜細胞に対して毒性を示すが、重合完了後は経時的に毒性は消失する[5]。メタシールSoftは、起炎性が低いこと[6]が報告されている。結合性シーラーであるBCシーラーおよびニシカキャナルシーラーBGは、練和直後から硬化後まで根尖歯周組織の正常細胞に毒性を示さず、生体親和性が非常に高い[4,7]。

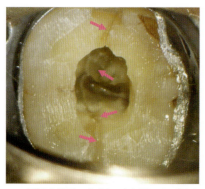
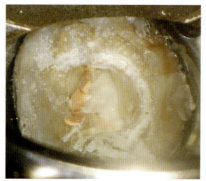
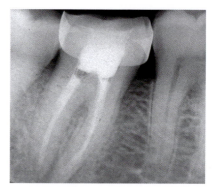

a：根管充塡前。矢印は咬合面および髄床底の破折線

b：根管充塡中

c：根管充塡後

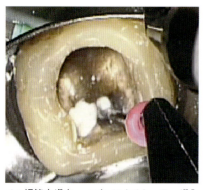
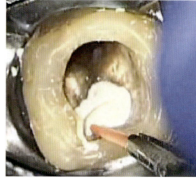
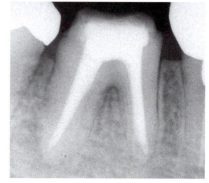

d：根管充塡中。ノズルによるシーラー塡入

e：根管充塡中。GP挿入

f：根管充塡後

図❸ 接着性シーラーを用いた加圧困難な歯の根管充塡。a〜c：SBシーラーによる歯根破折歯の根管充塡（参考文献[10]より引用改変）。d〜f：メタシールsoftによる根管充塡

MTAフィラペックスは、細胞毒性が強いことが示されている[8]。

3. 除去性

シーラーには高い封鎖性が必要である反面、再歯内治療時に除去できる性質も必要である。密着性シーラーは、根管壁象牙質との接着や結合がないことから除去しやすい。接着性および結合性シーラーはその使用方法により、除去性が異なる。SBシーラーおよびBC-G.ポイントと併用したBCシーラーは、硬化後の硬度が高く除去困難である。メタシールSoftや通常のGPと併用したBCシーラー、MTAフィラペックスおよびニシカキャナルシーラーBGは封鎖性が高いにもかかわらず、硬化後においてもファイルなどで除去できるため、再治療が可能とされている[9]。

▶ シーラーの選択

歯の形態や根管の状況から根管充塡法（シングルポイント法、側方加圧充塡法、垂直加圧充塡法など）を選択するように、シーラーもその特徴・性質を理解したうえで選択するべきである。ここでは、紹介したシーラーの特徴を踏まえて、筆者らが考えるシーラーの選択について述べる。

1. 一般的症例に使用するシーラー

古くから使用されている密着性シーラーは根管象牙質への接着性がなく、硬化体の溶解性が高いことから、封鎖性は十分とはいえない。日常臨床で使用するシーラーとしては、高い封鎖性・生体親和性・除去性に加えて、保険診療で使用可能であることを考慮すると、接着性シーラーであるメタシールSoftや結合性シーラーであるニシカキャナルシーラーBGを選択する。

2. 歯根部に穿孔を有する歯

1）比較的大きな根管側壁部の穿孔

根管壁穿孔部は、MTAによる封鎖で良好な結果が得られることが知られている。しかし、穿孔部のみの封鎖には、マイクロスコープ下での高い技術が要求される。技術的に困難な場合は、結合性シーラ

ーを用いて根管充塡に合わせて封鎖する。その場合、高い生体親和性の点から、BCシーラーあるいはニシカキャナルシーラーBGを、除去性の点からはニシカキャナルシーラーBGを選択する。

2）根尖付近における穿孔

マイクロスコープ下でも、根尖付近の穿孔を正確に確認することは困難で、根管充塡と同時に穿孔部を封鎖することになる。穿孔が小さい場合は、浸透性の高い接着性シーラーを、穿孔が大きい場合は生体親和性を優先して、結合性シーラーであるBCシーラーあるいはニシカキャナルシーラーBGを選択する。根尖付近の穿孔部の封鎖材料は除去困難であるため、再治療では歯根端切除術を適用する。

3．加圧困難な歯

犬歯のような歯根の長い根管、樋状根や著しく扁平な根管、根管治療が繰り返された根管、歯根外部・内部吸収によって大きく根尖孔が拡大してアピカルシートが適切に形成できない根管、根管内異物除去後に菲薄した根管、および高齢者の狭窄根管では、十分な加圧根管充塡が行えず、緊密な封鎖が得られないことが、予後不良の原因の一つと考えられている。これらの症例では、シーラー層が厚くても封鎖性が良好な接着性シーラーや結合性シーラーが推奨される。

根管充塡後の大きなトラブルの一つである、歯根亀裂歯・垂直性歯根破折歯も加圧困難な歯である。歯根亀裂や破折が見られる場合は、接着性シーラーが適している。抜歯適応となる可能性が高い歯に最後の保存療法として用いる場合はSBシーラー（図3a）を、再治療時に保存可能な歯にはメタシールSoft（図3b）を選択する。

4．イスムス、フィンを有する歯

拡大・形成できないイスムスやフィンは、シーラーで封鎖することになるため、シーラー層が厚くても封鎖性が良好な接着性シーラーや結合性シーラーを選択する。

5．歯根端切除術適応歯

MTAによる逆根管充塡により、良好な治療成績が得られることは多く報告されている。逆根管充塡を行うことを想定している歯に対しては、性質が類似した結合性シーラーを選択する。

本項では、現存するシーラーの特徴と選択法を密着性、接着性、および結合性という、学術的にはまだ確立されていない分類に沿って概説した。根管充塡の概念が大きく変化しているいま、臨床での操作性に加え、根管象牙質への接着や結合による封鎖性、歯周組織の創傷治癒を妨げない高い生体親和性、および長期的安定性の視点から、シーラーは選択されるべきである。本項で示した分類と選択基準が、臨床の最前線で活躍する読者諸氏の参考になれば幸いである。

【参考文献】

1) Yoo JS, Chang SW, Oh SR, Perinpanayagam H, Lim SM, Yoo YJ, Oh YR, Woo SB, Han SH, Zhu Q, Kum KY: Bacterial entombment by intratubular mineralization following orthograde mineral trioxide aggregate obturation: a scanning electron microscopy study. Int J of Oral Sci, 6: 227-232, 2014.
2) 吉居慎二，鷲尾絢子，諸冨孝彦，北村知昭：バイオガラス配合シーラーの根管封鎖性と象牙質への影響．日本歯科保存学会雑誌，59(6)，463-471，2016.
3) Zhou HM, Shen Y, Zheng W, Li L, Zheng YF, Haapasalo M: Physical properties of 5 root canal sealers. J Endod, 39(10): 1281-1286, 2013.
4) 鷲尾絢子，吉居慎二，諸冨孝彦，前田英史，北村知昭：歯根膜細胞と骨芽細胞様細胞の細胞遊走能・生存能に対するバイオガラス配合シーラーの影響．日本歯科保存学会雑誌，2017.
5) 前田英史，友清 淳，郡 勝明，藤井慎介，門野内聡，和田尚久，河野清美，山本直秀，寺松陽子，赤峰昭文：レジンシーラーの細胞親和性について―スーパーボンド根充シーラーとAH Plusとの比較―，日歯内療誌，32：2，2011.
6) 枝並直樹，重谷佳見，吉羽邦彦，日向 剛，吉羽永子，興地隆史：ラット皮下組織における4-META含有レジン系シーラーの生体親和性．日歯保存誌，59(1)：65-73，2016.
7) Ma J, Shen Y, Stojicic S, Haapasalo M: Biocompatibility of two novel root repair materials.J Endod, 37(6): 793-8, 2011.
8) Bin CV, Valera MC, Camargo SE, Rabelo SB, Silva GO, Balducci I, Camargo CH: Cytotoxicity and genotoxicity of root canal sealers based on mineral trioxide aggregate. J Endod, 38(4): 495-500, 2012.
9) 鷲尾絢子，吉居慎二，諸冨孝彦，北村知昭：バイオガラス配合シーラーを用いた根管充塡材の除去に関する検討．日本歯科保存学会雑誌，60(1)：14-21，2017.
10) 北村知昭：マイクロエンドをはじめよう 超！入門テキスト．医歯薬出版，東京，2013：61-62.

Level Up & H!nt
7章　根管充填

[03] マッチドコーンテクニック

秋田県・港町歯科クリニック　**佐藤暢也　佐藤勧哉**

▶ マッチドコーンテクニックとは

　近年、ニッケルチタン製（NiTi）ファイルの進化に伴い、根管を最終的に規格化した形成が可能となった。NiTiファイルは、ISO規格のステンレススチール（SS）ファイル（0.02テーパー）と比べ、大きなテーパー（0.04、0.06、0.08など）を有するものがあり、形成後はファイルの規格と同様の一定のテーパーが付与される。そこで、最終拡大形成を行ったNiTiファイルと同一の号数とテーパーのガッタパーチャコーン（以下、コーン）を用いて根管充填する方法を、マッチドコーンテクニックという。非常に簡便で、より短時間での3次元的根管充填が期待できるが、いくつかの注意点がある。

▶ NiTiファイルの形状を把握する

　NiTiファイルは、バリエーションに富んでいる。テーパーロック（回転中のファイル側面の根管壁への食い込み）によるファイル破折リスクを減少させる目的で、刃部を短くした設計や、テーパーを変化させたマルチプルテーパーの製品もある。そのため、数値表示が同じ号数とテーパーであっても、形成後の3次元的根管形態は、必ずしも同じではない。

　たとえば、同一表記製品の♯25/06について、コンベンショナルな16mmの刃部をもつNiTiファイル（RaCe®など）と、短めの13mmの刃部を備えるTFアダプティブファイル（TFA®）で比較してみる。前者は、計算上では、上部根管を直径1.21mmに拡大［(0.06×16)＋0.25mm］する。一方で、後者のTFAは、刃部13mmの位置での直径が0.761mm（添付文書より）であるため、TFAのほうが根管上部の拡大形成量が少ない。このように同一表記のファイルでも、刃部の長さやデザインが異なれば、同一の根管形成とはならないことに気づく。

▶ コーンの選択

　0.04や0.06テーパーといった連続的で均一なテーパーのコーンは、中央付近から上部が非常に太くなってくる。したがって、ファイル形状と刃部長の違いによっては、根管上部の径が小さいため、コーンが作業長まで到達しないことがある。これは、コーンのテーパーロック現象ともいえる。だからといって、安易に先端径の小さなコーンに変更してはならない。ワンサイズ小さいコーンを試適して、タグバックが得られたと感じたとしても、根管上部で引っかかっているだけで、根尖部で緊密に適合していない可能性がある。

　NiTiファイルとコーンの号数が適合していれば、コーンが作業長まで到達しない原因は、上部テーパーの不適合にあると判断される。その場合、ブラッシングモーションによって、過剰にならない程度に根管上部を全周ファイリングすることにより、コーンを作業長まで緊密に充填できる（**図1a～c**）[1]。

　もう一つの解決策としては、使用するNiTiファイル専用のコーンを選択することである。たとえば、マルチプルテーパーのファイルであるRECIPROC®のR25は、先端径♯25、刃部長16mm、先端4mmが0.08テーパー、基部の16mm地点は直径1.05mmの形状となっている。そこで、RECIPROC®ファイルと3次元的形態が同一で正確な専用コーンが製品として用

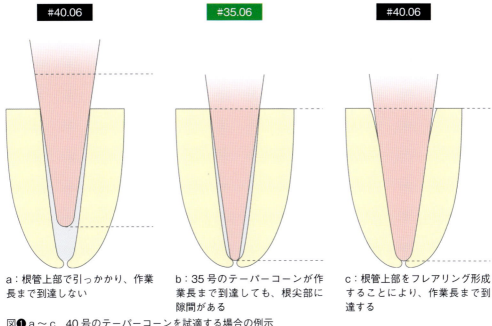

a：根管上部で引っかかり、作業長まで到達しない

b：35号のテーパーコーンが作業長まで到達しても、根尖部に隙間がある

c：根管上部をフレアリング形成することにより、作業長まで到達する

図❶a〜c　40号のテーパーコーンを試適する場合の例示

意されており、それを使用することでジャストマッチングが得られる。

マッチドコーンテクニックの限界

　根尖部の封鎖性について、直線や彎曲の少ない根管においては、0.06テーパーのマッチドコーンテクニックと0.02テーパーの側方加圧充填法は同等[2,3]、あるいは同等以上という報告がある[4]。また、充填操作所要時間が側方加圧充填より有意に短かった[2]、という報告もなされている。

　ただし、根管の規格形成が困難な形状、すなわち、彎曲の強い根管、根尖孔が大きい根管、扁平や楕円の根管、および樋状根管のケースでは、マッチドコーンテクニック単独では不十分であると考えられる。

　根管治療を成功に導くためには、根管内の無菌化と根管の緊密な封鎖が必要である。機械的に根管を

テーパー規格に形成するという器づくり（シェイピング）だけで、ただちに根管充填してよいというわけではない。根管の化学的清掃と洗浄のステップを併行することも不可欠である。そのうえで、最終的な根管充填時に、マッチドコーンテクニックを駆使することにより、根管治療全体の迅速化と良好な成果が得られるであろう。

【参考文献】
1) Gambarini, Gianluca: Matching gutta-percha cones to NiTi rotary instrument preparations. Roots-international magazine of endodontics. 12(2): 26-28, 2016.
2) Gordon MP, Love RM, Chandler NP: An evaluation of .06 tapered gutta-percha cones for filling of .06 taper prepared curved root canals. Int Endod J, 38(2): 87-96, 2005.
3) Inan U, Aydin C, Tunca YM, Basak F: In vitro evaluation of matched-taper single-cone obturation with a fluid filtration method. J Can Dent Assoc, 75(2): 123-123c, 2009.
4) 富田文仁子, 田 晃一, 興地隆史：プロテーパーで形成された湾曲根管に対する各種根管充填法の評価. 日歯保存誌, 50：514-520, 2007.

Level Up & H!nt

7章 根管充填

[04] コアキャリア法：GuttaCore の臨床応用

東京都・平和歯科医院　阿部 修

　コアキャリア法とは、ガッタパーチャを何らかのキャリアに巻き付けたものを、そのキャリアごと根管に充填するシステムであり、Carrier based obturation とも呼ばれる方法である。わが国では現在、GuttaCore（Dentsply Sirona）が最も新しいコアキャリア法で行われる材料として、応用可能となっている（図1）。

GuttaCore システムの変遷

　GuttaCore システムは遡ること1978年、当時 α フェーズガッタの研究を行っていた米国の歯科医師、Dr. W. Ben Johnson によって開発され[1]、1989年に Thermafil として商品化。当初は、コアがメタルであったが、1992年に生体親和性のよいポリスルフォンコアが採用され[2]、わが国を含む全世界で応用された。

　Thermafil は垂直加圧根管充填法であるが、充填に際しては温めた Thermafil を根管に入れるだけというシンプルな方法であり、とくに極端に細い歯根や解剖学的に複雑な彎曲根管などの難症例にも対応可能な優れた方法とされた[3〜5]。しかし、当初から、そのコアがガッタパーチャではないことが常に問題視され続けてきた材料でもあった。

　そのような背景から、2013年、ついにそのコアが熱に強いクロスリンクガッタパーチャとなったGuttaCore が発表され、根管に充填されるそのすべてがガッタパーチャとなった（図2）。それにより、このシステムの積年の問題が克服されたのである。GuttaCore は、α フェーズ（高流動型）ガッタを採用しているため、3次元の根管充填が可能となっている（図3）。

GP のニーズを満たした根管充填法

　現在のように、さまざまな根管充填方法が存在す

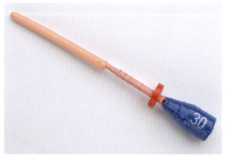

図❶　GuttaCore（Dentsply Sirona）
1989年に Thermafil として発表されて以来、さまざまな研究と、それに基づくリノベーションを経て現在に至る、歴史ある材料でもある

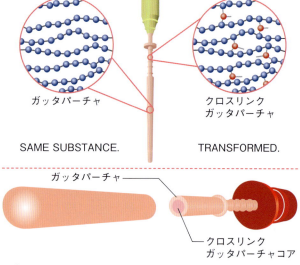

図❷　GuttaCore の構造
熱に強いクロスリンクガッタパーチャ製コアの表面に、高流動性の α フェーズガッタパーチャが巻き付けられており、これを熱して根管内に垂直加圧充填する。Thermafil から GutttaCore へと進化したことで、根管内にはガッタパーチャのみが充填されるシステムとなった

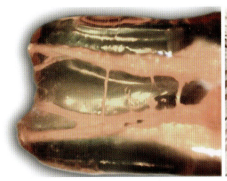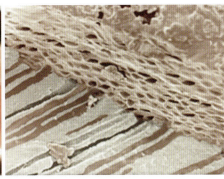

図❸ GuttaCore の流動性
高流動性のαフェーズガッタパーチャが使用されているため、細管や側枝にスムーズに流れることが示されている（本図は Dr. Giuseppe Cantatore のご厚意による）

るなかにおいて、われわれ GP にとって興味があるのは、どの方法が臨床的に簡便で、かつ安全であり、そして可能なかぎり専門医に近いレベルの根管充填を達成できるのかということである。その方法論の一つとして、コアキャリア法はとくに彎曲根管などの難しい症例において、有効性が高いことが報告されている[6]。本項では、このコアキャリア法について、研究論文からその概要を示すとともに、筆者の臨床からその症例と勘所を記したい。

▶ コアキャリア法に関する研究論文の概要

前述のとおり、コアキャリア法はすでに発表から約40年を迎えようとしているシステムであり、数多くの研究が行われてきた。とくに側方加圧充填との比較に関しては、コアキャリア法のほうがより側枝などによく浸透し、死腔が少なく、根管への適合性などにおいても、有意に質の高い根管充填が可能であったとの報告[7,8]や、根管充填材周囲のシーラーの厚さにおいても有意に小さいこと[9〜11]、25°以上の彎曲根管において、有意に緊密な根管充填が可能であったこと[12]、そして有意に短時間での根管充填が可能であったことなどが報告されている[13]。

他の垂直加圧充填を含めた比較研究においても、側方加圧充填やシステムBよりも gutta-percha-filled area（PGFA）や the gutta-percha-to-sealer ratio が有意に高かったこと[14,15]、Continuous Wave Technique（CWT）よりもシーラーの厚さが薄く優れていたとの報告[16]があり、最近ではシンチグラフによる分析によって、システムBと同等の封鎖性が得られていることが示されている[17]。色素漏洩についても、軟化ガッタを用いた垂直加圧充填やシングルポイント充填と比較して、有意に根尖からの色素漏出が少なかったこと[18]や、他の垂直加圧と比較して、根尖からの色素漏洩には差がなかった[19,20]などの報告がなされており、コアキャリア法が簡便な操作ですばやく治療が可能であることと、側方加圧や他の垂直加圧と比較しても同程度かそれ以上の質の高い根管充填が可能であることがわかる。最近の研究では、再治療時に除去しやすく、CWT で充填されたガッタパーチャ除去時よりも、ファイルの破折が少なかったことが報告されている[21]。

ネガティブな研究報告としては、流動性の高いガッタパーチャが溢出する可能性があるとの報告があるため、臨床においては注意する必要があるだろう。筆者の臨床において、それを問題として感じたことはほとんどないが、対策としては最終拡大号数よりも1〜2段低い号数の GuttaCore を選択し、ストッパーを約1mm短く設定することで、リスクを回避できるだろう（図4c）。適切な根管拡大を行うこと、狭い根管に無理に押し込むというような操作をしないこと、事前にベリファイア（図4b：GuttaCore が応用可能な根管拡大形成がなされているかどうかを確認するためのファイル）で根管を確認することなどで、そうしたリスクは回避できると考えられる。

▶ コアキャリア法の操作法と臨床例

以下、コアキャリア法（GuttaCore）の操作法（図4）と臨床例（図5、6）を示す。複雑な垂直加圧充填法までは導入しにくいと考えている GP にとって、日常の側方加圧充填法に加えられる一つの有効な垂直加圧充填法であると筆者は感じている。

コアキャリア法（GuttaCore）の操作法

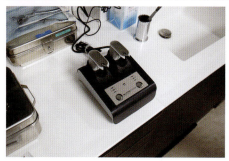

図❹a　GuttaCoreによる根管充填の実際
GuttaCore（またはThermafil）専用のオーブン（サーマプレップ）を使用する

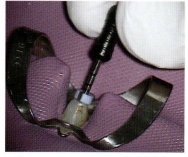

図❹b　ベリファイアによる根管形態の確認
♯40までの根管拡大後、#40ベリファイアが作業長の0.5mm以内まで到達することを確認する。この操作により、#40号のGuttaCoreが確実に根尖まで到達する空間ができていることを確認できる

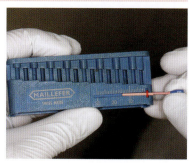

図❹c　筆者はガッタパーチャの根尖溢出予防のため、最終拡大号数よりも1〜2サイズ小さいGuttaCoreを選択し、ストッパーを作業長より約1mm短く設定している。それにより、溢出リスクはほぼ解決されると感じている

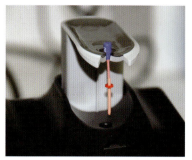

図❹d　サーマプレップに装着

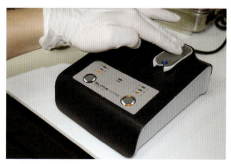

図❹e　オーブンの中に押し込んでセットし、スタートボタンを押す

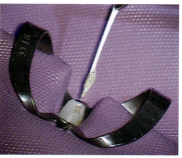

図❹f　GuttaCoreの加熱処理が行われている間に、根管にペーパーポイントでシーラーを塗布する

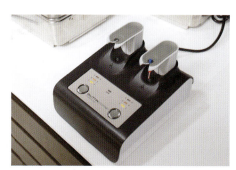

図❹g　十数秒で音とライトの点滅が起こり、根管充填可能な状態となったことを知らせてくれる

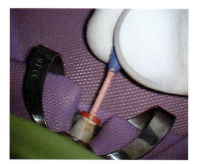

図❹h　サーマプレップから取り出し、焦らずにゆっくりと根尖まで到達させる

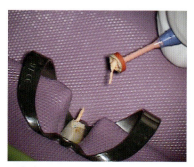

図❹i　エアーで冷やして折ることで、簡単に除去可能

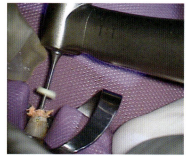

図❹j　ラウンドバーなどを使用し、余分なガッタを除去する

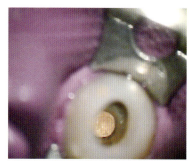

図❹k　除去後の状態

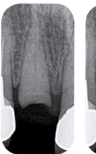

図❹l　術前術後のデンタルX線写真（ 1 ）
シンプルな操作で緊密な垂直加圧充填が達成される

症例

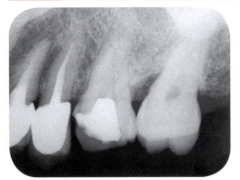

図❺a ⎿6術前

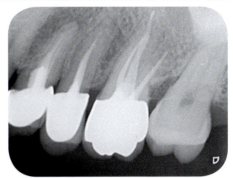

図❺b ⎿6術後
NiTi ロータリーファイルによる #35/06 の拡大後、30 号の GuttaCore を使用して根管充填を行った

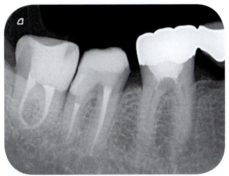

図❻ ⎿7および⎿6術後
NiTi ロータリーファイルによる #35/06 の拡大後、30 号の GuttaCore を使用して根管充填を行った

【参考文献】

1) Johnson WB: A new gutta-percha technique. J Endod, 4: 184-8, 1978.
2) Foong W: et al. Cytotoxicity testing of an endodonting obturating device. J Endod, 19(Abstract #74): 202, 1993.
3) Dummer PM, Lyle L, Rawle J, Kennedy JK: A laboratory study of root fillings in teeth obturated by lateral condensation of gutta percha or Thermafil obturators. Int Endod J, 27(1): 32-38, 1994.
4) Cantatore G: Thermafil versus System B. Endod Pract, 4(5): 30-39, 2001.
5) Buchanan S: Common misconceptions about carrier-based obturation. Endod Pract, 12(4): 7-11, 2009.
6) Christensen GJ: 1993 in review : a look back on a year of advancement. J Am Dent Assoc, 124(12): 69-70, 1993.
7) Gutmann JL, Saunders WP, Saunders EM, Nguyen L: A assessment of the plastic Thermafil obturation technique. Part 1. Radiographic evaluation of adaptation and placement. Int Endod J, 26(3): 173-8, 1993.
8) Clinton K, Van Himel T: Comparison of a warm gutta-percha obturation technique and lateral condensation. J Endod, 27(11): 692-5, 2001.
9) Weis MV, Parashos P, Messer HH: Effect of obturation technique on sealer cement thickness and dentinal tubule penetration. Int Endod J, 37(10): 653-63, 2004.
10) Guigand M, Glez D, Sibayan E, Cathelineau G, Vulcain JM: Comparative study of two canal obturation techniques by image analysis and EDS microanalysis. Br Dent J, 198(11): 707-11, 2005.
11) Gulsahi K, Cehreli ZC, Kuraner T, Dagli FT: Sealer area associated with cold lateral condensation of gutta-percha and warm coated carrier filling systems in canals prepared with various rotary NiTi systems. Int Endod J, 40(4): 275-81, 2007.
12) Leung SF, Gulabivala K: An in-vitro evaluation of the influence of canal curvature on the sealing ability of Thermafil. Int Endod J, 27(4): 190-6, 1994.
13) Chu CH, Lo EC, Cheung GS: Outcome of root canal treatment using Thermafil and cold lateral condensation filling techniques. Int Endod J, 38(3): 179-85, 2005.
14) De-Deus G, Gurgel-Filho ED, Magalhães KM, Coutinho-Filho T: A laboratory analysis of gutta-percha-filled area obtained using Thermafil, System B and lateral condensation. Int Endod J, 39(5): 378-83, 2006.
15) Gençoğlu N: Comparison of 6 different gutta-percha techniques (part II) : Thermafil, JS Quick-Fill, Soft Core, Microseal, System B, and lateral condensation. Oral Surg Oral Med Oral Pathol Oral Radiol Endod, 96(1): 91-5, 2003.
16) Weis MV, Parashos P, Messer HH: Effect of obturation technique on sealer cement thickness and dentinal tubule penetration. Int Endod J, 37(10): 653-63, 2004.
17) Marques-Ferreira M, Abrantes M, Ferreira HD, Caramelo F, Botelho MF, Carrilho EV: Sealing efficacy of system B versus Thermafil and Guttacore obturation techniques evidenced by scintigraphic analysis. J Clin Exp Dent, (1): e56-e60, 2017.
18) Pommel L, Jacquot B, Camps J: Lack of correlation among three methods for evaluation of apical leakage. J Endod, 27(5): 347-50, 2001.
19) Dalat DM, Spångberg LS: Comparison of apical leakage in root canals obturated with various gutta percha techniques using a dye vacuum tracing method. J Endod, 20(7): 315-9, 1994.
20) Bhambhani SM, Sprechman K: Microleakage comparison of thermafil versus vertical condensation using two different sealers. Oral Surg Oral Med Oral Pathol, 78(1): 105-8, 1994.
21) Jorgensen B, Williamson A, Chu R, Qian F: The Efficacy of the WaveOne Reciprocating File System Versus the ProTaper Retreatment System in Endodontic Retreatment of Two Different Obturating Techniques. JOE, 43(6): 1011-1013, 2017.

Level Up & H!nt

7章 根管充填

[05] CWCT

広島県・吉岡デンタルキュア　吉岡俊彦

　2009年のアメリカのエンドドンティストへの調査において、根管充填法の選択として最も多かった方法がContinuous Wave of Condensation Technique（CWCT）である[1]。大多数が採用しているからよい方法であるという保証はどこにもないが、選ばれるにはそれなりの理由があると思われる。

　本法は、1994年にBuchananが最初に報告し[2]、それまで垂直加圧法の主流であったシルダー法の手技を単純化することにより、時間の短縮やテクニカルエラーの減少を目指した方法である。有名なトロントスタディにおいても、垂直加圧法としてフェーズ1、2（1993～1997年）ではシルダー法が用いていたが、フェーズ3、4（1998～2001年）ではシルダー法の改良型としてCWCTが用いられている。

　近年、わが国でも本法に使用する電熱式根管プラガーおよび歯科根管充填材料電気加熱注入器が各社から発売されており、導入しやすい環境になってきている（図1）。

　根尖部まで密に根管充填できれば、充填方法や充填材料では予後に差は出ないとの考え方が主流である。しかし、異なる根管充填材を用いて根管充填を行った研究において、材料間で成功率88％vs58％と、大きな差があったとの報告もある[3]。

　今後、Randomized Controlled Trialなどでの予後報告を見守らなければならないが、やはり長期予後の報告がなされていない独自の方法や新規材料の使用は避けるべきである。

▶ 術式（図2a～d）

●準備

- 通法どおり根管形成・洗浄・乾燥を行い、シングルポイント法や側方加圧法と同様にメインポイントの試適を行う。作業長まで入ることと、根尖部でのフィットをタグバック感として確認し、メインポイントの決定を行う。
- 電熱式根管プラガーの先端径・テーパーを選択する。根尖部から4～6mmまで挿入可能であるものを選択する。毎回、プラガーの試適を行ってもよいが、根管の形成サイズ・テーパー・彎曲度などから、どこまで挿入できるかはある程度推測でき

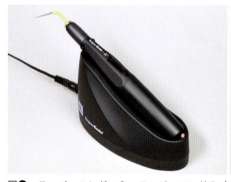
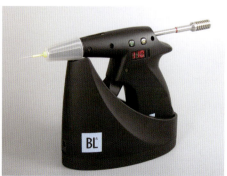

図❶　スーパーエンドα2・スーパーエンドβ（ペントロン）

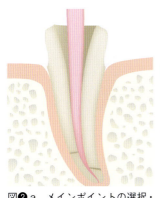 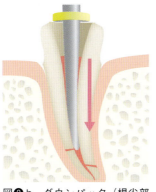 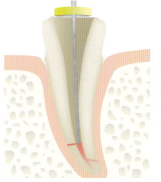 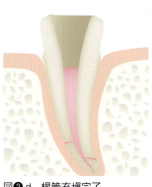

図❷a　メインポイントの選択・試適・挿入　　図❷b　ダウンパック（根尖部の充塡）　　図❷c　ニードルの挿入と保持・注入　　図❷d　根管充塡完了

るので、多くの場合、試適の必要はない。
- 歯科根管充塡材料電気加熱注入器のニードルも何種類かあるが、挿入深さが重要となるため、細いニードルが推奨される。少なくとも、使用する電熱式根管プラガーよりも細いものである必要がある。

ダウンパック

- メインポイントにシーラーを塗布し、試適した位置まで根管内へ挿入する。
- 加熱スイッチを押しながら電熱式根管プラガーを根管内へ挿入し、進まなくなった位置で加熱を止め、そのまま5秒間、根尖方向へ弱い力で加圧する。
- 再び加熱スイッチを押しながら、プラガーを引き抜く。この際、プラガーに付いて出てきたガッタパーチャポイントを視認し、根尖部のガッタパーチャポイントが一緒に出てきてないことを確認する。根尖部のガッタパーチャポイントが一緒に出てくる場合、メインポイントの試適が適切にできていない可能性が高いため、メインポイントの試適から再度行う。
- マイクロスコープを使用している場合、ダウンパックの上端を視認し、プラガーで整える。マイクロスコープを使用していない場合、作業長でストッパーが止めてある手用ファイルを挿入し、ダウンパックが想定どおりにできていることを確認する。

バックフィル

- 歯科根管充塡材料電気加熱注入器の加熱がなされた状態でニードルを根管内へ挿入する。
- ニードルの先端がダウンパックの上端に達した状態で5秒間待ってから、加熱ガッタパーチャの注入を行う。この際、ニードル先端から出たガッタパーチャによってニードルが押し上げられる感覚（バックプレッシャー）を感じながら注入を行い、必要十分な位置までバックフィルを行う。
- バックフィルの上端の形をプラガーで整え、根管充塡終了となる。

向いている根管形態

根尖部はメインポイントを用い、根管中央〜上部は軟化ガッタパーチャを注入する方法なので、根尖部は独立して存在するが根中央〜上部は扁平でイスムス・フィンが存在する根管（下顎大臼歯近心根・遠心根や上顎小臼歯）が最も適している形態と考えられる（図3〜6）。また、歯根中央部でアンダーカットが存在する内部吸収などの症例にも適している。

メリット

- メインポイントを用いることで、ガッタパーチャポイントの根尖部への到達度が確認できるので、適切なメインポイントの試適がなされていれば、オーバーないしはアンダーになることがない。
- 側方加圧根管充塡法よりも、操作時間を短縮できる[4]。

デメリット

- 熱を用いる方法なので、冷却時の収縮による漏洩が懸念される。
- ニードルの挿入深さが不十分であった場合などに、ダウンパックとバックフィルの間に気泡が入って

症例 根尖性歯周炎にCWCTを応用

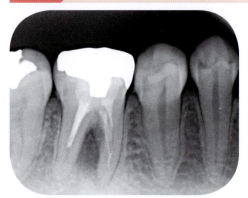

図❸ 症候性根尖性歯周炎と診断した6̄。遠心根管の根管充塡はアンダー。近心根管は、根尖付近に破折ファイルを認め、根管充塡は疎である

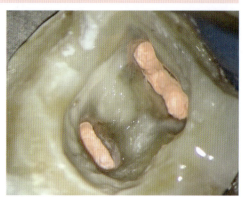

図❹ 遠心根管は、根尖部付近まで扁平な根管であった。近心根管は2根尖存在し、根尖付近までイスムスが存在していた

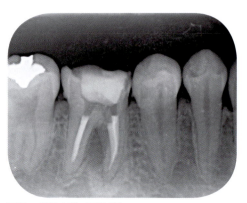

図❺ 根管充塡（正放線）

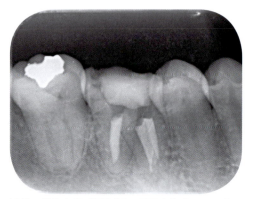

図❻ 根管充塡（偏遠心）。扁平な部分にまで密に根管充塡されていることを確認できる

しまう場合がある。
- 根管内が過熱され、歯根膜への損傷が起きる危険性がある。

●

本法は各ステップを適切に行うことで、3次元的な根管充塡ができることはもちろん、根管充塡材の溢出・到達度不足・死腔（気泡）の発生などが起きにくい方法である。つまり、失敗が少ない確実な方法であると考えられる。この点が、多くのエンドドンティストが採用している理由なのではないであろうか。

多くの長期予後が報告されており、シンプルでテクニカルエラーの少ない本法の習得は、日常臨床における根管充塡の質を上げ、良好な治療成績をもたらすことが期待できる。

【参考文献】
1) Lee M, Winkler J, Hartwell G, Stewart J, Caine R. Current Trends in Endodontic Practice Emergency Treatments and Technological Armamentarium. J Endod. 35: 35-39, 2009.
2) Buchanan LS. The continuous wave of condensation technique: a convergence of conceptual and procedural advances in obturation. Dent Today. 13: 80–82, 1994.
3) Barborka B J, Woodmansey K F, Glickman G N, Schniderman E, He J. Long-term Clinical Outcome of Teeth Obturated with Resilon. J Endod. 43: 556-560, 2017.
4) 吉岡隆知, 他：continuous wave of obturation technique の基礎的評価. 日歯内療誌, 東京, 19: 150-158, 1998.

8章 再根管治療

Level Up & H!nt

- [01] 垂直性歯根破折歯の診査・診断 …………… 114
- [02] コロナルリーケージ ……………………… 116
- [03] 撤去冠をTeCとして使う除去法 ………… 120
- [04] メタルポスト除去のための
  ダブルドライバーテクニック(DDT) ……… 122
- [05] 支台築造除去のためのダブルバイブレーション
  テクニック(DVT) ………………………… 124
- [06] ファイバーポスト除去 …………………… 126
- [07] ガッタパーチャポイントの除去 ………… 128
- [08] 再治療時の根管充填のタイミング ……… 130

Level Up & H!nt

8章 再根管治療

[01] 垂直性歯根破折歯の診査・診断

大阪大学 大学院歯学研究科 口腔分子感染制御学講座　**林 美加子**

　垂直性歯根破折の診査・診断では、まず問診により、咬合痛の発現などの既往歴から歯根破折の背景となる情報を収集する。修復の時期や歯内療法の既往、あるいはブラキシズムの有無なども参考に、診査を進める。

　続く口腔内診査では、患歯の歯周組織の腫脹や瘻孔形成など、慢性炎症に注意を払う。とくに、患歯の破折線に沿った限局性の歯周ポケット形成は、垂直性歯根破折に特徴的である。

　さらに、X線検査では、歯根破折に特有の階段状の歯槽骨欠損所見を読影することがポイントである。破折の初期には、破折部に限局した骨欠損像を呈し、根尖性歯周炎との鑑別が重要となる。

　加えて、歯科用マイクロスコープやファイバースコープなどによる根管内の詳細な観察や、歯科用CBCTの併用は、歯根破折の進展部位の正確な診断に有用である。

▶ 症例1　初期の歯冠歯根破折

　図1は30代の男性で、6に自発痛および咬合痛を訴えた症例である。咬合面に約15年以上前のコンポジットレジン修復を認め、X線所見より充塡物が近心髄角に非常に近接しており、不顕性露髄が疑われた（図2）。注意深く修復物を除去したところ、予想したような不顕性露髄を来しているわけではなく、窩底には側方圧がかかる舌側および遠心の2方向に

症例1　初期の歯冠歯根破折

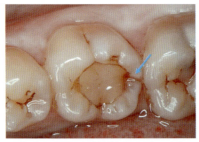
図❶　30代男性の6に発生した歯冠歯根破折

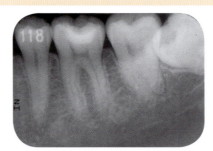
図❷　X線写真にて、修復が歯髄に近接していることがわかる

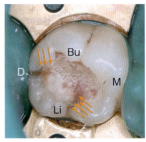
図❸　修復物を除去すると、窩底に亀裂を認めた

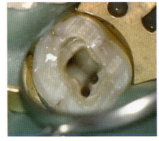
図❹　自発痛を認めたため、抜髄処置を行った

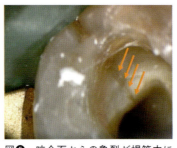
図❺　咬合面からの亀裂が根管内に達し、歯髄炎を惹起したと考えられた

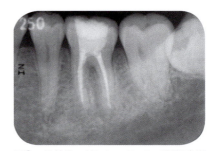
図❻　接着性レジンシーラーにて根管充塡した

症例2　垂直歯根破折

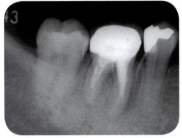

図❼　40代、女性。6⏌の近心根に発生した垂直歯根破折

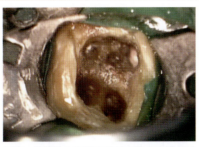

図❽　修復物と根管充填材を除去。近心根の近心頬側隅角部に垂直歯根破折を認めた

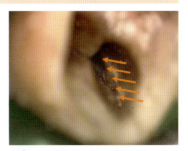

図❾　マイクロスコープ拡大像。垂直破折部に根管充填材が圧入されていた

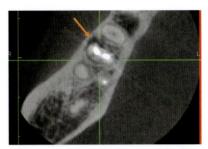

図❿　CBCT水平断画像より、近心根の頬側隅角部に歯槽骨欠損を認めた

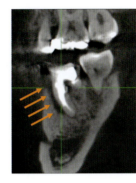

図⓫　CBCT矢状断画像から、頬舌側の骨欠損が根尖付近に進展していた

微細な亀裂を認めた（図3）。不可逆性歯髄炎との診断のもと、抜髄処置に際し髄腔をマイクロスコープにて観察したところ、遠心髄壁から根管口にまで連続する亀裂を認め（図4、5）、これが歯髄炎の原因であると確定した。抜髄後、接着性レジンシーラーを用いて根管充填を行い（図6）、接着性材料を駆使して支台築造とアンレー修復を施した。

本症例では、咬合面のコンポジットレジンに著しい辺縁着色が認められたことにより、接着が不十分となった充填物にブラキシズムによる過剰な力がかかった結果、窩底に応力集中部が生じて亀裂発生に繋がったものと推察された。

このように、的確な問診とマイクロスコープによる精密な観察により、初期段階の歯冠歯根破折が垂直歯根破折に進展するところを阻止できた。

症例2　垂直歯根破折

図7は40代の女性で、6⏌の近心根に発生した垂直歯根破折症例で、咬合痛と歯肉腫脹を訴えて来院した。頬側歯肉に瘻孔を形成しており、近心根の頬側隅角部に限局的な8mmの歯周ポケットを認めた。デンタルX線所見より、失活歯の近心根周囲に透過像を認め、瘻孔より挿入したポイントが歯根近心中央および分岐部に至った（図7）。典型的な歯根破折を示唆する階段状の透過像を認めたため、まず、修復物および根管充填材を除去したうえで、歯科用マイクロスコープにて観察したところ、近心根の近心頬側隅角部に垂直歯根破折を認めた（図8）。マイクロスコープの拡大像から、垂直破折部に根管充填材が圧入されており、破折が陳旧化していることがうかがわれた（図9）。歯科用CBCT X線画像診断で、水平断画像より患歯の近心頬側隅角部に歯槽骨欠損を認め（図10）、矢状断画像から頬側の骨欠損が歯根尖付近に進展していることを確認できた（図11）。このように、マイクロスコープと歯科用CBCT X線画像診断を併用することで、垂直歯根破折を正確に診断することが可能である。

垂直歯根破折歯は抜歯の対象であったが、歯周組織が大きく破壊される前の早期の亀裂段階で発見できた場合には、最新の接着技術を駆使して保存的に救済できる症例も経験するようになってきた。

一方、垂直歯根破折歯をいたずらに長期に保存すると、歯周組織の破壊が亢進することもある。そのため、将来的な補綴修復処置を念頭に、すみやかに治療計画を進めることがふさわしい症例もある。

Level Up & H!nt

8章 再根管治療

[02] コロナルリーケージ

徳島大学歯学部 歯科保存学分野　菅 俊行　松尾敬志

歯冠漏洩（コロナルリーケージ）とは？

　歯冠漏洩（以下、コロナルリーケージ）とは、歯内治療が終了した歯の歯冠側から根管内へと、細菌や細菌の産生物質などが漏洩などによって侵入することで、根管内に感染が生じてしまうことである（図1）。

　根管治療のエンドポイントを、根管充塡とその数日から数週間後に行う根管充塡後の経過観察と考えている歯科医師も多いと思われる。しかし、その後の歯冠修復処置完了までの治療を適切に行わないと、コロナルリーケージが起こり、せっかく苦労して行った根管治療が台なしになってしまうこともある。

コロナルリーケージが起こる原因

　コロナルリーケージが起こる原因としては、根管充塡後の不完全な仮封や不適合な歯冠修復物の装着などが挙げられる。また、根管治療開始前に、根管治療を行う原因のもととなった歯冠部や歯根面のう蝕を完全に除去しておくことは、コロナルリーケージを起こさないために重要なポイントとなる。

コロナルリーケージを起こした症例

　根管充塡後の不完全な仮封によってコロナルリーケージを起こしてしまい、そのため症状が長期間続いた症例を例示して解説する。

● 患者：68歳、女性
● 現症：7⏌メタルインレー下に歯髄に近接したう蝕が存在

　歯周病の精査を希望し、徳島大学病院歯科を受診した。歯周基本治療中に7⏌のメタルインレー下に二次う蝕が認められた（図2）。治療開始前の診査では、冷水痛などの症状はまったくなく、歯髄炎が疑われる症状は認めなかった。インレー除去後、う蝕除去中に露髄したため、抜髄処置を行った。近心根と遠心根の2根管に対してともに#50まで拡大を行い、貼薬仮封を行い、治療を完了した。

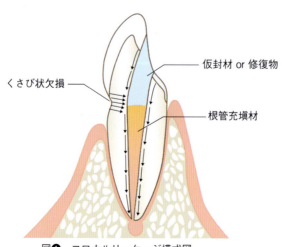

図❶　コロナルリーケージ模式図

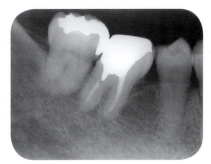
図❷ 初診時

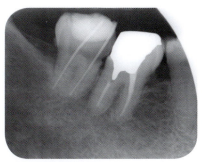
図❸ 作業長確認時

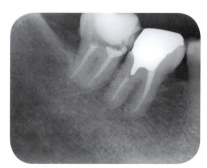
図❹ 根管充填後

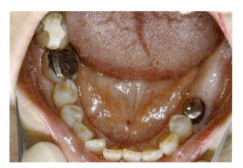
図❺ 口腔内写真（根管充填後3ヵ月）

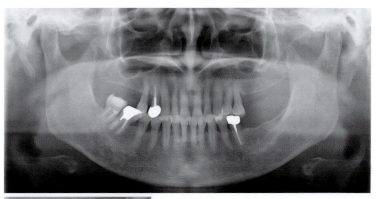

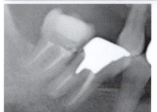
図❻ 同パノラマX線写真

　根管治療2回目の来院時に作業長確認のX線撮影を行い、作業長が適切であることを確めた（図3）。所見としては、綿栓にわずかな汚れを認めたものの、打診痛などの臨床症状は認めなかった。

　根管治療3回目には、根管内所見および臨床症状などに異常はなく、通法に則り、側方加圧充填法によって根管充填を行った。根管充填直後のX線写真を図4に示す。根管治療中および根管充填後の仮封には、水硬性セメントを用いた。

　根管充填後の経過観察では、とくに臨床症状を認めなかった。ここでただちに歯冠修復処置を行うべきであったが、歯冠修復処置を行うまで3ヵ月間、期間が空いてしまった。その間の仮封は、水硬性セメントのままであった。

● 歯冠修復治療来院時（根管充填後3ヵ月）

　根管充填後3ヵ月で歯冠修復治療に来院したときに撮影した口腔内写真（図5）とパノラマX線写真（図6）を示す。口腔内写真では、仮封材として使

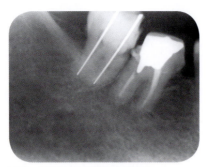
図❼　再根管治療作業長確認時

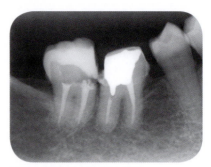
図❽　再根管治療根管充填後

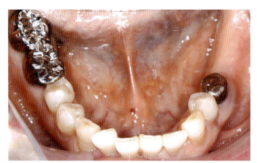
図❾　口腔内写真（FMC装着後）

用した水硬性セメントは脱離や摩耗しておらず、一見すると適切に仮封されており、何ら問題がないように見える。本症例では対合歯は欠損しており、患者本人の希望で上顎義歯は作製していないことから、仮封期間中、治療を行った患歯はまったく咬合していない。パノラマX線写真では、小さいので見にくいかもしれないが、近心歯頸部付近のセメントの封鎖が不完全であるように見える。

実際にセメントを除去してみると、近心舌側歯頸部付近の歯質には軟化が認められ、う蝕検知液でも染色された。臨床症状としては、水平および垂直打診も軽度認められ、患者自身が最も気になる症状は、ブラッシング時、近心舌側あたりに常に違和感を認めることであった。視診では、近心根管は汚染されていないように見えたが、打診痛などの症状が出たことから、コロナルリーケージ、あるいは歯根破折などが疑われた。

● 再根管治療

打診痛およびブラッシング時の違和感を認めることから、コロナルリーケージが疑われたため、再根管治療を行うこととした。再根管治療中のX線写真を示す（図❼）。ガッタパーチャポイント（以下、GP）除去時にも、肉眼では根管内の汚染は観察できなかった。

GP除去後、歯科用実体顕微鏡で根管内を観察したが、歯根破折は認められず、打診痛およびブラッシング時の違和感は、コロナルリーケージに起因している可能性が高いと考えられた。

GP除去後、数回、貼薬交換を行ったが、ブラッシング時の違和感は残ったままであった。根管内所見に異常がないことから、ブラッシング時の違和感は依然として残存していたが、根管充填を行い（図❽）、その後、FMCによる歯冠修復を行った（図❾）。

歯冠修復直後もブラッシング時の違和感は残っていたが、根管充填後6ヵ月の来院時には気にならない程度になっていた。

● 考察

本症例では、抜髄処置はとくに問題なく、根管充填まで治療は順調に進んだが、歯冠修復治療開始まで3ヵ月空いてしまったことから、コロナルリーケージを起こして近心根が感染し、打診痛とブラッシング時の違和感が再根管治療後も続き、なかなか消失しなかった。

難治性の根管治療や、何度も根管治療を行って根

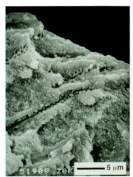
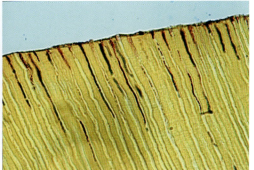

図❿　イヌ生活歯の象牙細管への細菌侵入（SEM写真［左］と組織切片写真［右］）

管壁などが薄くなっている症例などでは、根管充塡後に十分な経過観察を行い、根尖病変の治癒を確認してから歯冠修復処置を行いたいところではあるが、仮封期間が長くなると、それだけコロナルリーケージを起こす可能性も高まることとなる。

本症例では、近心壁以外の歯質が残存しており、かつ対合歯も欠損していることから、仮封材の脱離も起こりにくいだろうと考え、根管治療後の歯冠修復処置のことも考慮して、容易に除去することが可能な水硬性セメントを仮封材として使用した。しかしながら、長期間、予後観察が必要な症例では、歯質接着性が高く、強度のあるグラスアイオノマーセメント、あるいはレジン添加型グラスアイオノマーセメントなどを仮封材として選択し、コロナルリーケージや歯冠破折などが起こらないように配慮すべきである。

細菌侵入は容易に起こる

根管充塡後の仮封材の脱落や歯冠破折などによって根管充塡材が口腔内へと露出すると、根管内へは比較的容易に細菌の侵入が起こることが報告されている[1]。また、象牙質が口腔内に露出した場合、たとえ生活歯であっても、象牙細管内へと容易に細菌の侵入は起こる（図10）[2]。象牙細管の直径はわずか1〜2μmであることから、仮封材でも象牙細管直径程度のサイズの亀裂や、マージン不適合部分が細菌侵入経路となる。歯冠部の残存歯質が少ない症例では、仮封材の厚みが十分に確保できないことから、とくに注意を要する。

根管治療中は、仮封材の脱離と漏洩が起こらないように治療を進めるのは当然であるとともに、根管充塡後の歯冠修復物装着までの仮封期間中においても、コロナルリーケージを起こさないように細心の注意を払う必要がある。

根管充塡は、歯質接着性がまったくないGPを各種シーラーで根管壁と密着させているが、シーラー自体にも歯質接着性はなく、機械的強度も弱いため、一度、口腔内に根管充塡材が露出すると、容易に溶解が起こる。その結果、コロナルリーケージが起こり、ひいては根管治療の失敗原因の一つとなる。根管治療のエンドポイントは根管充塡ではなく、適合性のよい歯冠修復物装着完了時と肝に銘じて治療にあたるべきである。

【参考文献】
1）Swanson K, Madison S: An evaluation of coronal microleakage in endodontically treated teeth. Part Ⅰ. Time periods, J endod, 13(2): 56-59, 1987.
2）菅 俊行：象牙質知覚過敏症の病態と治療法．四国歯学会雑誌，26 (2)：55-60，2014.

Level Up & H!nt

8章 再根管治療

[03] 撤去冠をTeCとして使う除去法

東京都・デンタルみつはし　三橋 純

　再根管治療は、クラウンを除去してから行うことが多い。しかし、再根管治療は即日に終わらないことがほとんどであり、TeCを装着していなければ、隣在歯の近心傾斜や対合歯の挺出などを引き起こしてしまう。これが再根管治療後の補綴物の不適合マージンなどによるコロナルリーケージを誘引し、長期予後に悪影響を及ぼす場合も多い。

　昨今、マイクロスコープや超音波機器などの使用により、再根管治療自体の成功率は飛躍的に向上しているが、安易にクラウンを外したまま漫然と根管治療を続けるべきではないことを、歯の保存の観点から強調したい。

　一方、臨床現場において、TeCを作製するにはそれなりの時間と手間がかかるので、その作製を躊躇しがちになる。

　そこで本項では、ワムキークラウンリムーバー（Wam社、クロスフィールド）を用いてクラウンを壊さずに外し、さらにメタルコアを外した後に新たにレジン隔壁を築盛し、外したクラウンをTeCとして使用する方法を紹介する（図1〜12）。

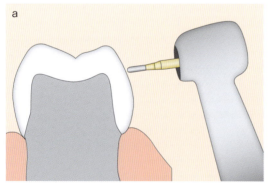
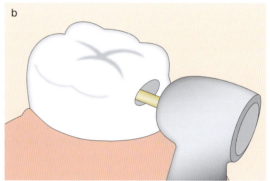
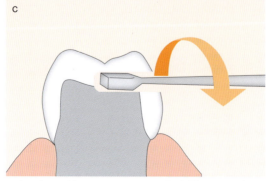

図❶　ワムキークラウンリムーバー（Wam社、クロスフィールド）を用いたクラウンを壊さずに除去する術式。クラウンとコアの境目を削り（a）、ワムキークラウンリムーバーを挿入して捻じると（b）、クラウンが真上にもち上がってクラウンが外れる（c）

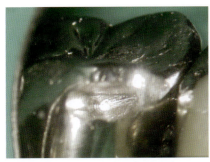

図❷ マイクロスコープで観察すると、メタルコアとクラウンの境目が見えるので、使用を強く勧めたい

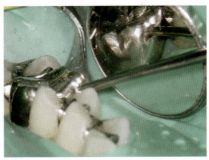

図❸ |6のメタルクラウン。頬舌側のどちらかアクセスしやすい側を削合する

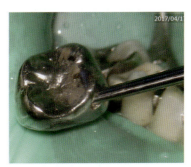

図❹ 元の形状のまま、クラウンを除去できた。外れないときは境目を再確認したり、ワムキーのサイズを上げる

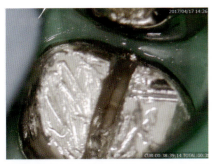

図❺ 髄床底との境目を見ながらメタルコアを分割することで、歯を破折させずに、安全に除去できる

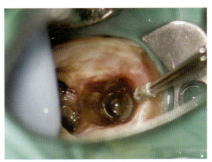

図❻ 必ずコアなどをすべて外してからう蝕を除去することが、再根管治療を行ううえでの必須条件である

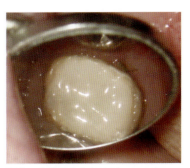

図❼ 化学重合またはデュアルキュア型のコアレジンを、根管口を塞がないように注意しながら盛り上げる

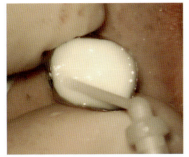

図❽ 外したメタルクラウンの中にも、コアレジンを満たす

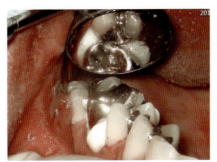

図❾ すばやくクラウンを元の位置に圧接し、咬合させる。溢れたレジンは餅状期に除去して硬化を待つ

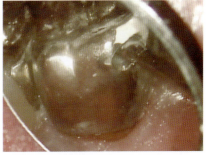

図❿ レジン硬化後、クラウン除去用の穴からレジンを少し削合して、再びワムキーリムーバーでクラウンを外す

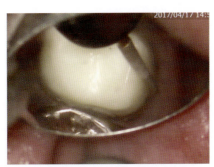

図⓫ セメントスペースの確保を兼ねて、コアレジンの形態を整える

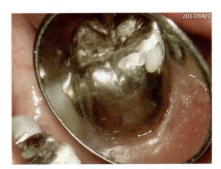

図⓬ 穴をメタルプライミング処理してからフローレジンで塞ぎ、TeCとして使用しながら再根管治療を行う

Level Up & H!nt

8章 再根管治療

[04] メタルポスト除去のための ダブルドライバーテクニック（DDT）

大阪府・きのもと歯科／大阪大学 大学院歯学研究科　木ノ本喜史

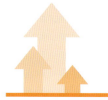

▶ 鋳造メタルポストの効率的な除去法

　再根管治療において、支台築造の除去が必要となる場合が多い。とくに金属製の支台築造（メタルポスト）の除去を苦手と感じる歯科医師は多いであろう。これは本来、外れないように装着されているものを除去する操作なので、基本的に困難であり、さらに除去方法によっては歯根破折を引き起こす危険を伴う処置である。そのため、患者のみならず、術者への負担も極めて大きい。

　メタルポストの除去法としては、「削り取る」、「振動を加えてセメントを緩める」、「器具を使って引き抜く」の3通りが考えられる。本項ではこのうち、通常使用している除去用ドライバーを2本使用し、効率的にメタルポストを除去する方法（ダブルドライバーテクニック：DDT）について解説する。

▶ ポストを押し出す DDT

　既製の器具としては、リトルジャイアント、兼松式合釘鉗子などがある。いずれも、歯を押しながらポストを引き上げる機序である。しかし、器具の装着方向の制限や加える力加減の調節の困難さなどから、適用に限界がある。

　筆者は特別な器具を使用せずに、手指の感覚を最大限に利用する除去法として、「DDT」を頻用している[1,2]（図1）。この方法も、ポストの周囲の歯を根尖方向に押しながら、ポストを反対方向、つまり歯冠方向に押し上げることで除去を達成する。

　術式は、コアにスリットを形成し、その隙間にドライバーを相対する方向から2本挿入し、ポストを押し上げる（図2）。意識を集中するところは、作用させる力の支点を歯質に求め、作用点をコア内部に位置づけることである（図3）。力点は手で把持しているドライバーである。

　支点となる歯質の破折防止のために、相対する方向（前歯部では近遠心側、臼歯部では頬舌側）にドライバーを挿入する。そして、最小の変位量でかつ十分なトルクを発生させるために、ドライバーを回転させて使用する。ドライバーを把持する手は指3本で十分である。兼松式合釘鉗子も同じ原理を利用した製品であるが、DDT は手でドライバーを操作するので微妙な力加減が可能であり、また部位を選ばないので、安全性と汎用性が高い。

　DDT の注意点として、ドライバーが歯軸と垂直になるように挿入する、薄い残存歯質や歯頸部の充填物に注意する、ポストが少し浮いてもポストの平行性が高い場合はすぐに浮き上がってこないので、ゆっくりと力をかけてポストを引き出すなどが挙げられる。

　DDT を行うときは、ルーペやマイクロスコープなどの拡大視野下で確認しながら操作することで、歯質に不要な力がかかっていないか、歯質の薄い部分が残っていないか、もともと歯根に破折線が存在しないかなどの確認が可能となる。

▶ 各種除去法の適用順

　筆者はX線写真でポストの状態を確認後、前述の3種の方法を併用しながら除去を行っている。使用する順序としては、DDT を初めに試みてコアが動かなければ、DVT（次項参照）でセメントを緩める。

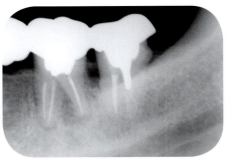
a:術前のデンタルX線写真。クラウンの適合は不良であるが、ポストの適合は良好に見える

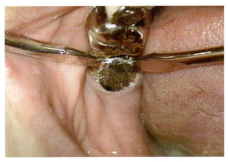
b:コアにスリットを形成し、頰舌側からドライバーを挿入する

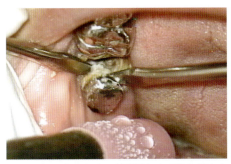
c:2本のドライバーを回転させて歯を押すようにして、ポストを引き上げる

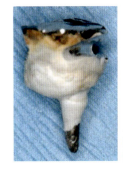
d:除去されたメタルポストコア。セメントの界面で除去されているのが確認できる

図❶a〜d ｢7のメタルポストのDDTによる除去

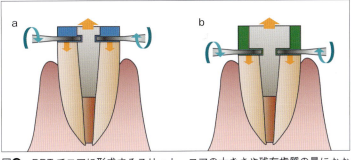
図❷ DDTでコアに形成するスリット。コアの大きさや残存歯質の量にかかわらずDDTは適用可能である。aの青の部分は削除する歯質、bの緑の部分は削除するメタルである

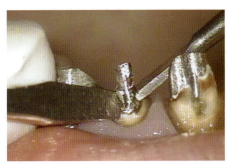
図❸ DDTの支点と作用点。支点は歯質で、作用点はメタルコアである。支点がメタルコアにならないように注意する。右側の支点はドライバーの影になって見えない

そして、もう一度DDTを試みる、ということを繰り返す。その間に、ポスト自体をセメントラインに沿いながら切削することも行う。そして、それでもびくともしない場合は、ポスト自体を切削している。ただし、ポストを先端まで切削して除去するケースは、全体の1割程度しかない。

DDTを適用するメリット

最後にDDTのメリットをまとめると、残存歯質の量や歯の位置にかかわらず適用可能であること、動揺がある歯でも可能であること、危険と感じれば中止することができること、器具が安価なことなどがある。除去しにくそうなメタルポストでも、案外容易に外れる場合も多い。メタルポスト除去の初めに試してみる方法として習得し、臨床に応用されることを期待する。

【参考文献】
1）木ノ本喜史:マイクロスコープ下の歯内療法のコツ．日常臨床のレベルアップ&ヒント72．北村和夫，岩渕博文，飯野文彦，田中晃伸，坪田有史（編），デンタルダイヤモンド社，東京，2015：46-49．
2）木ノ本喜史:メタルポスト除去のためのダブルドライバー・テクニック（DDT）―歯質への侵襲を最小限に考えたポスト除去法―．ザ・クインテッセンス，33（1）：158-171，2014．

Level Up & H!nt

8章 再根管治療

[05] 支台築造除去のための ダブルバイブレーションテクニック (DVT)

大阪府・きのもと歯科／大阪大学 大学院歯学研究科　**木ノ本喜史**

▶ 超音波による振動を利用した支台築造の除去

再根管治療において、支台築造を除去する機会は多い。その除去に、超音波装置による振動を利用している歯科医師も多いと思われる。支台築造の種類にもよるが、コンポジットレジンによる支台築造でポスト部にスクリュー状の金属（いわゆるスクリューポスト）や既製の金属ポスト（ADポストなど）が使用されている場合、この金属部分の除去に超音波装置による振動はとくに有用である。

振動によってこれら金属ポストを緩ませるには、ポストと根管壁の間にレジンやセメントが介在していて、それらを崩壊、あるいは界面（メタルあるいは根管壁との界面）の接合を破壊する必要がある。しかし、ポストと根管壁がダイレクトに接している場合や、セメントが頑強な場合などは、ポストに加えた振動がそのまま歯根膜に伝わり、界面の破壊に繋がらず、長時間振動を与え続けているケースも散見される。歯根にそのような負荷をかけることは望ましくないため、できるだけ短時間にすべきである。

筆者は以前より、効率的にポストに振動を加え、その周囲のセメントやレジンを崩壊させる方法として、2つの超音波振動体を同時にポストに適用するダブルバイブレーションテクニック（DVT）[1]を考案し、臨床に使用しているので、本項で紹介したい。

▶ DVT

DVTでは、右手にチェアー備え付けのエアースケーラーを、左手に超音波発振装置（スプラソンP-Max2、白水貿易）のハンドピースを持って行う（図1、2）。注水は、エアースケーラーからのみにしている。超音波発振装置はモービルカートの上にあり、通常の歯周治療や歯内療法での使用時と同じく術者の右側においてあるため（左側および後ろはアシスタントのスペースで置くことができない）、コードは術者の左肩越しに取り回している。

通常のスクリューポスト除去と同様に、まずポスト周囲のレジンを削除し、ポストの頭部、そしてスクリュー部分が見える程度まで準備を整える。そして、2つのチップをポストの頭部にあてがう。筆者は右利きであるため、どうしても左手の動きがぎこちなく、左手はポストを軽く押さえつけるという動作にし、右手のエアースケーラーを動かすようにしている。スクリューポストの場合は右ネジ構造であるので、エアースケーラーのチップはポストの頭部を左回転させるように動かすことを基本としている。

▶ DVTの応用

筆者は金属鋳造ポストの除去に、別項で述べるダブルドライバーテクニック（DDT）を利用している。根管内の鋳造ポストを緩める際にも、DVTは有効である。とくに、根管壁が薄い状態のポストに長時間振動を加えることは、歯根に亀裂が生じるおそれがある。よって、片方から振動を加え続ける行為は避けるべきであり、DVTでポスト自体に振動を加えたほうがよい結果が得られると考えられる。ただし、筆者は金属鋳造ポストの除去においては、DDTが主で、DVTはDDTを適用するための前準備として利用している。

クラウンを除去する際、金属コアの部分にも削り

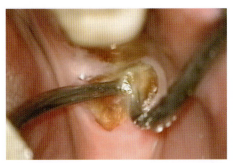

図❶ 7⏌のスクリューポストをDVTにて除去中。右手にエアースケーラー、左手に超音波発振器からのハンドピースである。エアースケーラーのチップが頬粘膜に触れているように見えるが、もちろん触れないように気をつけている

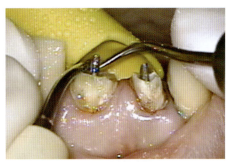

図❷ DVTにてADポストを除去中。まず、通法どおりにポストの頭部を露出させ、そこに2つの振動体を作用させる。両手とも、しっかりとレストで固定することが重要である

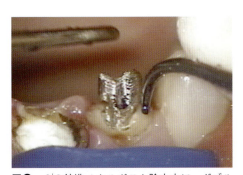

図❸ ⏌2の鋳造メタルポスト除去中に、ダブルドライバーテクニック（DDT）を容易にするためにDVTを行った症例。すでにコアに2本のドライバーを挿入するためのスリットが形成されている。クラウン除去時のバーによる凹みがコアについているが、ここに振動体を当てると、チップがぶれずに操作しやすい

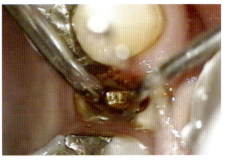

図❹ ⏌5のスクリューポストの除去中。ミラーに水滴が付いているのがわかる。口腔内写真撮影用ミラーを使い、ミラーテクニックを行っている。術者は両手でハンドピースを持ちながら、ミラーを見てDVTを行っている

込んでしまい、コアにバーの跡がつく場合がある。実は、DVTを行う際には、このバーの跡は振動体のチップを位置づけるためにうってつけの凹みとなる（図3）。クラウンの厚みを予測し損ねて削りすぎたと反省する場合もあるかもしれないが、除去するコアに切り込みを入れることはまったく問題はなく、逆にその切り込みを有効に活用すべきである。

また、DVTでは、術者の両手はハンドピースで塞がってしまうので、ミラーテクニックを用いることができない。直視できる部位は問題ないが、とくに上顎臼歯部の場合は、直視するために、かなり患者の頭部を下げるか、術者がのぞき込む必要があり、姿勢に無理が生じる。

そこで、両手が塞がっていてもミラーテクニックが行えるように、筆者はバキュームをもつアシスタントに口腔内写真撮影用のミラーも持たせ、そのミラーを見ながら処置を行っている（図4）。通常のデンタルミラーと比べて面積が広いため、ミラーの角度さえ合わせれば、術野を見ることは容易である。

さらに、口腔内写真撮影用ミラーは表面反射ミラーであるため、ルーペやマイクロスコープを使用していても像が二重に見えることがなく、まったく支障はない。ただし、エアースケーラーからの注水がミラーにかからないように、バキュームを適切に位置付けることが重要である。

ポストの除去方法の1つとしてのDVT

歯は、振動を加えると歯根膜の存在によって生理的な動揺が生じる。その動揺の程度は、歯周組織の状態によって異なるため、実際に目で確認することが重要である。もともと動揺しやすい歯のポストに振動を加えても、加えた振動は歯自体の動揺に吸収されてしまい、セメント界面の崩壊には繋がらない。動揺歯であっても適用できるDVTをぜひ試していただきたい。

【参考文献】
1）木ノ本喜史：ダブルバイブレーションテクニック―2方向からの振動による効率的なポスト除去法. ザ・クインテッセンス, 34（11）: 3-5, 2015.

Level Up & H!nt

8章 再根管治療

[06] ファイバーポスト除去

東京都・吉岡デンタルオフィス　吉岡隆知　東京都勤務　山本弥生子

　現在、築造はファイバーポストとコンポジットレジンを用いた方法が普及しているが、再根管治療のために除去しなければならない症例も出てくる。ファイバーポストを用いた築造の除去は、実は容易である。

▶ 除去に使用する器材

　金属のように切削が困難ということはなく、ダイヤモンドポイントと超音波装置（図1、2）で除去できる。超音波での切削は注水せずに行うが、温度が上がりすぎると歯周組織にダメージが生ずるので、時々注水しなければならない。

▶ 症例

　図3のデンタルＸ線写真には、穿孔に由来すると思われる根分岐部病変があり、保存可否の診査のために一度修復物を除去することとなった。

　クラウンを除去すると、レジンコアに埋入されたファイバーポストを確認できた。ラウンドのダイヤモンドポイントなどで築造を除去し、象牙質が出てくる前に、超音波チップでレジンやファイバーポストに振動を加えた。すると、レジンは白や黒の細粉となる。ファイバーポストの断面に超音波チップを当てると、繊維状に粉砕され、散乱した。繊維の誤飲・誤嚥を防ぐために、ラバーダムは必須である。築造で使用された材料は、象牙質にほとんど侵襲を与えずにきれいに剝がれた（図4～9）。

　ラバーダム装着と歯科用顕微鏡の使用に抵抗を感じなければ、ファイバーポスト除去は難しくない。ファイバーポストが再治療を妨げるものではないことは幸いである。安全な除去を心がけたい。

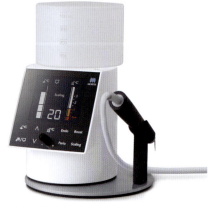

図❶　超音波装置の例（ソルフィーF、モリタ）

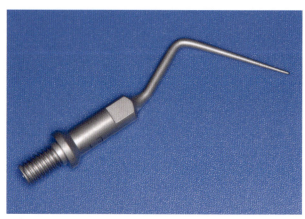

図❷　除去に使用する超音波チップ（ルートキャナルチップE1、モリタ）

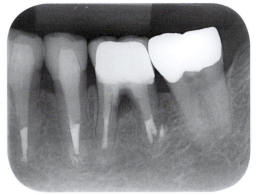

図❸ 56歳、女性の6。歯肉腫脹および違和感を主訴として来院

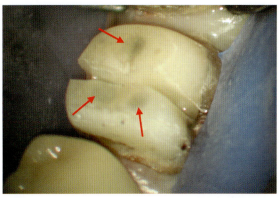

図❹ レジンコア内にファイバーポストの断端を確認できた（矢印）

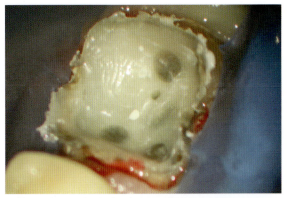

図❺ ラウンドバーなどで大まかに築造体を削除する

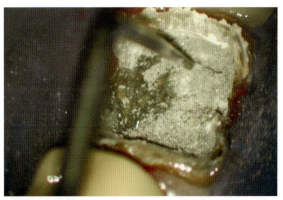

図❻ 注水せずに超音波チップで築造体を粉砕する

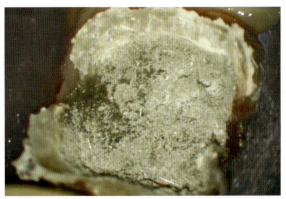

図❼ レジンとファイバーポストは細粉となる

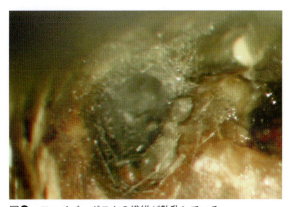

図❽ ファイバーポストの繊維が散乱している

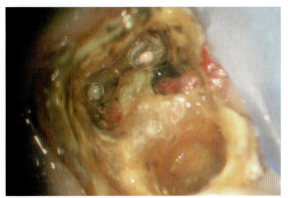

図❾ よく洗浄して、築造体除去後の歯質を観察する

Level Up & H!nt
8章 再根管治療

[07] ガッタパーチャポイントの除去

日本大学松戸歯学部 歯内療法学講座　辻本恭久

　再根管治療が必要になるほとんどの症例において、根管内はガッタパーチャポイントとルートキャナルシーラーによる根管充塡が行われている。補綴物、修復物は目視下でも除去可能であるが、根管内は光が届かないために目視下では見えにくく、除去できたか否かについて判断することは困難である。これまでの研究報告[1]であきらかにされているように、根尖病変が認められる歯の根尖部に残留するガッタパーチャポイント（GP）の表面には、バイオフィルムが存在する。X線写真を撮影しても、鮮明に残留GPが不透過像として映らないこともあり、GPを残したまま再根管充塡を行っても根尖病変が消失しないのは当然であり、再根管治療を困難にしている一因でもある。

試行錯誤されてきたGP除去法

　これまでに、さまざまなGP除去法が考えられてきた。手用K-ファイルを用いて根管口から根尖孔まで徐々にGPを除去する方法では時間がかかってしまう。また、GPを溶融して除去しようとする方法は、マイクロスコープ下で溶融後の根管内を観察するとよくわかるが、根管系に溶けて流れたGPが残留してしまい、逆にGP除去を困難にしてしまうことになる。回転切削器具で除去する方法もこれまでに考えられてきたが、GPとともに歯質を削除し、レッジや穿孔を引き起こしてしまうケースもあった。GPを除去しようとして根管穿孔してしまっては、救える歯も救えなくなってしまう。

　現在、筆者らが行っているGP除去法を以下に解説する。

　図1は、|6の術前である。根管充塡が不適切で、根尖部に透過像が認められる。ラバーダム防湿下でメタルクラウンとメタルコアを除去し、図2 a〜cに示したように、増速コントラ（アレグラコントラ WE-99 LEDG、白水貿易）に28mmのサージカルバーのうち、#1557（マニー）を用いて冠部GPを除去し、

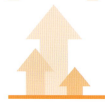

図❶　|6の術前X線写真

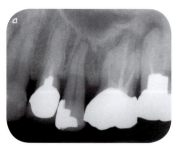
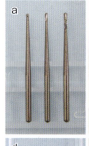
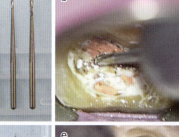
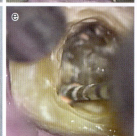
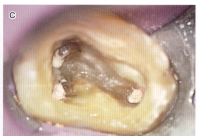
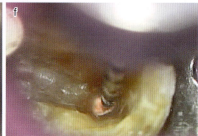

図❷　a：28mmサージカルバー（#2ラウンドバー、#330バー、#1557バー）。b：GPを#1557バーにて除去中。c：根管口までの除去後。d：GPR（ステンレス製#70、#50、NiTi製#40、#30）e：遠心頬側根管のGP除去中　f：口蓋根管のGP除去中

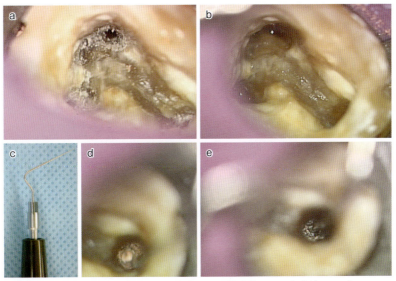

図❸　a：GP除去後MB1、MB2の存在。b：洗浄後。c：超音波チップ。d：口蓋根管根尖部に残留したGP。e：超音波チップを用いてGP除去中

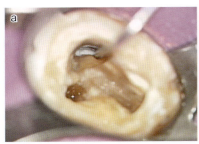
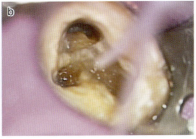

図❹　a：頬側近心根MB1とMB2が根尖部で結合し、GPが残留していたため、超音波チップで除去中。b：GP除去終了した根管

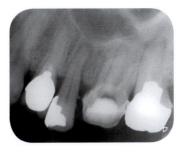

図❺　GP除去終了後のX線写真

根管口を明確にした。バーが28mmと長いため、コントラのヘッドが邪魔にならず、切削を安全に行える。

次に、根管内GPを除去するためにGP除去用ファイルGPR（マニー）を使用する（図2d〜f）。根管中央部までをGPと径の合うステンレススチールファイルを使用し、根尖手前2mmくらいまでをNiTiファイルを使用してGPの除去を行った。GPRは刃がついていないので歯質を削除せず、GPを巻き込んで除去するのが特徴である。通常のコントラアングルの使用が可能で、許容回転数は$1,000 \pm 500 min^{-1}$である。GPRを使用する際、根尖孔まで無理に追従して根尖孔に食い込むと、破折するおそれがあるので注意が必要である。

根管の形は丸状ではなく楕円形をしているため、GPRのような回転切削器具を使用してGPを除去しても、一部根管壁に付着したまま残存する。この症例の場合、近心頬側根は2根管存在し、しかも根尖部で交通していた。そこで、残留GP除去と根管切削を同時に行うために、超音波チップを使用している（図3、4）。図5にGP除去後のX線写真を示す。

通常、歯質をたくさん切削したいときには、ダイヤモンド電着されたチップを用いるが、本症例ではステンレススチールチップ（エンドファイル ダブル＃25、マニー）を使用している。使用に際しては、低パワーで非注水にてGPにアタックし、非注水だと熱を生じて歯根膜が損傷するおそれがあるので、10秒ほどで注水を行い、根管壁、根尖部に残留したGPを除去する。根尖部のGP除去には、他の器具を併用することもある。

マイクロスコープがない環境下では、使用する器具の長さに十分に配慮しながら行わなければならない。根尖孔をできるだけ破壊せずGPを除去できるかが、患者の信頼にも繋がってくる。

【参考文献】

1) Noiri Y, Ehara A, Kawahara T, Takemura N, Ebis S: Participation of bacterial biofilms in refractory and chronic periapical periodontitis. J Endod. 28: 679-683, 2002.

Level Up & H!nt

8章　再根管治療

[08] 再治療時の根管充塡のタイミング

大阪府・U'zデンタルクリニック　牛窪敏博

▶ 根尖部の治癒

　根管治療後の打診痛を経験することがあるが、多くの場合、根尖部への機械的な刺激やパラホルム製剤などの根管貼薬剤による化学的刺激が原因で引き起こされると考えられている。そのため、作業長をミスリードすることなく形成し、根尖部を破壊しないように注意する。また、根管貼薬剤もできるかぎり化学的刺激の少ないものを選択する。

　そこで、根尖部の創傷治癒を思い浮かべてほしい。出血・凝固で始まる生活反応期、創内の浄化期、そして肉芽組織、血管新生、上皮形成を主とする修復期、そして最後のコラーゲン合成増殖などの再構築期を経る。たとえば、抜髄であれば術直後から1日目で断裂した歯髄の血管から出血、そしてフィブリンが析出して止血する。漿液の滲出が2〜3日間続き、周辺の血管内から好中球、そして単球が続いて遊走する。漿液の滲出が止むとフィブリン層が形成され、好中球や単球から分化したマクロファージが壊死組織や細菌を貪食し、創内の浄化を行う。その後、肉芽組織が形成され、創面は瘢痕治癒する。このような過程において感染が起こると良好な治癒は得られず、打診痛に繋がる可能性がある。

　また、術直後は閾値の低下が一過性に起こり、響きやすい感覚が起こる。この場合の違和感であれば、根管充塡しても構わないと考えられるが、あきらかな打診痛では根管充塡を見送るべきである。

▶ 根管充塡のタイミング

　根管内に滲出液が見られれば、創傷の治癒も佳境となっていると考えられる。しかし、根管充塡を行ううえでこの水分は大敵となるので、根管内バキュームでの吸引とペーパーポイントでの吸収で止まれば根管充塡可能と考えられるが、滲み出てくるようであれば延期すべきである。出血もまた同じである。

　失活歯での根尖病変や再根管治療歯での病変では、Òrstavikが述べているように、治癒には時間を要する。もちろんその大きさにもよるが、少なくとも根管貼薬を行って数ヵ月から年単位は必要になる。では、このような期間に仮封を行い、経過観察を行うということは、コロナルリーケージや歯根破折の問題が生じることになり、現実的ではない。また、仮根管充塡と称して病変に造影性を有する水酸化カルシウム製剤を注入して病変の縮小経過をみることがあるが、これは推奨されない。如何なるものも、根尖孔外に意図的に漏出させてはならない。すなわち、病変を有する症例であっても、無菌的に十分な治療を行い、臨床症状を軽減できていれば、根管充塡を行っても構わないと考えている。無菌的治療を可能なかぎり行い、できることはすべて行ったのであれば、その後に根管充塡は可能である。

　では、専門医はどのような点に注意しながら根管充塡を行っているのであろうか。これに関してアンケート調査があるので、その結果を参考に、上記の点も考慮して時期を決めればよいであろう。Inamaoto Kらは、1999年にアメリカの歯内療法専門医にメールにて3つの質問を行った。その質問は、①根管充塡の時期、②根管貼薬剤と仮封材、③根管洗浄についてである。

　抜髄では55.8%で1回法により治療するが、感染

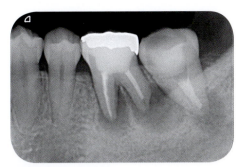

図❶ 「67のX線写真

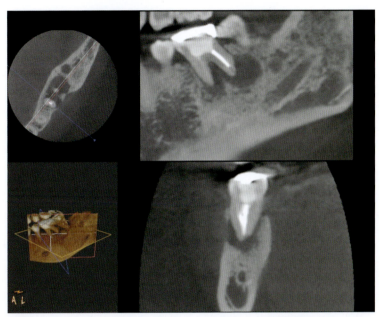

図❷ 術前のCBCT画像では、かなり大きな病変であると確認できる

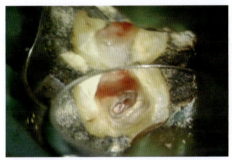

図❸ 排膿後に出血している状態。この状態が続くようであれば、根管充填は不可能である

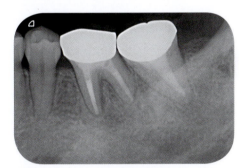

図❹ 術後4年。根尖病変は治癒している

根管症例では34.4％と下がっていた。やはり、感染根管では一度貼薬を行い、根管内の細菌量をかなり減少させた後で根管充填をする傾向がある。そして、根管充填の時期に関して最も多かった意見は、根管の乾燥ができているのかどうかであった。次に多い意見は、滲出液の有無と臨床症状の有無となっている。すなわち、根管充填前のサイナストラクト（瘻孔）や腫脹は存在していても、処置の延期には関係しないということである。

最後に、参考症例を供覧する（図1〜4）。

【参考文献】
1) LOEWENSTEIN WR, RATHKAMP R: A study on the pressoreceptive sensibility of the tooth. 34: 287-94, 1955.
2) Randow K, Glantz PO: On cantilever loading of vital and non-vital teeth. An experimental clinical study. Acta Odontol Scand, 44: 271-7, 1986.
3) Òrstavik D: Time-course and risk analyses of the development and healing of chronic apical periodontitis in man. Int Endod J. 29: 150-5, 1996.
4) Inamoto K, Kojima K, Nagamatsu K, Hamaguchi A, Nakata K, Nakamura H: A survey of the incidence of single-visit endodontics. J Endod, 28: 371-4, 2002.

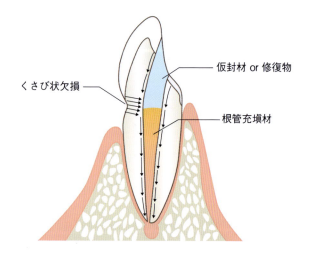

9章 外科的歯内療法

Level Up & H!nt

- [01] ヘミセクション ……………………………… 134
- [02] 意図的再植法 ………………………………… 138
- [03] 外科的歯内療法の過去と現在 ……………… 140
- [04] CBCTとマイクロスコープを
  併用した逆根管治療 ………………………… 142
- [05] 3Dモデルの外科的歯内療法への応用 …… 146

Level Up & H!nt

9章 外科的歯内療法

[01] ヘミセクション

日本歯科大学附属病院 総合診療科　北村和夫

　日常臨床において、通常の根管治療だけでは治療困難な根尖病変が存在する場合や、複根歯の1根が保存困難な場合、以前は抜歯が第一選択とされていた。MI（ミニマルインターベンション）が推奨されている現在、極力、歯を保存するために、種々の外科的歯内療法が行われている[1]。

　ヘミセクションは、複根歯において歯冠を根分岐部で分割し、罹患歯根とともに歯冠の一部を除去する方法で、主に下顎大臼歯に行われる（後述する症例1～4参照）[1,2]。ヘミセクションは、保存する歯根のすべての根管に根管治療を施してから行う。

▶ ヘミセクションの適応症

　ヘミセクションは、次の臨床条件がみられるとき適応となる[3]。

① Glickman Ⅲ級あるいはⅣ級の根分岐部病変
② 複根歯の1根に骨縁下欠損が存在するが、歯周治療では治癒が期待できないもの（症例1）
③ 根分岐部まで達する歯冠破折
④ 垂直性歯根破折（Vertical Root Fracture：VRF）が1根に限られ、分割抜去が必要なもの（症例2）
⑤ 根面う蝕、吸収性の歯根欠損、もしくは穿孔が存在し、歯根除去することなしに手術が不可能であったり、正確な処置ができないもの（症例3）
⑥ 非外科的処置や歯周外科処置では治癒が期待できない慢性の根尖病変で、1根に限られたもの（症例4）

　複根歯において、1根だけに上記のような治癒困難な問題がある場合には、ヘミセクションによって健全な歯根の保存が可能である。本項では、下顎第1大臼歯の1根に問題があり、歯肉を剥離せずにヘミセクションを施した4症例を紹介する。

▶ 症例1：重度歯周炎（図1a～c）

- 患者：45歳、男性
- 主訴：下顎右側大臼歯咬合時の違和感

症例1　重度歯周炎

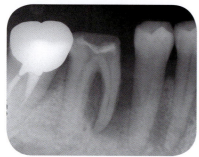
図❶a　根尖性歯周炎と慢性歯周炎の合併による炎症性歯根外部吸収。⑥近心根の根尖と歯根側面に吸収を認める

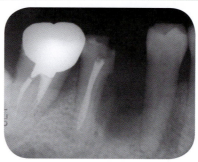
図❶b　遠心根の根管充填後に近心根を分割抜去した直後のX線写真。近心根の取り残しは見られない

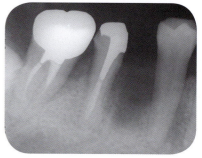
図❶c　遠心根にメタルコアを装着した後のX線写真。適合良好である

症例2　VRF

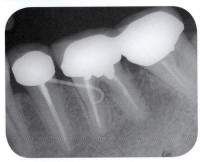

図❷a　瘻孔よりガッタパーチャポイント（以下、GP）を挿入したX線写真（初診時）。GPは近心根の中央に到達している

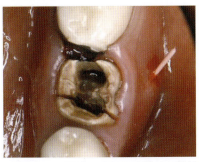

図❷b　3週間後2回目の来院時。仮封材が脱離し、近心根は分離している。瘻孔からGP挿入

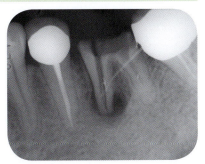

図❷c　瘻孔よりGPを挿入したX線写真。GPは近心根根尖1/3の破折線上に到達している

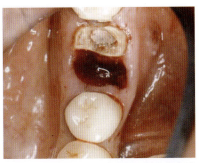

図❷d　遠心根の根管充填後に近心根を分割抜去した後の口腔内写真。歯肉を剥離することなく、近心根を抜去

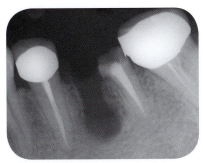

図❷e　近心根を分割抜去した後のX線写真。近心根の根間中隔部に取り残しは認められない

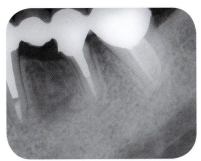

図❷f　5年リコール時のX線写真。経過は良好である

- **現病歴**：3ヵ月前に6̄の根管治療を開始するも、違和感が消失せず、本学附属病院に紹介来院
- **現症**：6̄の頬側歯肉からの排膿
- **診断**：6̄の歯内-歯周疾患

　本症例は歯内-歯周疾患症例で、根尖性歯周炎と辺縁性歯周炎の両方の特徴がみられる。すなわち、X線写真で根尖部に根尖性歯周炎に起因する炎症性歯根外部吸収と、近心根側面に慢性歯周炎に起因する炎症性歯根外部吸収が認められた。また、近心根の歯周ポケットと根尖が交通し、近心根周囲の骨欠損も著しいため、近心根の保存は不可能と診断した。遠心根の根管充填後、近心根をヘミセクションした。

▶ 症例2：VRF（図2a〜f）

- **患者**：45歳、男性
- **主訴**：下顎左側大臼歯咬合時の違和感
- **現病歴**：3年前に6̄7̄の抜髄後、連結冠を装着。半年前から咬合時に違和感を覚え、本学附属病院に紹介来院
- **現症**：6̄の頬側歯肉に瘻孔
- **診断**：6̄近心根のVRF

　本症例では、頬側歯肉に瘻孔がみられたが、根尖性歯周炎由来か、VRF由来かの診断が難しいケースである。6̄の近心根の根尖に異常は認められず、また歯根を取り囲む"Halo"病変のような特徴的なX線所見[4]も認められない。しかし、よく観察すると、近心根の近心側に歯根膜の拡大が認められ、VRFの疑いで歯周ポケット検査を行うと、近心根の頬舌側中央で根尖に達する10mmの深い歯周ポケットが限局的に認められた。近心根の比較的新しいVRFと診断し、近心根のヘミセクションを行うこととした。

　6̄7̄の連結冠を切断し、6̄の再根管治療を開始した。3週後の2回目の来院時には、水硬性仮封材が脱離し、近心根が頬舌的に分離して根尖にX線透過像が認められた。遠心根の根管充填後、近心根のヘミセクションを行った。5̄7̄の再根管治療を行った後、⑤6̄⑥7̄のブリッジを装着し、5年間経過観察

症例3　骨置換型歯根外部吸収（アンキローシス）

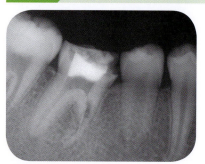
図❸a　術前のX線写真。6|近心根に骨置換型外部吸収を認める

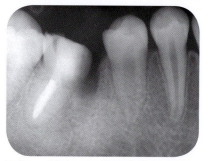
図❸b　6|遠心根の根管充填後、矯正治療前に近心根分割抜去を行った。抜去直後のX線写真

を行い、良好に経過していたが、その後、患者の都合によって来院は途切れた。

▶ 症例3：骨置換型歯根外部吸収（アンキローシス：図3a, b）

- **患者**：12歳、女児
- **主訴**：歯並びによる審美障害
- **現病歴**：本学附属病院矯正科から6|の精査・加療依頼で、保存科に転科
- **現症**：6|の近心根に骨置換型歯根外部吸収
- **診断**：6|の慢性根尖性歯周炎、近心根の骨置換型歯根外部吸収

本症例は、近心根に限局して骨置換型歯根外部吸収がみられた症例である。矯正の動的治療を行うには、このまま近心根を保存するとアンキローシスを起こした近心根がアンカー（不動固定）となるため、遠心根の根管充填後に近心根を切削除去してヘミセクションを行った。

▶ 症例4：歯根囊胞（図4a～g）

- **患者**：41歳、女性
- **主訴**：下顎右側大臼歯の咬合時の違和感
- **現病歴**：咬合時に違和感を覚え、近隣の歯科医院に来院。X線検査で下顎右側大臼歯の根尖に大きなX線透過像を指摘され、本学附属病院に紹介来院
- **現症**：6|根分岐部からの排膿
- **診断**：7 6|の慢性根尖性歯周炎、歯根囊胞

本症例では、6|に根分岐部病変、近心根中央の根間中隔側面に穿孔、近心根の根尖に歯根囊胞が認められた。そして、それらが交通して繋がっていたため、6|近心根は保存不可と診断し、ヘミセクションを行った。近心根の抜歯窩から病変を一塊で取り出し、病理組織検査を行い、良好に経過している。

本症例では、根分岐部病変がみられたため、ヘミセクションを行う前にファーケーションプローブで根分岐部の位置を正確に把握できた。頰舌側の根分岐部の位置をダイヤモンドポイントでマーキングし、それらを繋ぎ合わせるように切断した。歯質が切断されて骨面に達すると出血がみられるので、切断できたかどうかの判断となる。マイクロスコープ下で行うと、より確実である。

【参考文献】
1）北村和夫：歯を残すための外科的歯内療法―入門の手引き―．ヘミセクションと再植術．デンタルダイヤモンド，40（4）：3-15，2015．
2）北村和夫：下顎第1大臼歯の1根に限局した垂直性歯根破折症例．デンタルダイヤモンド増刊号 臨床力アップにつながる歯の破折の診断と処置，2014：92-95．
3）日本歯内療法学会（編）：歯根分割／ヘミセクション．歯内療法ガイドライン・学術用語集・語彙集，2009：10-11．
4）Tamse A, Fuss Z, Lustig J, Ganor Y, Kaffe I: Radiographic features of vertically fractured, endodontically treated maxillary premolars. Oral Surg Oral Med Oral Pathol Oral Radiol Endod, 88（3）: 348-52, 1988.

症例4　歯根嚢胞

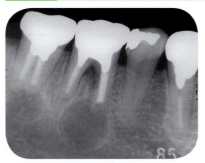

図❹a　初診時のX線写真。6⃣の近心根と7⃣の根尖に歯根嚢胞様所見を認める

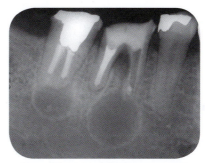

図❹b　6⃣遠心根の根管充填時のX線写真

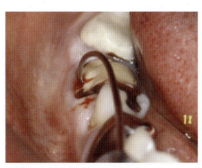

図❹c　根分岐部のファーケーションプローブによる検査時の口腔内写真

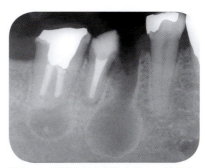

図❹d　6⃣近心根分割抜去後のX線写真。根間中隔部に取り残しは認められない

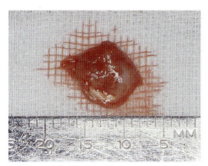

図❹e　6⃣近心根の抜歯窩から鋭匙の背面を利用し、一塊で摘出した病変

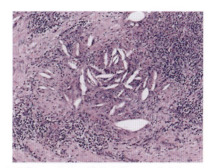

図❹f　病変の強拡大像（HE染色）。コレステリン結晶の痕跡を認める

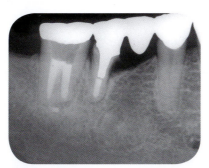

図❹g　6年後のリコール時のX線写真。経過は良好である

Level Up & H!nt

9章 外科的歯内療法

[02] 意図的再植法

東京都・吉田歯科診療室デンタルメンテナンスクリニック　吉田 格

　歯内療法が奏効せず、解剖学的に歯根尖切除術が不可能な場合の最後の手段として、意図的再植法が知られている。

　本法は、抜歯して明視野にて確実に歯根尖切除術が行えるところに優位性がある。一方、抜歯に伴う歯根破折やセメント質の損傷、術後の外部吸収・骨性癒着などのリスクがある。また、抜歯して初めて歯根破折が確認される場合もあり、それらを想定して患者と十分に協議し、同意を得てから施術することが肝要である。

▶ 症例

　患者は35歳の女性、初診時にパノラマX線写真にて7⏌根尖部に透過像を認めた（図1）。自覚症状や動揺はないが、遠心根舌側には根尖にまで達する歯周ポケットが認められた。

　通法により、感染根管治療を行い、根管充塡材を撤去した状態（図2）でCT撮影を行った（図3a〜d）。根尖部には近遠心的に約10mmの病変を認め、遠心根では歯頸部にまで及ぶ連続した透過像がみられ、歯内歯周病変であることが確認された。

　MTAセメントにて根管充塡し（図4）、支台築造から暫間クラウンを装着して6ヵ月経過観察を行ったが、歯周ポケットの改善はみられなかった。歯根尖切除術は器具の到達性に問題があることと、舌側の骨吸収量が多いことから、適用外と判断した。智歯があることから、抜歯してブリッジによる補綴や智歯の移植なども含めて協議した結果、再植を試みることとなった。

　抜歯は抜歯鉗子にて慎重に行われ、口腔外で歯根尖切除を行った（図5）。顕微鏡下にて抜歯窩内囊胞の摘出と郭清（図6、7）を行った後、抜歯された歯を復位、縫合と接着性レジンセメントにて固定した（図8）。なお、骨補塡材などは使用していない。

　図9a〜dに6ヵ月後のCT像を示す。根尖部の骨は著しい回復を認め、感染源が除去されて骨再生が進んだことがうかがわれる。一方、歯頸部は骨吸収が生じている。エムドゲインなどを使用すれば、さらに骨の回復を望めた可能性がある。

　経過は良好で、癒着や動揺もなく、遠心舌側の歯周ポケットは改善されたので、現在は最終補綴を完了し、経過観察を行っている。

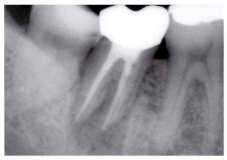

図❶　初診時X線写真。根尖に溢出している根管充塡材と透過像が認められる

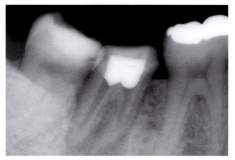

図❷　根管充塡材除去後のX線写真

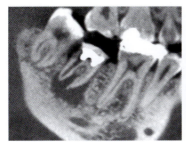 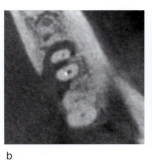 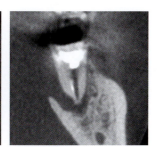

a：著しい骨欠損を認めた　　b　　c：近心根　　d：遠心根

図❸ a〜d　根管充填材除去後のCT像。遠心根舌側には著しい骨欠損と歯周ポケットが認められる

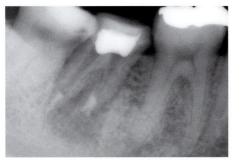 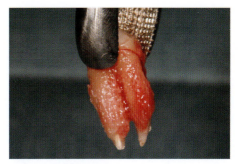

図❹　MTAセメントによる根管充填後のデンタルX線写真。この後、支台築造し、暫間クラウンを装着して経過観察をしたが、歯周ポケットは改善されなかった

図❺　抜歯直後の状態

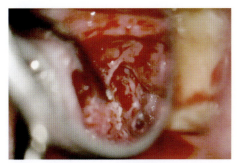 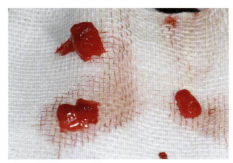

図❻　顕微鏡下における囊胞摘出

図❼　摘出された囊胞

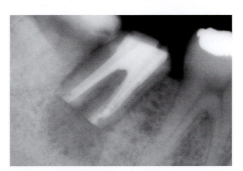

図❽　意図的再植直後のX線写真

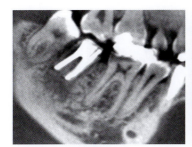 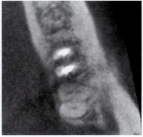 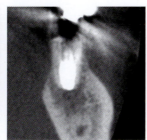 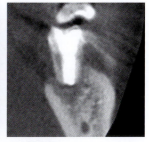

a：骨の回復を認めた　　b　　c：近心根　　d：遠心根

図❾ a〜d　意図的再植6ヵ月後のCT像。根尖部の骨の著しい回復と歯頸部の骨吸収がみられる

9章 外科的歯内療法

[03] 外科的歯内療法の過去と現在

東京都・石井歯科医院　田中浩祐

　根管治療は、根尖性歯周炎を治癒させるという意味において、高い成功率を有した術式であるが、治療に奏効しないケースが一定の割合で存在する。それはなぜであろうか。そもそも、歯根の先の病変、すなわち根尖性歯周炎は、細菌によって引き起こされる疾患であることは、古くから知られている[1]。根管治療とは細菌および起炎物質を根管系からできるかぎり取り除くことであり、治癒しない病変は、治療をもってしても取り除けなかった細菌や起炎物質が、以下の理由によって存在しているからである。

- **根管系の解剖学的特性**：根管は側枝やイスムスのような複雑な形態を有しており、根管治療で用いる洗浄液や貼薬剤が及ばない部位がある。
- **機械的拡大の限界**：ステンレススチールファイルやロータリーファイルは、回転運動によって根管の内壁を削り取るが、楕円や不規則な形態を有する根管の内壁におけるすべての面にファイルが当たることは不可能である。
- **細菌の抵抗性**：洗浄液や根管貼薬剤に強い抵抗性を示す細菌の存在がわかっており、これらの細菌が難治性の根尖性歯周炎に関与していると示唆されている[2]。

　外科的歯内療法はこれらを克服すべき手段として古くから行われてきた。しかしながら、それらの治癒経過は必ずしも良好でないこともあり、一般的に外科的歯内療法の成功率はあまり高くない印象がもたれていたのも事実である。

従来法とモダンテクニック

　従来の外科的歯内療法のアプローチは、裸眼あるいは低倍率の拡大鏡を用いて行うことが多い。これに対し、モダンテクニックはマイクロスコープを用いた施術であり、両者の成功率を比較すると、後者で有意に成功率が高かったという報告がある[3]。裸眼での作業は骨窩洞が大きくなる傾向があり、さらに直視で切断面を確認するためには、45°以上のベ

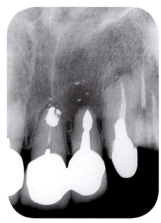

図❶　アマルガムによって行われた外科的歯内療法

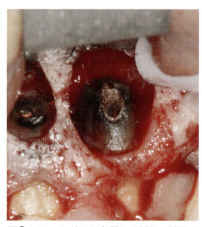

図❷　アマルガムと歯質との間に、隙間が確認できる

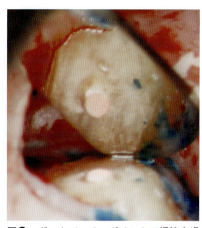
図❸　ガッタパーチャポイントで根管充填された根管の横に側枝が確認できる

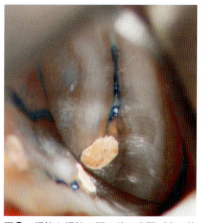
図❹　根管と根管の間の狭い空間（青い箇所）はイスムスと呼ばれ、機械的拡大、根管洗浄の効果が及びにくい

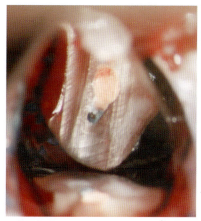
図❺　規則的でない根管内には、ファイルによる拡大、充填材の及ばなかった部位が残る

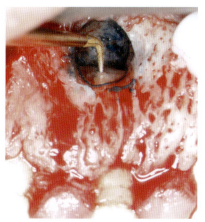
図❻　図5のケースにおいて、逆根管形成を超音波チップにて行った

表❶　従来法とモダンテクニックよる比較

	従来法	モダンテクニック
視覚的検査方法	裸眼（低倍率の拡大鏡）	マイクロスコープ
骨窩洞	大きい（6～10mm）	小さい（3～5mm）
切断面の角度（ベベル）	45～60°	0（なし）～10°
逆根管形成の方法	ラウンドバー	超音波チップ（図6）
逆根管充填材料	アマルガム、接着性レジンなど	MTA、バイオセラミックスなど

ベルを付与せざるを得ない。この段階で治癒不全となった原因が完全に取り除けていればよいが、多くの場合は根尖付近の解剖学的な複雑性を十分にマネジメントできていないことが多い。さらに、逆根管形成をラウンドバーで行うため、穿孔などのリスクも伴う。また、逆根管充填材として用いられてきたアマルガムは封鎖性が低いため、根管系に残った細菌を埋葬（entomb）できず、根尖周囲組織の治癒反応が遅延あるいは不全になる可能性がある（図1、2）。

一方、モダンテクニックでは、歯根端を歯軸とほぼ垂直に切断し、あらかじめ作った骨窩洞内に切断面精査用の小さいミラーを入れ、切断面をマイクロスコープにて精査を行う。これにより、予後不良となった原因を明示することができ（図3～5）、さらにその次のステップの原因の除去を確実に行えるようになる。モダンテクニックで、この原因の除去に用いられるのが外科用超音波チップであり、見逃した根管やイスムスなどを選択的に除去可能となった（図6）。

逆根管充填においては、湿潤下において、より高い封鎖性と生体親和性を兼ね備えたMTA系セメントが用いられるようになった。このことが、モダンテクニックの成功率向上に大きく寄与していると考えられている[4]。

以上に述べた従来法とモダンテクニックによる比較を、表1にまとめる。

【参考文献】
1) Kakehashi S, Stanley HR, Fitzgerald RJ: The effects of surgical exposures of dental pulps in germ-free and conventional laboratory rats. Oral Surg Oral Med Oral Pathol, 20: 340-349, 1965.
2) Molander A, Reit C, Dahlen G, Kvist T: Microbiological status of root-filled teeth with apical periodontitis. Int Endod J, 31: 1-7, 1998.
3) Setzer FC, Kohli MR, Shah SB, Karabucak B, Kim S: Outcome of endodontic surgery: a meta-analysis of the literature-part 2: comparison of endodontic microsurgical techniques with and without the use of higher magnification. J Endod, 38(1): 1-10, 2012.
4) Song M, Kim E: A prospective randomized controlled study of mineral trioxide aggregate and super ethoxybenzoic acid as root-end filling materials in endodontic microsurgery. J Endod, 38: 875-9, 2012.

Level Up & H!nt

9章　外科的歯内療法

[04] CBCTとマイクロスコープを併用した逆根管治療

東京都・井澤歯科医院　井澤常泰

逆根管治療に際し、CBCTで何を見るのか

マイクロスコープ、レトロチップ、MTAを使用したMicrosurgeryが、これまでのいわゆる"根尖切除術"と比較して飛躍的に成功率を向上させたという報告は枚挙に暇がない。

Microsurgeryの術式が確立されたといっても過言ではなく、自分で施術できるかは別問題として、この手術において拡大視することの重要性に異論の余地はなかろう。ところが、肝心な適応症の選択についてはいまだに個人の技量次第であり、通法の根管治療だけが正しいかのような呪縛から解き放たれていないのが現状である。

逆根管治療に際し、CBCTによる術前診査は、解剖学的形態を3次元的に把握できることがメリットであり、これによって術者は安心かつ正確な施術が可能となる。しかし、実際はそれ以前に、通法の再根管治療を行うか、逆根管治療を選択するのか、治療方針の決定を担うのがCBCTによる画像診断なのである。

日常の臨床において、デンタルX線写真だけでは診断がつかない症例にしばしば遭遇する。臨床所見とX線所見が一致しない場合、補綴物を除去して再根管治療をするよりも、CBCTで撮影して診断を行うことを優先すべきである。再根管治療では、トラブルの解決に困難が予想される場合、逆根管治療というオプションがあれば、確実に治療の幅が広がる。

以下、3症例を供覧する（図1～3）

下顎4は約20％で複根管歯であるとの報告がある[1]。複根管でも、分岐が歯冠側にあれば治療は容易であるが、根尖に近いところで急に分岐している複根管歯は治療が困難である。したがって、下顎4に再根管治療が必要な場合は必ずCBCTで撮影し、通法の根管治療では対応できないと診断した場合、すみやかに逆根管治療で対応するべきである。

再根管治療の成功率は、根管治療がマイクロエンドへと進歩してもさほど向上はみられない。CBCTによる診断が可能となってから10年あまり、そろそろ通法の再根管治療では対応できない症例を見極め、逆根管治療によって歯を保存する方向へ、治療方針の転換を図るべきではないだろうか。

【参考文献】
1) Yoshioka T, Villegas JC, Kobayashi C, Suda H: Radiographic evaluation of root canal multiplicity in mandibular first premolars. J Endod, 30: 73-74, 2004.
2) Adorno CG, Yoshioka T, Suda H: The effect of root preparation technique and instrumentation length on the developing of apical root cracks. J Endod, 35: 389-392, 2009.

症例1　パーフォレーションを伴った内部吸収

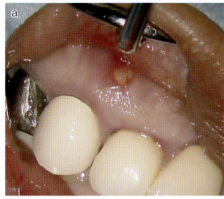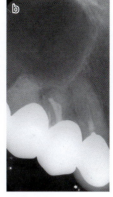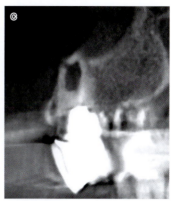

図❶　a：68歳、男性。患歯は|3、歯肉に膿瘍の形成がみられた。b：デンタルX線写真では、|4の根尖に透過像がみられるが、|3の根尖部には透過像はみられない。|3の根管充塡はアンダーで、歯根の中央部に透過像がみられるが、はっきりしない。デンタルX線写真だけでは診断ができず、CBCT画像を撮影することとした。c：|3の歯根中央部にみられた透過像は、パーフォレーションを伴った内部吸収であることがわかる。内部吸収の原因は不明であるが、治療には肉芽組織を完全に除去することが必要である。パーフォレーションもあり、このような形態に吸収した根管内から根管経由で肉芽組織を除去することは困難であることが予想されたので、|4とともに逆根管治療にて対応することとした

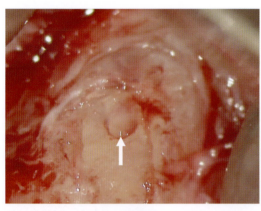

図❶d　フラップを開けて肉芽組織を除去すると、歯根部にパーフォレーションを認めた（矢印）。歯根の切除は、このパーフォレーション部から根尖部までとした

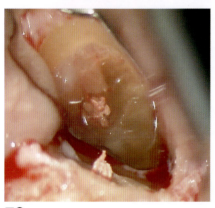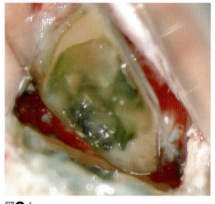

図❶e　根管内には、根管充塡材とともに大量の肉芽組織が充満している。レトロチップとAPエキスカを使用し、根管内を搔爬した

図❶f　根管内を色素で染色し、肉芽組織を徹底的に清掃。その後、根管内はMTAにて緊密に逆根管充塡

図❶e　　　　　　図❶f

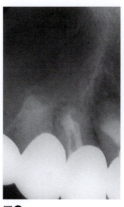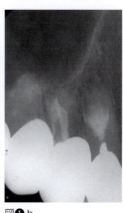

図❶g　術直後のデンタルX線写真。|4|3ともに、MTAにて逆根管充塡を行った

図❶h　逆根管充塡後1年のデンタルX線写真。経過は良好である

図❶g　　図❶h

症例2　根尖性の歯根破折

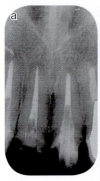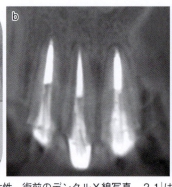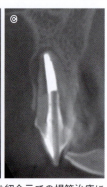

図❷　a：41歳、女性。術前のデンタルX線写真。2 1|は紹介元での根管治療により、根尖部透過像が縮小してきていた。患者は、|1の歯肉がたまに腫れると訴えるも、デンタルX線写真では異常はみられなかった。b：診断のため、CBCT画像を撮影した。近遠心断では、わずかな歯根膜腔の拡大しかみられなかった。c：|1を頰舌側断で観察すると、歯根の唇側根尖側に歯根膜腔の拡大がみられた。口蓋側には異常はみられなかった。側枝の存在を疑ったが、CBCT画像上でも確認はできず、Surgical Inspectionを行い、可能であれば逆根管治療による対応を考えた

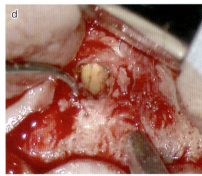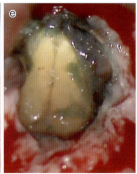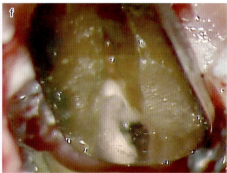

図❷　d：歯根を露出させると、歯根唇側に破折線がみえた。e：色素で染色して破折線を観察すると、破折は骨吸収部までで留まっており、根尖性の歯根破折と診断した。根尖部を破折線がみられる部位で、水平に切除した。f：根管内のガッタパーチャポイントをレトロチップで除去し、同様にレトロチップで破折線を追求して削除した。まだ根管内に破折線がみえる

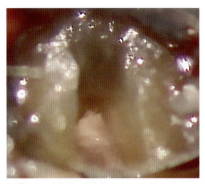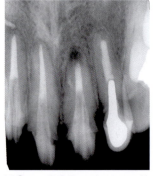

図❷g　破折線は残存すると伸展するので、完全に除去することが望ましい。破折線の除去が確認できたら、MTAにて逆根管充填する

図❷h　術直後のデンタルX線写真。歯根の切除は保存的であることがわかる

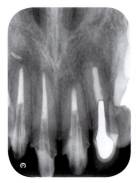

図❷i　術後6ヵ月のデンタルX線写真。治癒は順調である。根尖性の歯根破折は、根管拡大に起因すると考えられ[2]、確定診断にはSurgical Inspectionが必要である。今後、根尖性歯根破折症例のCBCT画像を蓄積することによって早期診断を可能とし、すみやかに逆根管治療にて対応することで、歯を保存できる可能性が高まるのではないだろうか

症例3　未処置根管の存在

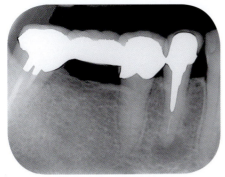
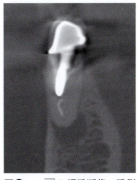
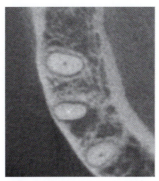

図❸a　68歳、女性。4̲の根尖部に透過像がみられた。長いメタルコアが装着されているが、それが理由で逆根管治療を行うのではなく、あくまで根管の形態を診断するためにCBCT画像を撮影する

図❸b　4̲の頬舌断像。舌側に、未処置の根管の存在が強く疑われた

図❸c　患歯のCBCT水平断像。根管充塡された頬側根管と、舌側にも根管の存在が疑われた

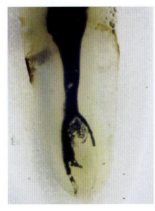

図❸d　下顎4複根管歯の透明標本（吉岡隆知先生のご厚意による）。恐らく、bのCBCT画像は、このような根管形態ではないかと思われた。通法の再根管治療で処置することは困難を極め、下顎4への逆根管治療は必要なアプローチである

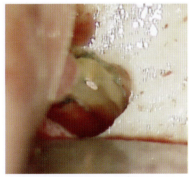
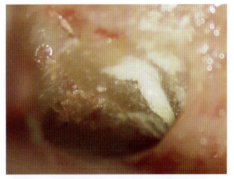

図❸e　根尖を切除し、断面を色素で染色した後に観察する。頬側に根管充塡された根管と舌側にイスムスが続いているのがわかる

図❸f　逆根管拡大後、MTAにて逆根管充塡した。根管拡大は単根管の丸いそれではなく、舌側へも拡大された頬舌的に長い窩洞となる

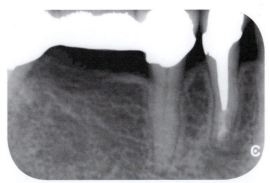

図❸g　術後6ヵ月のデンタルX線写真。治癒は順調である

Level Up & H!nt

9章 外科的歯内療法

[05] 3Dモデルの外科的歯内療法への応用

東京歯科大学 歯内療法学講座　加藤広之

外科的歯内療法と3Dモデル

　外科的歯内療法処置の適応症例において、歯科用CBCT撮影で得られる歯・顎骨形態の3次元的画像情報は、精緻な施術に極めて有用である。しかしながら、CBCT情報はPCディスプレイ画面や紙媒体の印刷物上での断面画像の観察が主体であるため、3次元形態理解は術者の仮想像に拠っているのは否めない。

　筆者らは3次元情報の活用には"ヴァーチャル"ではなく、"リアル"な立体情報化がより有効であると考え、CBCTの画像データから歯・顎骨立体造形モデル（3Dモデル）を作製し、診断のみならず、さまざまな処置の支援ツールとしての活用法を検討してきた[1〜5]。

　図1は歯根端切除施術例のCBCT画像、図2はその3Dモデルである。細部構造の判定には断面画像が有効だが、骨欠損と歯根尖部の概況把握に3Dモデルの有用性が高いのは、まさに一瞥瞭然であろう。さらにインフォームド・コンセントの場で、患者が疾病概況や手術法の理解を深める際に、3Dモデルの効果は絶大である。また歯根端切除実施時、術者の傍らに3Dモデルがあれば、一瞥で形態情報を確認でき、的確な施術のサポートツールとなる。

　表1に歯・顎骨3Dモデルの外科的歯内療法症例における治療マネジメント・ツールとしての用途をまとめた。図3〜5に、臨床例で応用した3Dモデルを示す。手術支援ツールとして3Dモデルには、多面的な応用展開が可能である。複合材料を併用することで、臨床手順に沿った手術シミュレーション用3Dモデルを作製できる。図6に試作した手術支援用3Dモデルを示す[6]。

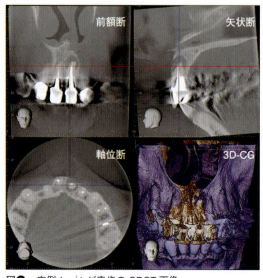

図❶　症例1。1̄が患歯のCBCT画像

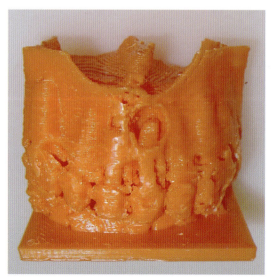

図❷　症例1の歯・顎骨3Dモデル（ABS樹脂製）

表❶ 歯・顎骨 3D モデルの外科的歯内療法の治療マネジメント・ツールとしての用途

1．3次元的診断の補助ツールとして	2．インフォームドコンセント時の説明ツールとして
1）患歯歯根と骨欠損域との把握 　［欠損域内の歯根露出状況、歯根吸収の概形、 　根尖部の骨被覆状況 etc.］(図3～5) 2）施術域と解剖学的構造物との位置関係 　［切歯管、下顎管、上顎洞 etc.］(図4、5) 3）施術域と隣在歯部との関係 　［隣在歯根面やインプラント体の骨欠損域露出、 　隣在歯周囲の骨欠損域との関係 etc.］(図3) 4）意図的再植での歯根形態からの適否判定（図4）	1）患部と周囲の硬組織形態の理解支援（図3、5） 2）術式概要、施術時リスクの理解支援（図4、5） 3．手術支援ツールとして 1）根尖部上の骨削去域のシミュレーション 2）歯根端切断位置での切削シミュレーション 3）基本術式トレーニング用複合模型の母材（図6） 4）保険収載『画像等手術支援加算』の3Dモデル 　（※歯根嚢胞以外の嚢胞等で施術時：2,000点）

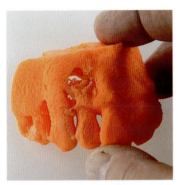 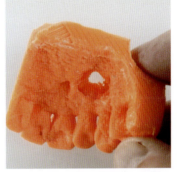

a：唇側からの骨欠損観察　　b：舌側からの骨欠損観察。舌側の骨欠損が広範囲

図❸a、b　症例2。2̲が患歯の3Dモデル

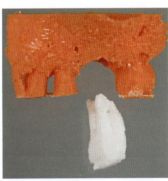 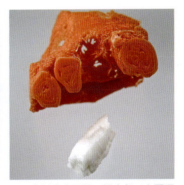

a：6̲患歯を分離造形した頬面観　　b：歯列咬合面観。根尖部で上顎洞交通を認める

図❹a、b　症例3。意図的再植例。6̲の3Dモデル[3]

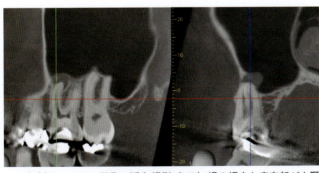 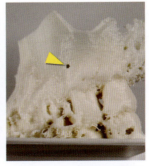 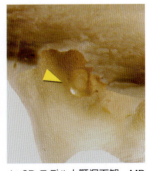

a：患歯6̲のCBCT画像。近心頬側（MB）根の根尖と病変部が上顎洞内に露出

図❺a～d　症例4。上顎洞への歯根尖露出例[5]

c：3Dモデル頬面観。頬側の骨欠損は小範囲（▲）

d：3Dモデル上顎洞面観。MB根尖の露出が明瞭（▲）。施術時に病変部や切断した歯根端部の上顎洞迷入リスクが高い

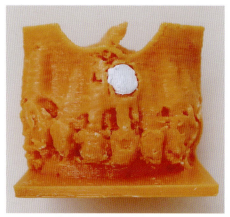
a：患歯骨欠損にパテ塡塞

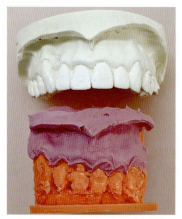
b：歯列模型からシリコーンガム作製

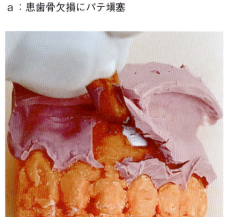
c：フラップ剝離手技のシミュレーション

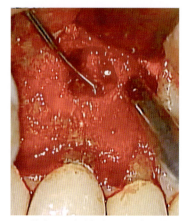
d：施術時の囊胞搔爬時の骨欠損状態

図❻a〜d　症例1の手術支援用3Dモデル[6]

　このように、3Dモデルは外科的歯内療法処置において、CBCT画像診断を補完するとともに、治療マネジメントにおいて有用なツールなのである。
　次に、歯科臨床での3Dモデルを利用するための作製環境の現況について触れておきたい。

3Dモデル作製の概要

　歯科領域での3Dモデルは、1990年代から口腔外科学領域で応用が検討されてきた。しかし、造形コストが極めて高価なため、日常的な歯科治療での利用には至らなかった。
　現在、3Dプリント技術の進歩により、さまざまな素材（樹脂、石膏から金属まで）で3Dモデルを作製でき、精密造形の産業用から個人ユースの3Dプリンタまで、用途に応じて選択できる環境にある。
　筆者らは、熱溶融積層（FDM）方式のパーソナル3Dプリンタを用いて、ABS樹脂あるいはPLA樹脂製の歯・顎骨3Dモデルを作製している。10万円を切るような廉価でコンパクトな3Dプリンタ（図7）であっても、CBCTの空間分解能に相当する0.1mm程度の造形スペック（最小積層ピッチ）であれば、外科的歯内療法の治療マネジメント用途の歯・顎骨3Dモデルの作製は可能である。
　造形材料自体も、FDM方式のフィラメントは比較的安価（1gあたり6〜12円程度）であり、図3のような片顎の3Dモデルの造形材料コストは数百円程度で収まる。紙ベースの印刷物、たとえばカラーレーザーの印刷コスト（1枚あたり10数円）と比較しても、プリンタによる3次元「印刷物」としては、経済的に遜色ないレベルにある。
　歯・顎骨3Dモデルの表面には"ざらつき"があるものの、前述のように造形精度の観点からは、パーソナル3Dプリンタの造形スペックによる支障はさほどないと捉えている[2,3]。
　実際の3Dモデル造形にあたり、その基本手順はシンプルである。まず、CBCT撮影によって得ら

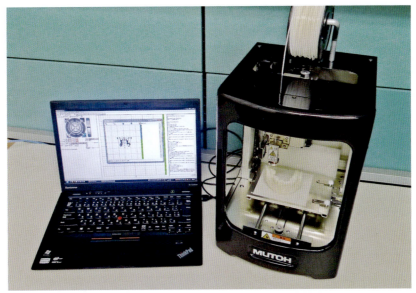

図❼　コンパクトなFDM方式パーソナル3Dプリンタ（Value3D MagiX MF-500：MUTOH）。PLA樹脂フィラメント使用、最小積層ピッチ：0.05mm

れたDICOM形式の画像データを、3Dデータファイルフォーマットの一つであるSTL形式データに変換する。次に3Dプリンタ装置に付属する造形ソフトウエア（3Dプリンタ制御ソフトウエア）に入力し、3Dモデルの造形作業に入る。

単にDICOM形式データからSTL形式データへの変換であれば、オープンソースDICOMビューア・PACSアプリケーション「OsiriX Lite」（http://www.osirix-viewer.com：MacOS版）の利用でも、簡単かつ経済的に行うことができる。

また、CBCT装置の撮影システムに、標準でSTL形式データ変換機能を備えた機種（エクセラスマートF＋：吉田製作所）も市場に登場している。データ送付によって3Dモデリングサービスを受託するラボも多数存在することから、3Dプリント装置を備えずとも、3Dモデルの利用は可能である。

ただし、CBCTで撮影されたDICOM形式の画像データには、金属製歯冠修復物などに起因するさまざまなアーティファクト情報が多く含まれている。筆者らはそのような3Dモデル造形上に不要なデータを削除し、治療マネジメントに必要な観察領域の設定処理の目的で、医用3次元画像処理ソフトウェア（Volume Extractor 3.0：i-Plants Systems）を用いてデータ調整を行っている。このステップにより、必要最小限なファイルサイズでのSTL形式データに変換し、効率的な3Dモデル造形を行っている[4]。

3Dモデルは画像情報をSTLデータ化する際の二値化の閾値設定により、造形域が大きく変化する。3Dプリント技術応用上は、このような作業操作におけるオペレーションスキル、練度により大きく左右される。将来的には、情報提供による画像情報から3Dモデル作製のラボ機能施設の整備が待たれる。

現在、外部発注の利用を含め、歯科領域での3Dモデルは身近な「印刷物」として利用される造形環境が整いつつある。近い将来、3Dモデルが通常の歯科診療で多面的かつ拡張的に応用されていることを期待している。

【参考文献】

1 ）Kato H & Kamio T：Diagnosis and endodontic management of fused mandibular second molar and paramolar with concrescent supernumerary tooth using cone-beam CT and 3-D printing technology：A case report. Bull Tokyo Dent Coll, 56：177-184, 2015.
2 ）加藤広之, 神尾 崇：3Dプリント技術の歯科保存領域への応用〜CBCTの3次元情報を活用する. 日本歯科評論, 76（7）：113-123, 2016.
3 ）加藤広之, 神尾 崇：3Dプリント技術の外科的歯内治療マネジメントへの活用. 日歯内療誌, 37（2）：97-105, 2016.
4 ）加藤広之：3Dプリント技術の歯内療法への応用. 北村和夫（編）, 歯内療法の三種の神器 すぐに役立つ世界標準のテクニック＆最新トレンド. デンタルダイヤモンド社, 東京, 2016：124-127.
5 ）加藤広之, 他：上顎第一大臼歯の歯根端切除術に3DモデルとPiezosurgeryを活用した1症例. 第145回日本歯科保存学会プログラムおよび講演抄録集：170, 2016.
6 ）加藤広之, 神尾 崇：3Dプリント技術を用いた歯内療法外科の手術支援用立体造形モデルの試み. 第13回日本顕微鏡歯科学会学術大会プログラムおよび講演抄録集：56, 2016.

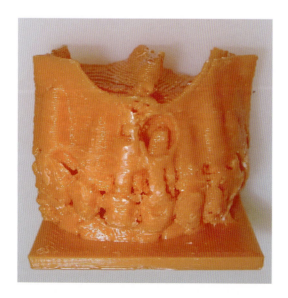

10章 痛みへの対応

Level Up & H!nt

- [01] 非歯原性歯痛 ……………………… 152
- [02] 筋膜性歯痛または筋性歯痛 ……………… 156
- [03] 神経障害性疼痛への対応 ………………… 160
- [04] 誤って抜髄しないための
　　　非歯原性歯痛の知識 ……………………… 162
- [05] 急患の急性歯髄炎への対応 ……………… 164
- [06] 急性化膿性根尖性歯周炎への対応 ……… 166
- [07] 根管治療後の術後疼痛 …………………… 168

Level Up & H!nt

10章　痛みへの対応

[01] 非歯原性歯痛

慶應義塾大学医学部 歯科口腔外科学教室／埼玉県・浦和吉見歯科クリニック／東京都・元赤坂吉見歯科　和嶋浩一

　口腔顔面痛のなかで最も頻度の高い非歯原性歯痛の総論として、歯科医師や患者からしばしば質問される事柄を、Q&A形式でわかりやすく解説する。

Q01　口腔顔面痛とはどんな痛みのこと？

　一般的に、歯痛、歯肉痛を含めて舌、口腔粘膜の痛みなど口の中のいろいろな痛み、顎の痛み、顔の痛みなどをまとめて口腔顔面痛と呼ぶ。国際頭痛分類（ICHD-3β）では、病態にかかわらず、眼窩外耳孔線より上に感じる痛みは頭痛、眼窩外耳孔線より下で頸部より上、耳介前方の痛みを顔面痛と規定している。臨床では、口腔、顔面の痛みのなかで診断が難しい、なかなか治らない痛みを指すこともある。

Q02　口腔顔面痛外来ではどんな症状の患者が多い？

　慶應義塾大学病院歯科口腔外科口腔顔面痛外来の統計では、歯の痛みを訴える患者が最も多く34％であった。次に顔面痛（25％）、歯肉の痛み（14％）、顎関節痛（10％）であった。口腔顔面痛外来には難しい病名の患者が多く集まっていると思っていたが、そのような患者は比較的少なく、歯や歯肉が痛いという歯科の一般的な訴えが約半数を占めていた。

Q03　通常の歯科治療で治るはずの歯痛、歯肉痛の患者が、なぜ口腔顔面痛外来を受診するの？

　一般的な歯痛や歯肉痛であるにもかかわらず、①「異常がない」、②「原因不明」と言われ、③治療を受けたが改善しない、と訴える患者が、口腔顔面痛外来を受診している。多くの患者が複数の医療機関で受けた診断、治療結果に納得できず、改善を求めて次の医療機関を受診している。複数の医療機関を受診するなかで、口腔顔面痛の知識のある歯科医師に巡り会って紹介を受けたり、自ら口腔顔面痛外来を探したりして受診している。

Q04　歯や歯肉の痛みは従来の治療法で治らない？

　歯や歯肉の痛みなのに、なぜ「異常がない」、「原因不明」となるのか、さらに、なぜ痛いところを治療しても治らないのかという疑問が当然湧く。歯髄炎、辺縁性・根尖性歯周組織炎などの歯原性の痛みであれば、従来からの治療法によって痛みは改善する。「異常がない」、「原因不明」など、従来の治療で治らない患者は、痛いと訴える歯や歯肉にはう蝕や歯周病などの歯科的な原因や異常はなく、別の原因で痛みが生じている可能性がある。

Q05　歯が痛くても、歯に原因がないこともある？

　研究により、痛みを感じる歯に原因がなく、そこから離れた部分に歯科疾患ではない原因で歯痛を生じることがわかってきた。このような歯科的原因によらない歯痛を、非歯原性歯痛と呼ぶ。歯や歯肉が痛むものの、「異常がない」、「原因不明」と言われ、治療を受けたが改善しない、と長い間苦しむ患者の多くが非歯原性歯痛である。

Q06　痛みの原因がないところになぜ痛みを感じる？

　痛みは、原因がある部分に感じるとは限らない。原因部分に感じる痛みを「原始痛」と呼ぶ。一方、痛みを感じている箇所と異なる部位に原因がある場合、その痛みを「異所性疼痛」と呼ぶ。異所性疼痛では、

痛みを感じる部分を疼痛感受部位、疼痛の原因部分を疼痛発生源と呼ぶ。非歯原性歯痛では痛みを感じる歯や歯肉が疼痛感受部位であり、その部位と別のどこかに真の痛みの原因である疼痛発生源がある。

異所性疼痛のなかで疼痛感受部位と疼痛発生源の神経支配が異なる場合、その痛みをとくに関連痛という。関連痛の代表例は、心筋梗塞や狭心症の際に、神経支配の異なる左肩や左腕に感じる痛みである。

関連痛のメカニズムは、まず異なる領域に分布している末梢神経が2本目の神経に伝達される際、同じ神経に伝達される。これを収束と呼ぶ。収束しても、正常の状態の脳なら末梢のどこから来た信号かを間違えずに感じ取るが、慢性的に痛みが続くと混乱を来してどこから来た痛み信号なのか、疼痛感受部位を疼痛発生源と間違って感じ取ってしまう。歯髄炎や歯周炎で痛みが強いときに上下顎で痛みの部位を間違える場合も、ほぼ似たメカニズムで生ずる。

自発痛を伴う異所性疼痛の診断に役立つ検査として、診断的局所麻酔が挙げられる。疼痛感受部位に痛みの原因がある原始痛では、痛い部分に局所麻酔することによって痛みが完全に消失するのに対し、異所性疼痛では消失しないことから、疼痛発生源が他にあることが疑われ、診断の助けとなる。

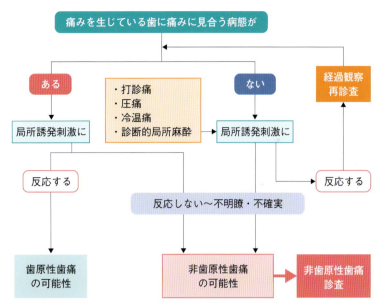

図❶　歯原性歯痛と非歯原性歯痛の臨床的鑑別法。臨床診断推論（多分岐法［アルゴリズム法］）

Q07　歯原性と非歯原性歯痛の痛み症状は同じ？

痛みは本人にしかわからないが、歯原性と非歯原性の痛みの両方を経験した患者に聞き取りした結果、両者にあきらかな差異はないようである。

歯原性の歯痛は歯髄炎、辺縁性・根尖性歯周炎、歯肉炎などの炎症によるものなので、痛みの他に炎症による症状（発赤、腫脹、熱感、その他）が付随する。また、歯原性の痛みは、急性炎症に伴って現れるので、1～2週間に炎症症状がどんどん進行し、症状が顕性化して診断しやすくなる。一方、非歯原性歯痛は慢性経過し、症状が変化しないことが特徴

である。このように、自覚的痛みには差異はないが、全体的症状はあきらかに異なることがわかる。

Q08　歯科医師は非歯原性歯痛に関する知識が必要？

現在、非歯原性歯痛を知らない歯科医師はいないであろう。非歯原性歯痛が専門医の間で話題になってから20年が経過し、日本歯科医師会雑誌でも数回記事が掲載され、商業誌でも頻繁に取り上げられている。歯痛の診断は歯科医師にしかできないため、今後、少なくともすべての歯科医師が非歯原性歯痛の可能性があると診断できるようになるべきである。

歯科疾患の多くが直視、あるいはX線写真によって発見しやすく、診断が容易なため、鑑別診断の手順が確立されていなかった。また、歯原性歯痛が簡単に診断できるために、あえて歯痛の診断を取り上げる必要性がなかったため、非歯原性歯痛の概念がなく、つい最近まで歯科教育に含まれていなかった。現在では、歯科医師国家試験に非歯原性歯痛に関する問題が毎年出題されるに至り、学部教育でも教えるようになっている。

Q09　非歯原性歯痛の診断（図1）は難しい？

非歯原性歯痛の診断が難しい一番の理由は、痛みを感じる歯や歯肉とは異なるところに痛みの原因があることである。非歯原性歯痛は、痛みを感じてい

る歯の診査を進めていくと、いつもの歯痛とは何かが違う、歯には原因がないだろうという診断に至る。この診断は、痛みを感じる歯に原因がないという診断に誤りはないが、歯痛の診断はできていない。現在、われわれが提唱しているのは、歯痛診断の最初の段階で、歯原性か非歯原性かを判断することである。歯痛はあるが、当該歯に原因が認められない段階で非歯原性歯痛を疑い、診査を進めることを勧めている。さらに、非歯原性歯痛の原疾患に行きつくには、原疾患の知識と、それぞれを診断する手法を学ぶ必要がある。

Q10 非歯原性歯痛が正しく診断されなかった場合、どのような経過を辿る？

慢性的に痛みが続くが異常なし、原因不明という診断では患者は納得できず、積極的な治療を求めて歯科医院を転々とする。患者の何とかしてほしいという懇願を受けて、患者の示す歯を盲目的に治療しても、当然のごとく痛みは改善しない。患者の執着した訴えと改善しないことによる歯科医師の混乱により、隣在歯の無意味な抜髄処置や抜歯処置に至ってしまうこともある。それでも改善しないため、患者は歯科医師に技術的問題があると見限り、転院することもある。このような治療途中の患者が転院して他院を受診した場合、すでに根管治療、抜歯などの治療がなされているため、最初の状態が正しく診断されることはいっそう困難になっている。

また、頻回な根管治療で根尖部が刺激されて歯原性の症状が加わっていたり、歯科治療のための長時間の開口により、筋緊張が高じて、後述する筋・筋膜疼痛が増悪したり、新たに発症したりすることもあり、症状は複雑になっていく。このように、慢性化した痛みと、治療して治らない痛みのストレスで、患者は落ち込んでしまうこともある。その状況をみて、痛みは心理、精神的な問題ではないかという誤解まで生ずる。このような患者は、歯痛が発症してから口腔顔面痛外来を受診するまでに平均1.5年が経過し、平均3軒の医療機関を受診していることもわかっている。診断がついた後、患者が決まっていうことは、「いままでの治療は何だったのですか」という怒りである。患者が歯科治療にこのような怒りをもつに至ることを、真摯に受け止めるべきである。

Q11 非歯原性歯痛の原因にはどのようなものがある？

非歯原性歯痛を引き起こす疾患は8つに分類されている（表1）。そのなかで最も多いのは、筋肉の痛みである。肩こりが強いときに頭が痛くなったり、歯が痛くなったりすることが知られている。それと同じように、咬筋、側頭筋、胸鎖乳突筋が筋・筋膜疼痛という状態になると、離れたところにある歯に関連痛として痛みが感じられることがある。次に多いのは、何らかの原因で神経が障害されて鈍麻とともに過敏症状が出て、歯痛が感じられる状態になることである。その他にもさまざまな原因がある。

Q12 ペインクリニックでは、口腔顔面痛や非歯原性歯痛を正しく診断できる？

Q07で、「歯原性と非歯原性の痛みにはあきらかな差異はない」と述べたことからわかるように、痛みの専門医でも、痛み症状を聞くだけでは非歯原性歯痛であるとか、その原疾患を鑑別することはできない。診断するには痛みの他にさまざまな症状を診査し、総合的に診断する必要がある（図2）。歯痛診断は歯原性であれ、非歯原性歯痛であれ、歯科医師にしかできない。それだけに、すべての歯科医師に非歯原性歯痛および口腔顔面痛の知識が求められる。

Q13 歯に原因がない歯痛はどのように治療するの？

歯に痛みを感じるが、歯には原因がないので、歯の治療をしても治らない。筋肉痛、神経障害などの非歯原性歯痛の原疾患を正しく診断し、それぞれに応じた治療をすれば改善する。

Q14 非歯原性歯痛の治療は、歯科医師なら誰でもできる？

現状では、すべての歯科医師が非歯原性歯痛の原疾患まで診断したり、治療できるわけではない。非歯原性歯痛が疑われた場合、口腔顔面痛専門医のいる施設に依頼するのが望ましい。将来的には、すべての歯科医師が非歯原性歯痛の診断、治療ができるようにならなければならない。それを目指して、日本口腔顔面痛学会では学術大会の他に、ベーシック

表❶ 非歯原性歯痛の原疾患

①筋・筋膜性歯痛
②神経障害性歯痛
③神経血管性歯痛
④上顎洞性歯痛
⑤心臓性歯痛
⑥精神疾患または心理社会的要因による歯痛（身体表現性障害、統合失調症、大うつ病性障害など）
⑦特発性歯痛（非定型歯痛を含む）
⑧その他のさまざまな疾患により生じる歯痛

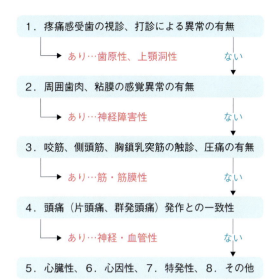

図❷ 非歯原性歯痛の診断手順。臨床診断推論（網羅的診査）

からエキスパートまで、段階的にセミナーを開催し、学習を手助けしている。

Q15 筋肉痛による歯痛はどのように治療するの？

原因になる筋肉は肥大していることが多い。慢性的な嚙みしめ、偏咀嚼などによって筋肉に過剰な負荷がかかり、発症の準備ができている状態に、ストレスなどによって血管が収縮することで、痛みが発生すると考えられている。

治療の第一は、痛みの原因をはっきりさせ、患者を安心させて精神的緊張を緩めることである。次に、痛みの元になっている筋肉に、温湿布、ストレッチ、適度な運動によって筋緊張を緩め、筋肉に過剰な負荷をかけないように指導する。場合によっては、自律神経系の過緊張が影響していることもあり、心身の緊張緩和を指導することもある。

Q16 神経の障害はなぜ起こり、どう治療するの？

下顎大臼歯の抜歯や手術時に下顎の骨の中の神経を傷害することがある。また、帯状疱疹のウイルスが神経の元から炎症を起こしながら皮膚に出てきて、神経障害が生ずる。障害された神経が分布している歯や歯肉に後遺症として、感覚の鈍磨とともに、過敏症状が生じて痛みになることがある。神経障害による痛みは、過敏さを鎮める薬によって改善する。わが国では、2種類の薬が保険適応となっている。

Q17 薬はどれくらいの期間、服用する？

神経障害性歯痛の治療に用いる薬は、炎症を止める消炎鎮痛薬とはまったく異なる作用機序で痛みを和らげる。脳の機能として、もとからある神経の興奮を抑える神経の作用を増強させて痛みを改善する作用で、神経の興奮状態とそれを抑える神経活動のバランスをとるように薬の量を調整する。神経の興奮が低下したり、抑制系神経の働きがよくなったら薬の量を減らし、最終的には止めるが、平均数ヵ月かかることが多く、止められない場合もある。

Q18 非歯原性歯痛は再発する？

端的にいえば、再発する。とくに筋・筋膜性歯痛は再発が多い。その理由は、筋緊張のもとは日常生活における悪習慣にあるからである。精神的に緊張したり、急いでいたりすると肩をもち上げ、歯をくいしばることがある。また、食事の際に左右どちらかだけで咬む癖をもっているため、咬んでいる側の筋肉が大きくなり、そちら側に症状が出ることが多い。

これらの筋を緊張させる癖に対して適切な指導を受け、実行することによって痛みは改善する。しかし、喉元すぎれば熱さ忘れるというように、痛みがなくなると、これらの癖が再び出て筋に負荷をかけてしまうため、再発しやすい。

【参考文献】
1) 和嶋浩一（編）: 歯科の痛みを見極める 診断・治療50のQA. デンタルダイヤモンド増刊号, 2014.
2) 日本口腔顔面痛学会（編）: 非歯原性歯痛診療ガイドライン. 日本口腔顔面痛学会雑誌, 4(2): 1-88., 2012.

Level Up & H!nt

10章 痛みへの対応

[02] 筋膜性歯痛または筋性歯痛

日本歯科大学附属病院 総合診療科 顎関節症診療センター　原 節宏

▶ 原因不明の歯の痛みで最も多い筋膜性歯痛

　歯で痛みを感じているにもかかわらず、その歯には原因が見当たらない非歯原性歯痛は、各種の病態が指摘されている（本書P.152〜155参照）。そのなかでも、筋膜性歯痛（筋・筋膜性歯痛）は臨床上遭遇することが最も多いとされ、非歯原性歯痛の約5〜8割が筋膜の痛みに由来する歯痛であるという報告がある[1,2]。

1. 筋膜性歯痛などの用語について

　歯の痛みではなく、身体の体幹および四肢の骨格筋における筋膜性疼痛（筋・筋膜性疼痛と同義）の研究は、十分とはいえないものの、2000年を超えるころから、年々増加の傾向が窺える。しかし、筋膜性の歯痛に関する報告は、基礎研究および臨床研究ともに圧倒的に少ない。たとえば、用語に関しても統一がなされているとはいいがたいのが現状である。

　わが国では、いち早く用語の定義が専門学会により検討され、2012年に日本口腔顔面痛学会がこの歯痛を「筋・筋膜性歯痛（筋膜性歯痛と同義）」と定義し[1]、2014年には日本歯科麻酔学会は「筋膜」という言葉を用いずに、「筋性歯痛」という呼称を定義し、幅をもたせた表現を使用している[2]。一方、欧米での用語の定義づけ作業は遅れていて、「筋膜性疼痛に由来する関連痛としての歯痛」、「咬筋のトリガーポイントの活性化による関連痛としての歯痛」など、必要に応じて、その状態を具体的に説明する表現を用いている。

　現状として、筋膜性疼痛に由来する関連痛としての歯痛の他に、別の何らかの筋障害に由来する原因不明の歯痛についての報告は見当たらないことから、本項では「筋膜性歯痛」を使用する。

2. 病態のエビデンスと仮説

　筋膜性歯痛の病態に触れる前に、全身に発生する可能性のある筋膜性疼痛およびトリガーポイントに関して解説する。

　筋膜性疼痛は、米国の医師 Travell と Simons が1982年に編集・発表した「Travell & Simons' Myofascial Pain and Dysfunction: The Trigger Point Manual（筋膜痛と機能障害：トリガーポイントマニュアル）」で、広く知られるようになった。このなかで、著者らは筋膜性疼痛の発生機序の仮説を立てている。現在、この仮説は1999年に出版された第2版[3]で一部修正を加えられ、その後の筋膜に対する基礎研究[4,5]などから、以下のように訂正された仮説となっている。

　「安静などの運動不足、酸欠状態などのストレス、急激な運動などの過負荷により、筋膜コラーゲン線維が長時間かけながら自発的に収縮し、架橋することで、筋膜に包まれた筋細胞が微小損傷を受けた場合、いわゆる筋肉痛（遅発性筋痛）の症状が現れ、通常は数日で自己回復する。しかし、回復の過程でさらに過負荷をかけたり、過負荷とは反対に安静にして一定の姿勢を長時間とるような不活動の状態が続いたり、寒い環境に長時間晒されたりして酸欠状態が続くと、筋膜コラーゲン線維の架橋と積層が皮下組織や筋内部の筋膜層で生じ、結果的に筋の収縮状態が元に戻らなくなり、血行の不良状態が慢性化し、組織の硬化を伴いながら、この部位を圧迫する

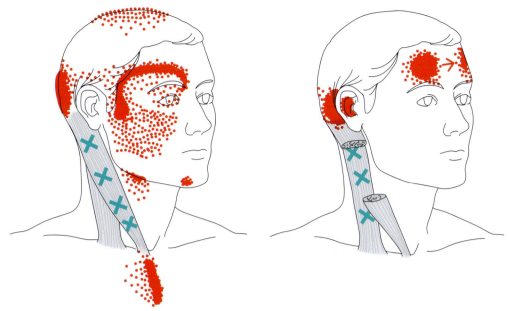

図❶　胸鎖乳突筋部（図左が胸骨頭、図右は鎖骨頭）におけるトリガーポイント（×部）と関連痛部（赤点部）
[参考文献3) より引用改変]

と圧痛を感じるようになる。このように、いつまでも微小な筋肉痛が治らない状態が続き、その状態が維持されると、圧痛部位が拡がり、あるいは遠隔部に関連痛が発現して、深部で放散する運動痛や自発痛が生じるようになる。これらの一連の痛みの現象を筋膜性疼痛といい、関連痛を生じた場合、この圧痛部位をとくにトリガーポイントと呼ぶというものである（図1）」

 筋膜性歯痛の診断

1．DC/TMDに準拠した診断方法

前述のTravellとSimons3)は、ヒトの咀嚼筋部に高濃度の生理食塩水を注射することで、上下の歯で関連痛を感じることを報告した。その結果、咬筋部、側頭筋部、顎二腹筋前腹部をトリガーポイントとした関連痛パターンが、再現性をもってそれぞれの筋部に対応する上下の歯列に生じることを突き止め、これが筋膜性歯痛の基本的な病態として考えられるようになった（図2）。

専門学会で推奨している筋膜性歯痛の診断基準は、2014年に公示された顎関節症の国際的な診断基準であるDC/TMD（Diagnostic Criteria for TMD）6)の咀嚼筋における「関連痛を伴う筋膜性疼痛」の診断方法に準拠したものを用いている。具体的には、図3に示すように、咀嚼筋を代表して咬筋部と側頭筋部を9つの領域に分け、1kgの荷重で5秒間手指で圧迫したときに、患者が訴える歯痛が再現されるかどうかで判断する。

診断するうえでの注意点として、DC/TMDは原因不明の歯痛の診断ツールではなく、あくまでも顎関節症のスクリーニングツールであるため、筋膜性歯痛の症状が悪化している場合は1kgより少ない負荷で歯痛が再現され、軽症の場合は1kg以上の荷重が負荷されないと、問題の歯痛が再現されないケースがあることに注意されたい。

また、圧痛検査の他の診断方法として、過去においては打診が陰性であることを用いていた。しかし、筋膜性歯痛は歯根膜における圧痛も生じるため、打診は陽性となるケースが多く、注意を要する。現在では、歯原性歯痛との鑑別を打診検査で判断することはなくなった。

2．関連痛としての歯痛の捉え方

痛みの伝導路から関連痛を捉えてみると、咀嚼筋で受容された刺激は三叉神経の末梢神経（一次ニューロン）から脊髄に入り、三叉神経脊髄路核で脊髄神経（二次ニューロン）に伝達される。その後、刺激は脳に入って視床で脳神経（三次ニューロン）に伝えられ、最終的に大脳皮質知覚野に届くと、初め

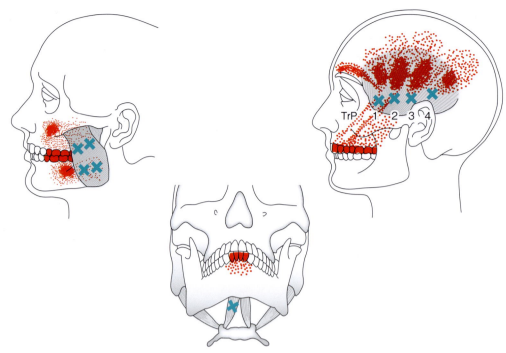

図❷ 歯に関連痛を生じさせる咀嚼筋部の筋膜性疼痛におけるトリガーポイント（×部）と関連痛部（赤点部）
（図左上が咬筋部、図右上が側頭筋部、図中央下が顎二腹筋前腹部）［参考文献3）より引用改変］

て痛みとして認識する。一方、歯髄や歯根膜から発する刺激も、咀嚼筋からの刺激と同じ経路を通過するため、咀嚼筋からの刺激が三叉神経脊髄路核で混線して脳に伝わり、歯の痛みと誤認してしまうのだろうという捉え方が従来から支持されている。この仮説は収束・投射説といわれている[7]。

また、最近の動物研究で、刺激の伝達路を追跡したところ、従来から思い込まれていた刺激部位に最も近い部分から脊髄に入るのではなく、脊髄に入る前に筋膜内を伝わり、別の部位から脊髄に入り込んでいることがあきらかとなった[8]。つまり、関連痛が生じる刺激は、早い段階で筋膜を伝わって別の経路から脊髄に入り込んでいる可能性が高いことが示唆されている。

このように、歯で痛みを感じていても、歯には原因がないことの理由があきらかになりつつある。

▶ **筋膜性歯痛の治療**

1. 安全性を最優先した治療を選択する

これまで述べてきたように、筋膜性歯痛の病態生理、発生メカニズムは、いまのところ仮説段階の域を越えることはなく、不明な点が多いため、治療法を1つに絞り込むことは困難である。前述のガイドライン[1, 2]では、患者の安全性を最優先して、非侵襲的な理学療法、薬物療法をファーストチョイスとし、セカンドチョイスとしてトリガーポイントインジェクションを選択することがスタンダードとなっている。

理学療法には、罹患筋部のマッサージ、ストレッチ、温熱・冷熱療法、LLLT（低出力レーザー療法）、鍼灸療法などが挙げられている。どのように筋膜性疼痛および筋膜性歯痛に作用しているかは不明な点が多いが、どちらのガイドラインも、その治療効果を高く評価している。家庭や職場でも患者が取り組める理学療法として、セルフケアを併用することも容易で、安全性を最優先するという点からも、理学療法は開業歯科医師のファーストチョイスとなっている。

薬物療法に関しては現在、筋膜性疼痛、あるいは筋膜性歯痛に有効とされる鎮痛薬は開発されていないことから、安全性を最優先して副作用の少ないとされるアセトアミノフェンを第一選択とすることが推奨されている。その他、チザニジンなどの中枢系筋弛緩薬を用いることもあるが、筋膜性疼痛に対す

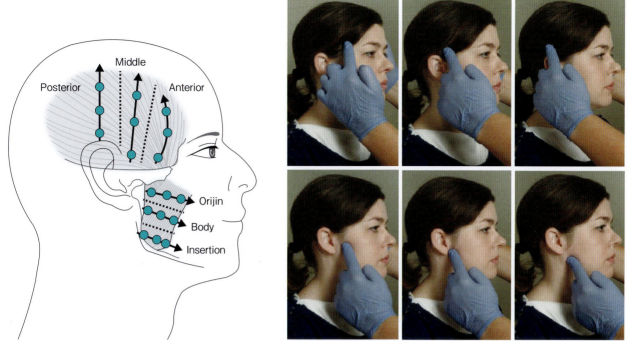

図❸ 歯に関連痛を生じさせる咀嚼筋部の圧痛検査の例。図左の青点が、圧迫部位の代表点（該当する筋を9つの領域に分けている）[参考文献6)より引用改変]

る作用機序は不明であり、奏効しないケースがある点に注意する必要がある。

トリガーポイントインジェクションは、罹患筋部に局所麻酔薬、あるいは生理食塩水を注入する療法である。本法は、身体の骨格筋部に比べて隙（げき）の多い咀嚼筋部に適用することが技術的に困難であったり、刺入の深さに意見の統一がみられなかったり、薬液を用いない鍼治療も効果が期待できるなど、不明な点が多い療法である。侵襲性も決して低くないことから、第一選択とすることは避けるほうが望ましい。

2．大切なのは患者に不安を与えないこと

筋膜性歯痛に悩んでいる患者は、歯に痛みを自覚しているにもかかわらず、その歯の治療をしてもいっこうに痛みが治まらず、心配と不安を募らせているケースが多い。前述のように、筋膜性歯痛は原因、診断、治療法のどれにおいても、不明な点が多い病態であるが、これまでの研究で、仮説ではあるものの、病態やメカニズムについての説明、痛み症状への対処が十分に可能となってきている。

歯科的な治療で緩解しなかったときに、「これで痛みがとれないはずはない！ あとは精神的なものとしか考えられない！」と、さらに患者の精神状態を追い込むような言動は慎むべきであり、早い段階で適切な対応を選択することが重要である。

【参考文献】
1) 日本口腔顔面痛学会診療ガイドライン作成委員会（編）：非歯原性歯痛診療ガイドライン, 2012. For citation: https://www.jstage.jst.go.jp/article/jjop/4/2/4_2_0/_pdf
2) 日本歯科麻酔学会「非歯原性（筋性・神経障害性・神経血管性）歯痛の診断と治療のガイドラインの立案」研究グループ（編）：非歯原性（筋性・神経障害性・神経血管性）歯痛の診断と治療のガイドライン, 2014. For citation: http://kokuhoken.net/jdsa/publication/file/guideline/guideline_toothache.pdf
3) Simons DG, Travell JG, Simons LS: Travell & siomns myofascial pain and dysfunction: The trigger point manual, 2nd ed. Lippincott Williams & Wilkins, Philadelphia, 1999.
4) Okita M, Yoshimura T, Nakano J, Motomura M, Eguchi K: Effects of reduced joint mobility on sarcomere length, collagen fibril arrangement in the endomysium, and hyaluronan in rat soleus muscle. J Muscle Res Cell Motil, 25: 159-166, 2004.
5) Schleip R, Klingler W, Lehmann-Horn F: Active fascial contractility: Fascia may be able to contract in a smooth muscle-like manner and thereby influence musculoskeletal dynamics. Med Hypotheses, 65(2): 273-7, 2005.
6) Schiffman E, Ohrbach R, Truelove E, et al.: Diagnostic Criteria for Temporomandibular Disorders (DC/TMD) for Clinical and Research Applications: recommendations of the International RDC/TMD Consortium Network* and Orofacial Pain Special Interest Group. J Oral Facial Pain Headache, 28(1): 6-27, 2014.
7) Kandel ER, Schwartz JH, Jessell TM, et al: Principles of Neural Science Fifth Edition. McGraw-Hill Companies, New York, 2013.
8) Taguchi T, John V, Hoheisel U, et al: Neuroanatomical pathway of nociception originating in a low back muscle (multifidus) in the art. Neurosci Lett, 427: 22-27, 2007.

Level Up & Hint
10章 痛みへの対応

[03] 神経障害性疼痛への対応

日本歯科大学 生命歯学部 小児歯科学講座／日本歯科大学附属病院 心療歯科診療センター　加藤雄一

臨床現場において、患者が訴える痛みにはいろいろな種類が見受けられる。たとえば、適切な根管治療を行った後、歯や歯周組織に異常は認められないにもかかわらず、長期にわたって疼痛を訴える患者も存在する。とくに歯内療法で苦慮する症例として、抜髄後の疼痛がある。このような疼痛を神経障害性疼痛と呼ぶことがあるが、抜髄した後の慢性疼痛をすべて神経障害性疼痛と呼称してよいのかについては議論の余地がある。しかし、本項では、抜髄後に生じる通常の歯科治療では改善しない疼痛を神経障害性疼痛として、その対応法について解説する。

治療法と治療方針

神経障害性疼痛でよく遭遇するものに、抜髄後の疼痛、および抜髄しても疼痛が消えなかったため抜歯したものの、それでも疼痛は消えずに続いてしまう抜歯後の疼痛が挙げられる。神経障害性疼痛に有効な薬剤として、歯科の保険で認められている薬剤には、アミトリプチリン（商品名：トリプタノール）、イミプラミン（商品名：トフラニール）、プレガバリン（商品名：リリカ）がある。これらの薬剤は、うつ病やてんかんに使われてきた歴史があるが、現在では慢性疼痛の治療に有効であるとされている。

このように、神経障害性疼痛の治療法の一つに薬物療法がある。そのうえで、治療者が患者と相談して治療方針を立てる必要がある。つまり、薬物療法を治療者や患者が行いたくないと思う場合や、口腔顔面痛や歯科心身症などの専門外来に紹介して、自分では治療しないという場合もあり得る。そのため、どこまで自分で治療するか、できるかといったことも踏まえて、対応することが重要である。

治療全体の流れ

それではどのようにして治療方針を立てていくのか、年齢や基礎疾患を考慮しながら、全体的な流れを考える必要がある。神経障害性疼痛を訴える患者は、以下のように大きく分けられる。
①身体疾患も精神疾患もない
②身体疾患を有する
③精神疾患を有する
④身体疾患と精神疾患を有する

何らかの疾患を有する患者には、必ず対診して抗うつ薬や抗てんかん薬が処方可能かを確認する必要がある。身体疾患がある場合には、前述の薬剤を処方できるか、患者のかかりつけ医に照会する。また、精神科や心療内科に通院中の患者では、すでに向精神薬を服用している場合や、精神疾患の身体症状の一部として、口腔内に疼痛が出現する場合もあるため、処方には慎重を要する。まずは精神科医に対診し、精神科で加療してもらうかを決める必要がある。付け加えるならば、眼科の疾患もしっかりと確認する必要がある。一部の緑内障患者にはアミトリプチリンなどの抗うつ薬は使用できないことがあるため、内科疾患だけではなく、眼科を含めた全身疾患の聴取、さらにはサプリメントの服用まで確認することも重要である。

親身な対応後の紹介

ここまで環境を整えられるかを考慮したうえで、自分が治療するか、専門外来に紹介するかを考える

と、多くの歯科医師は専門外来に送ろうと考えてしまうかもしれない。今日の診療において、身体疾患も精神疾患もない健康な患者は、減少していく一方である。ただし、専門外来でも同様に他科の照会を行ってから処方を行うため、もし専門外来に紹介する場合には、このような照会を行ってから患者を紹介すると非常にスムーズに診療ができる。このような対応は、患者からも治療者からもたいへん感謝されるというのが、専門外来の現場にいる者としての感想である。

ただわからない症状の患者が来たから大学に紹介するとなると、患者は見捨てられたと思い、不安を煽ることにも繋がるため、親身な対応が重要である。親身になるということは、長い時間、話を聞くことではなく、適切な対応をとっていくことに他ならない。神経障害性疼痛の対応とは、「薬を出して痛みが消えました」ということがすべてではなく、いままで対応に苦慮していた症状や患者に対して、短い時間、少ない労力で対処できるということも大事であり、延々と話に付き合うよりは、1、2枚の医療情報提供書を書いたほうがずっと楽なことが多い。これらのことを踏まえて、実際に処方するときの参考を挙げていく。

▶ 薬物療法の実際

疾患がない、もしくは対診して処方が可能であるなら、疼痛に対してアミトリプチリンが有効であることが多い。はじめに、患者の初診時における痛みのスケールをあらかじめ測定しておく。VAS(Visual Analog Scale) スケール（痛みを0～100で評価し、痛みがなければ"0"、いままでで最も痛かった痛みを"100"として、いまの痛みを示してもらう）が、最も簡便なツールとして使われている。

まず患者の痛みのVAS値を半分にすることを目標として設定する。経過が良好ならば、さらに疼痛を緩和させ、最終的には薬を必要としない状態を目標とする。

具体的な処方例として、まずはアミトリプチリン10mgを、相当する部位の末梢性神経障害性疼痛の病名で処方し、就寝前に服用してもらう。開始時は1週間後に薬の効果と副作用について評価する。朝まで眠気をもち越す場合などは、夕食後に変更することで、朝の眠気やふらつきを避けることもできるため、必ずしも就寝前でなくともよい。そのまま服用できそうであれば、20mgに増量し、また1～2週間後に来院してもらい、効果があれば2週間ごとに10mgずつ増量していく。この際、10mgや20mgでも痛みが消失する場合は増量の必要はなく、効果が認められた段階での処方量を維持する。

最大用量は、保険では150mgまで認められているが、50～75mgまで使用してもVASが初診時の50％以下にならない場合は、アミトリプチリンが合っていないと考え、他の薬剤への変更を考えたほうがよい。具体的には、50mgまで増量し、1ヵ月経過しても十分な効果が得られない場合は、専門外来に紹介したほうがよいだろう。

やがて痛みが消失したら、その用量で3ヵ月から半年ほど維持する。その後、漸減していくが、もし途中で痛みが再燃した場合は、痛みが消えるまで一度処方を前の段階に戻す。減量のペースは2週間から1ヵ月ごとに大体10～25mgずつ、最終的に薬は不要となるのが目標となる。

「治りそうな患者を選ぶ」こともポイントとして挙げられる。最初から難症例に付き合うよりは、簡単な症例で経験を積んでいくほうがよい。そのために、前述の他科への照会や服用状況の確認などを行い、患者を把握することが重要である。本項が日常診療のお役に立つことがあれば幸甚である。

Level Up & H!nt
10章 痛みへの対応

[04] 誤って抜髄しないための非歯原性歯痛の知識

日本歯科大学附属病院　口腔顔面痛センター　**石井隆資**

歯髄炎の痛みを訴える患者が来院した場合、その原因となるう蝕や露髄は視診、触診、X線診で発見できるが、象牙質亀裂は拡大視野下での精査が必要となる。亀裂が修復物下に存在し、除去しなければ診断できないこともある。また、う蝕がない歯でも、深い歯周ポケットが存在すれば、上行性歯髄炎を発症する可能性がある。

歯髄炎は歯原性であるので、歯やその周囲に原因が存在するはずである。さらに、歯髄炎に罹患していれば、健全歯と比較して歯髄診（冷熱診、温熱診、電気診）での反応が変動（上昇や低下）しているので、歯髄の反応を確認するために、歯髄診を確実に行う。

歯原性の要因が存在し、歯髄炎が生じても不思議でない場合は問題ないが、一通りの検査を行っても原因不明の場合は、非歯原性歯痛を考慮に入れなければならない。

 歯髄炎の痛みの特徴

歯髄炎の痛みを構造化問診票（表1）に当てはめると、炎症性の自発痛と理解できる。また、炎症性であるから、消炎鎮痛剤（NSAIDs）や痛みを感じている部位への局所麻酔が、痛みに対して奏効するはずである。消炎鎮痛剤で効果がない場合は、炎症性の痛みではない。

 歯髄炎様の痛みを呈する非歯原性歯痛

1．典型的三叉神経痛

自発痛ではなく、トリガーゾーン（触れるといつもの痛みが発生する場所）への刺激によって生じる誘発痛である。痛みの性状は、教科書には電撃痛と記載されているが、歯髄炎様の痛みを訴える場合もある。通常、中高年で発症するが、若年者で同様の症状を呈した際は、脳腫瘍などが原因の場合もあるので、ただちに脳神経外科などを紹介する。

治療：三叉神経痛の疑いでMRIを撮影し、診断がつけばまずは薬物療法を行う。

2．有痛性三叉神経ニューロパチー

1）**帯状疱疹による歯痛**：三叉神経に帯状疱疹が生じた場合、顔に皮疹が出れば診断はつきやすいが、無症候性の場合は診断が非常に困難である。神経を介してウイルスが歯髄内に侵入し、神経を破壊して歯髄炎様の痛みを訴える。不可逆的な破壊が起きれば抜髄もやむを得ないが、臨床症状のみでは確実な診断は下せない。神経が破壊されていても、血流があれば歯髄は生活しているが、歯髄診のみでは判断は不確定なので、歯の変色やX線写真上の歯根膜腔の拡大などによって生死を判断する。

治療：急性期痛がある場合は皮膚科、内科を紹介する。歯髄に急性症状がある場合は抜髄もやむを得ない。

2）**帯状疱疹後神経痛（PHN）**：帯状疱疹治癒後もひりひり焼けるような痛みがあると訴える。治療を受けていれば既往歴の問診から予測できるが、未治療の場合はその判断が難しい。アロデニア（通常では痛みと感じない刺激を痛みと感じてしまう。通常は刺激を止めればその感覚も止まるが、その部分は感覚が残る）が特徴的な症状で、触刺激、温刺激、カプサイシン（トウガラシ）などの刺激で症状を訴える。

3）**外傷性神経障害**：痛みを訴える部位またはその

表❶　構造化問診票

1	部位	歯
2	発現状況	徐々に悪化してきた。治療せずに放置していたら、痛くなった
3	経過	前はしみるだけだったが、いまは何もしなくても痛い。痛くて寝られなかった
4	性状	ズキンズキンする痛み
5	強度	VAS50～100
6	頻度	前は飲食時に痛んだが、いまはずっと痛い
7	持続時間	何もしなくてもずっと痛い
8	時間的特徴	夜、寝ると痛い
9	増悪因子	温かい飲食物、入浴、飲酒、横になる
10	緩和因子	痛み止めを飲む。氷を口に含む
11	随伴症状	ない
12	疼痛時行動	じっとしている。歯を冷やす

周囲で抜髄、抜歯、歯肉の切開、インプラントの埋入、外傷の既往がないかを聴取し、アロデニア、感覚低下、感覚鈍麻がないかを精査する。抜髄、抜歯は歯髄や歯根膜を引きちぎり、切開は微小な神経を切断し、インプラント埋入や外傷も神経に損傷を与えており、外傷性神経障害が発症する可能性もある。
治療：PHN も外傷性神経障害も、痛みを訴えている部位に歯がなければ誤って抜髄されることはないが、歯が存在すれば抜髄の危険に晒される。アロデニアなどの感覚異常が存在し、神経障害性疼痛という診断がつけば、薬物療法を行う。

3．神経血管性

患者は、歯が原因で頭痛が発生すると思っているので、痛みの特徴をよく聴取する。
1）**片頭痛**：片側性、拍動性の頭痛で悪心、嘔吐、光過敏、音過敏などを伴う場合がある。前兆として閃輝暗点（目の前にチカチカとする、ギザギザした光が現れる、視野の一部が見えにくくなる）が出現することもある。身体を動かすと症状が悪化する。上顎臼歯に歯髄炎様の歯痛を訴える。
2）**群発頭痛**：想像を絶するような目の奥の激しい痛み（VAS100）を訴える。痛みの発作に自律神経症状（患側の流涙、鼻水、発汗、結膜充血など）を伴う。頭痛は飲酒により必発する。上顎臼歯部の激痛を訴える。
治療：頭痛が疑われる場合は、日本頭痛学会専門医のいる医療機関（神経内科、頭痛外来など）を紹介する。

4．上顎洞性

歯性上顎洞炎の原因歯に近隣する生活歯の根尖が洞内に突出している場合、上行性歯髄炎に罹患する可能性がある。同様に、鼻性上顎洞炎に罹患している洞内に根尖が突出している生活歯は、上行性歯髄炎に罹患する可能性がある。
治療：あきらかに上行性歯髄炎を発症している場合は抜髄。上顎洞炎は、歯性であれば原因歯の治療、口腔外科への紹介、鼻性であれば耳鼻科を紹介する。

5．特発性

原因不明の場合を特発性という。抜髄をしたら一時的に痛みが治まったが、その痛みが他の歯に移動したという場合は、注意が必要である。
治療：口腔顔面痛の専門医、ペインクリニックなどを紹介する。紹介する場合は、口腔内を精査し、歯科的な原因は除外した旨を紹介状に記載する。

歯髄炎様の痛みを訴える患者が来院したが、歯髄炎とは症状が違うと感じた場合、痛みの原因が特定できていないにもかかわらず、「抜髄したら痛みが治まるかもしれない」という判断で抜髄を行ってはならない。非可逆性歯髄炎と確定診断が付かなければ、抜髄は絶対に行ってはならない。「知らない病気は診断できない。診断できなければ治せない」というが、診断の引き出しのなかに非歯原性歯痛が存在しなければ、探しても絶対にみつからない。しかし、非歯原性歯痛の知識があれば、誤った抜髄を回避することができる。

Level Up & H!nt
10章 痛みへの対応

[05] 急患の急性歯髄炎への対応

東京都・川勝歯科医院　田中利典

当日の電話で急に来院した患者が急性歯髄炎を起こしていた場合、限られた時間でわれわれ術者は何ができるであろうか。「急性歯髄炎」＝「抜髄」＝「根尖まで歯髄組織を取る」と考えて処置を開始すると、複根管の大臼歯などでは適切に対応するには十分な準備と時間が不足してしまい、現実的ではない。しかしながら、日々の臨床現場では制約のあるなかでも、医療従事者として患者の痛みを取り除くためのベストなアプローチが求められる。

本項では、急性歯髄炎の痛みに対する臨床上の勘所を3つにまとめる。

▶「急性歯髄炎」＝「抜髄」と考える前に

抜髄は根尖孔付近で神経線維の挫滅切断を行う侵襲的治療であるが、急性期に無理にこれを行うと、処置そのもので歯痛を悪化させることになりかねない。術前の症状が強いと刺激に対する痛みの閾値が下がっており、麻酔が効きにくく[1]、慢性疼痛や神経障害性疼痛を引き起こす可能性もある[2]。

また、歯科治療における痛みと不安の区別は難しく、患者の不安が痛みの閾値を下げるだけでなく、通常は痛みと感じない刺激でも痛いと感じてしまうこともある[3]。そのため、急患時の対応では、無理にすべての根管の歯髄組織を根尖まで取り除くような積極的介入はせず、歯冠側の歯髄組織（大臼歯の場合は根管口上部の歯髄）除去までとし、次回以降に根尖側の治療を行うとよい。したがって「急性歯髄炎」＝「部分断髄」と捉え、次回の予約で「抜髄」するのである（図1〜4）。

これは歯髄の様子を組織学的に捉えるとわかりやすい。通常はう蝕などによって歯髄上部から炎症・感染が生じる。炎症による血管の拡張・透過性亢進[4]や細菌による歯髄の組織破壊が始まるわけだが、初期の段階ではまだ根尖部の歯髄組織は正常である[5]。したがって、炎症の強い部分、すなわち歯髄腔の歯髄組織を取り除いてみて、根管からの出血が落ち着くようであれば部分断髄として終了することが可能となる。なぜなら、出血がコントロールできるのであれば、深部歯髄の炎症具合はまだ深刻ではないからである。

このような次回抜髄を前提に部分断髄を行うアプローチは、急患対応の一つとして、海外ではよく行われている。その際の根管貼薬剤は、日本でいまだに手に入る為害性・発がん性のある薬剤ではなく、水酸化カルシウム製剤でまったく問題ない。この急性歯髄炎の部分断髄（エマージェンシーパルポトミー）で重要なことは、「断髄時の適切な止血」に加えて、「刺激物質（う蝕や炎症の強い歯髄）の除去」と「緊密な仮封」である[6]。

▶ 術前・術後の処方

急患で歯科医院を受診するまで、患者はある程度の期間、痛みを我慢している。そのため、治療開始前には中枢系に作用する薬剤であるアセトアミノフェンを飲んでもらうとよい。末梢系に作用するNSAIDsの術前投与も術後疼痛を抑えると報告されている[7]。いずれにしても、処置の30分ほど前に鎮痛剤を使用すると、患者の心理面にも効果が期待できるだろう。

処置直後では局所鎮痛を期待してNSAIDsを、

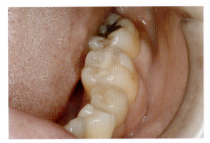
図❶ 42歳、女性。6に長引く冷水痛があり、最近は温水痛も強くなってきたとのこと。咬合面の修復物は除去され、グラスアイオノマーセメントで、1ヵ月ほど様子をみている状態であった

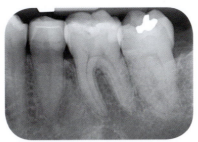
図❷ 6の根尖部に透過像は認められないが、歯髄腔の狭窄が認められる。5にはより歯髄に近接した修復処置がなされているが、歯髄診断では正常の範囲内の反応であった

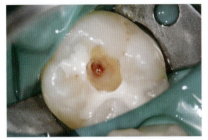
図❸ 応急処置として歯髄腔の歯髄組織を除去することとした。髄角に達したところで、歯髄腔からの出血を確認

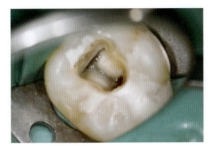
図❹ 遠心根管よりしばらく出血が認められたものの、次亜塩素酸ナトリウムの洗浄を続けたところ、最終的に止まった。いずれの根管内部にもファイルをまだ挿入していない。この後、水酸化カルシウムを貼薬し、二重仮封を行った。NSAIDsとアセトアミノフェンを処方し、4時間おきに交互に服用してもらうように指示した

理論的にはNSAIDsとアセトアミノフェン併用による処方（頓服でなく分服）が望ましい[8]。歯髄を切断するにあたり、麻酔下で治療を行っていたとしても、組織損傷が起こっていることには変わりない。とくに根尖部の歯髄まで取り除く抜髄時は、「処置後は歯髄が取り除かれているので、痛みはもう出ないはず」と処方を怠ると、抜髄後の慢性疼痛で治療が立ちいかなくなる場合もある。疼痛管理のために、上手に鎮痛剤を活用したい[9]。

咬合を落とすか、そのままにするか

急性歯髄炎での根管治療で咬合を落とすと、術後疼痛が抑えられると報告されている。とりわけ①歯髄反応が認められ、②打診痛があり、③X線写真で根尖部透過像が認められず、④術前にすでに疼痛が認められた場合、咬頭の削除を行うと術後疼痛を有意に抑えることができる[10]。行うのであれば、前述の部分断髄のタイミングがよいだろう。

ただし、極端に咬合面を落とした後に治療が長引いてしまうと、対合関係に変化が生じてしまいかねない。「咬頭削除」というより「咬合調整」のイメージで、対合との咬合接触点を取り除くくらいがよいだろう。

上記治療内容を保険算定の流れのなかでうまく取り入れると、痛みだけではなく、結果的に患者の不安も取り除くことができ、根管充填やその後の補綴治療がスムーズに進みやすい。「急患」という予定外の環境でも的確に対応できるよう、時間軸で抜髄処置を捉えるとよいだろう。

【参考文献】

1) Wallace JA, et al: A pilot study of the clinical problem of regionally anesthetizing the pulp of an acutely inflamed mandibular molar. Oral Surg Oral Med Oral Pathol, 59(5): 517-21, 1985.
2) Oshima K, et al: Clinical investigation of patients who develop neuropathic tooth pain after endodontic procedures. J Endod, 35(7): 958-61, 2009.
3) Litt MD: A model of pain and anxiety associated with acute stressors: distress in dental procedures. Behav Res Ther, 34(5-6): 459-76, 1996.
4) Kim S: Neurovascular interactions in the dental pulp in health and inflammation. J Endod, 16(2): 48-53, 1990.
5) Ricucci D, Siqueira Jr, José F: Endodontology an integrated biological and clinical view. Quintessence Publishing Co, 2013.
6) Hasselgren G and C Reit: Emergency pulpotomy: pain relieving effect with and without the use of sedative dressings. J Endod, 15(6): 254-6, 1989.
7) Jackson DL, PA Moore and KM Hargreaves: Preoperative nonsteroidal anti-inflammatory medication for the prevention of postoperative dental pain. J Am Dent Assoc, 119(5): 641-7, 1989.
8) Moore PA and EV Hersh: Combining ibuprofen and acetaminophen for acute pain management after third-molar extractions: translating clinical research to dental practice. J Am Dent Assoc, 144(8): 898-908, 2013.
9) Hargreaves K, Abbott PV: Drugs for pain management in dentistry. Aust Dent J, 50: S14-22, 2005.
10) Rosenberg, PA, et al: The effect of occlusal reduction on pain after endodontic instrumentation. J Endod, 24(7): 492-6, 1998.

Level Up & Hint
10章 痛みへの対応

[06] 急性化膿性根尖性歯周炎への対応

日本大学歯学部 歯科保存学第Ⅱ講座　林 誠　小木曽文内

根尖性歯周炎は、根尖孔を通じて病原性因子が根尖部歯周組織へ波及した炎症性疾患であり、急性症状（強い痛みや歯肉の発赤・腫脹など）を伴って膿瘍形成が生じた場合、急性化膿性根尖性歯周炎と診断される。病原性因子は、根管内の細菌およびその産生物であり、これらを除去する感染根管治療によって治癒に向かうと考えられる。しかしながら、この時期の根管拡大・形成は、病原性因子の押し出しによって症状を増悪させるため、まず根治療法を実施する前に疼痛を緩解させる治療（対症療法）を行い、急性炎症の慢性炎症化を図ることが重要となる。

▶ 急性化膿性根尖性歯周炎のステージ

1. 歯根膜期
初期の状態で、歯根膜に炎症が限局している時期である。鈍い自発痛、歯の挺出感、咬合痛および打診痛などが認められる。X線所見では、根尖部周囲に限局した歯根膜腔の拡大が観察される。

2. 骨内期
歯槽骨内に炎症が拡延して膿瘍を形成する時期であり、自発痛、咬合痛および打診痛は強くなり、根尖相当部歯肉には発赤、腫脹がみられるようになる。また、所属リンパ節の腫脹・圧痛も発現し、発熱や倦怠感など、全身状態の悪化を生じさせることもある。X線所見では根尖部歯槽硬線の消失が観察され、X線的潜伏期では明確な透過像が認められないことも多い。

3. 骨膜下期
膿瘍形成が骨膜直下まで波及し、自発痛、咬合痛、打診痛などがいっそう激しくなる。根尖相当部歯肉の発赤、腫脹と所属リンパ節の腫脹・圧痛および顔面の腫脹もみられる。全身状態はさらに悪化して、発熱は39℃以上に達することもあり、それに伴い悪寒・戦慄が生じる場合もある。X線所見では、び漫性の透過像として観察される（図1a）。

4. 粘膜下期
末期の状態であり、膿瘍が骨膜を破って粘膜直下に膿汁が貯留する時期である。歯肉の腫脹や顔貌の変化は増大するが、組織内圧の低下で急性症状は軽減してくる。粘膜直下に膿瘍が存在するため、歯肉は腫脹し（図2a）、触診で波動を触れ、X線所見ではび漫性の透過像として観察される（図2b）。

▶ 急性化膿性根尖性歯周炎への対症療法

対症療法はステージによって、以下の方法の組み合わせで行われる（表1）。

1. 咬合調整
すべてのステージで、歯根膜の腫脹によって患歯は歯冠側方向に押し上げられて挺出し、対合歯との早期接触で疼痛を増悪させることがある。とりわけ歯根膜期では激しい自発痛がなく、咬合痛は患者にとって主な不快症状となる。このような場合、咬合調整で患歯の安静を保ち、疼痛の緩和を図る。

表❶　急性化膿性根尖性歯周炎の各ステージにおける対症療法

		咬合調整	排膿路の確保		薬物療法
			根尖孔の穿通	切開・排膿	
急性化膿性根尖性歯周炎	歯根膜期	○			△
	骨内期	○	○		○
	骨膜下期	○	○		○
	粘膜下期	○	△	○	○

○：有効な対応、△：症例によっては有効な対応

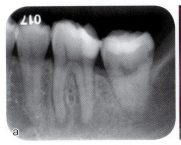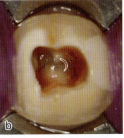

図❶ 根尖孔の穿通で、根管から排膿を促す。a：⌈6根尖相当部にび漫性の透過像を認める。b：根尖孔の穿通により、排膿を促す

2．排膿路の確保

膿瘍形成によって亢進した組織内圧が疼痛の原因であるため、各ステージに適した内圧を下げる治療法を選択し、排膿を促して疼痛を取り除く。

1）根尖孔の穿通

排膿路の確保を、歯冠側から根管経由で行う方法である。骨内期および骨膜下期で行われ、Kファイルやリーマーを1～2mm根尖孔を超えて穿通することにより、根管から排膿を促す（図1b）。その際の太さは最小限とし、25号程度までにしておいたほうがよい。太すぎると根尖孔の破壊を招き、その後の感染根管治療が困難となる。また、持続的に排膿が認められる場合、仮封で根管を密閉せず、根管開放療法を行う。本法には、サンダラック®を含む小綿球を設置する方法や、仮封材に小孔を開ける穿通仮封法（Weiserの仮封）があり、食片圧入を防止しながら内圧軽減を促すことができる。

2）切開・排膿

根管を介さず排膿路の確保を行う方法である。粘膜下期で行われ、貯留した膿瘍に対して外科的に歯肉粘膜を切開する。切開には表面麻酔で可能な場合もあるが、一般的に局所麻酔が必要になる。その際には、切開する腫脹部を取り囲むように浸潤麻酔（周囲麻酔）を行い、誤って腫脹部に直接麻酔液を注入して、疼痛を激化させないように配慮する。排膿を持続的に促す場合には、ラバーダムの小片などを切開部に挿入して積極的なドレナージを行うこともある。骨膜下期でも腫脹が認められることもあるが、粘膜下期では触診により波動を触れ、過酸化水素で清拭するとカタラーゼ反応の発泡作用によって白濁が認められる（図2c、d）。

3．薬物療法

急性症状が激しいステージでは、抗菌薬と消炎鎮

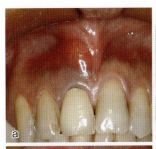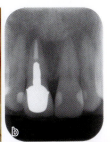
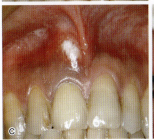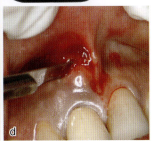

図❷ 切開・排膿により、根管外から排膿を促す。a：⌈1根尖相当部歯肉に発赤、腫脹を認めた。b：⌈1根尖相当部にび漫性の透過像を認めた。c：過酸化水素によってカタラーゼ反応が生じ、歯肉表面は白濁した。d：周囲麻酔を施行後、切開・排膿を行った

痛薬の経口投与が有効である。投薬に先立って、薬物アレルギーの既往や常用薬などについて情報を聴取し、薬の副作用や相互作用について事前に説明しておくことを忘れてはならない。

1）抗菌薬

抗菌薬の使用には原因菌を的確に同定し、抗菌力を示す薬剤を選択する必要がある。しかしながら、急性化膿性根尖性歯周炎は口腔常在菌の複合感染であることから、推定される原因菌に有効な抗菌薬を選択する。選択薬としては広域性で殺菌力の強いアモキシシリン（サワシリン®、他）などのペニシリン系を、ペニシリンアレルギーがある場合はアジスロマイシン（ジスロマック®、他）などのマクロライド系などを選択することが推奨されている[1]。

2）消炎鎮痛薬

急性炎症の消炎と疼痛軽減を目的とし、消炎鎮痛薬を投薬する。選択薬としては、鎮痛作用に優れ、消化器症状の少ないロキソプロフェンナトリウム（ロキソニン®、他）などの非ステロイド性抗炎症薬（non-steroidal anti-inflammatory drugs：NSAIDs）を選択することが多い[2]。

【参考文献】
1) 金子明寛，青木隆幸，池田文昭，川辺良一，佐藤田鶴子，津村直幹：JAID/JSC 感染症治療ガイドライン2016－歯性感染症－．日本化学療法学会雑誌，64（4），2016．
2) 朝波惣一郎，王宝禮，矢郷香：薬'17/'18－歯科 疾患名から治療薬と処方例がすぐわかる本－．クインテッセンス出版，東京，2016．

[07] 根管治療後の術後疼痛

熊本県・ホワイト歯科グループ熊本　中川寛一

根管治療に際して痛みを訴え、長期間の治療を余儀なくされたり、なかなか根管充塡に結びつかない症例がある。これらの共通項を整理すると、処置を始めるに際しての基本的な事項の欠如が多く指摘される。たとえば、下記が挙げられる。

- 軟化象牙質の取り残し
- 仮封の質
- 根管清掃

ラバーダム防湿の是非や隔壁調製の有無はいうまでもなく、結果として、根管の無菌化が進まず、再感染の恐れなど、痛みの原因には事欠かない。

▶ 抜髄後の痛み

①診断の誤り（根尖歯髄まで感染が進み根尖性歯周炎との境界領域疾患である場合）
②残髄炎（残遺歯髄の歯髄炎）
③根管内血餅
④再感染
⑤偶発症（根管壁穿孔など）
⑥歯周疾患関連
⑦未処置根管の存在

以上のように、根管内に原因があると限定して考えてみても、多くの場合根管清掃の不備と、う窩の処置に問題があると考えられる。

術後疼痛を訴える患者の根管内をマイクロスコープで観察すると、清掃の不備が多くの症例に認められる。感染の状況に応じて適切な根管拡大を行い、加えて徹底的な洗浄を行うことが大切である。この点に関しては、対応として根管治療薬の選択よりも重要であると考えている。

一法として、根管内の加温洗浄も効果的で、次亜塩素酸ナトリウム溶液（5％程度、ネオクリーナーなら倍希釈）を50℃以上に温め（例：紙コップに熱湯を入れて湯浴）、洗浄する。洗浄の効果はマイクロスコープで確認できれば、より効果的である。現状、過酸化水素との交互洗浄は必須ではない。最終的に、超酸性水や精製水で洗浄する。

このように考えると、根管清掃を水だけで行うことは容認できるものではない。

▶ 感染根管の場合

さらに一歩進んだ洗浄を考える必要がある。十分な根管清掃がなされていないと、根尖孔の必要以上の拡大創傷面の拡大や、感染した未処置領域を残すことに繋がる。拡大後の急性発作はさまざまなタイプのアレルギー反応であり、治療用機器の操作や拡大手順にも留意する必要がある。

いずれにしても、マイクロスコープは必須アイテムである。処置対象と周囲の環境を確認できるメリットを有する。いまや、根管治療を手探りで行う時代ではない。

▶ 根管充塡後の痛み

根管充塡法、根管充塡の状況、痛みにかかわる領域、時期と持続期間によって、対応は異なる。これらは、根尖部によるもの、根側を含む歯周組織全域によるもの、根管充塡直後、あるいは一定期間経過後のもの、短期あるいは中・長期的な発現など、痛みの状況は大きく異なっている。

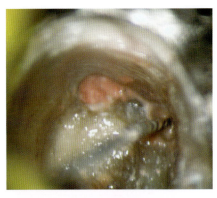

a：仮封の不備と未処置根管。再感染や持続的な疼痛の原因となる

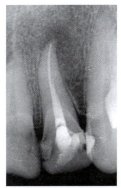

b：根尖部における根管の彎曲と感染領域の残存。感染を伴う既存の根管の残存は疼痛の原因となる

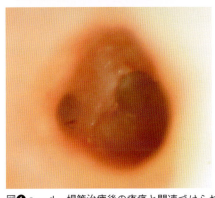

c：根尖部における穿孔。根尖部の穿孔は新たな感染源となり、疼痛の原因となる

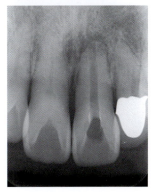

d：根尖孔の過形成。根尖孔の過拡大は歯質の損傷や感染歯質の残存を惹起し、疼痛の原因となる

図❶a〜d　根管治療後の疼痛と関連づけられる根管治療のエラー

痛みの原因――根尖部へのアプローチ

まずは、根尖部まで器具を到達させる必要がある。著しく狭窄した根管や彎曲根管では、パスファインディング（根管口から根尖孔までの経路の確保）が困難で、この段階でつまずくことが往々にして起こり得る。

根尖までの抵抗因子にはさまざまなものが考えられるが、まずは根管上部において器具の進行を規制している構造物を除去することにより、根尖側へのアプローチが可能となる。また、生理的な変化による抵抗因子の他にも、医原性によるものも存在する。

根尖孔付近では、根管横断面が楕円形となっており、楕円長径を含めて拡大することが必要である。これは、初期適合号数から3サイズ上げて形成することにより、可能となる。しかし、もとより不規則な形態を呈する根管にファイルで拡大したといっても、正円形になりにくく、楕円形や涙形に避けて亀裂を生じることがある。

また、強い彎曲根管などの根管上部の経路を確保せずに無理な揉み込み操作を行うと、ファイルのたわみによって不正形態を付与することにもなる。

これらによって破壊された根尖孔部は、残存した感染歯質を除去することが困難になるだけではなく、それ自体が感染源となるため、治癒を妨げ、疼痛の原因ともなる。前述した解剖学的構造を熟知したうえで、根尖部の形成は行うべきである。また、症状の回復が認められないからといって、根尖孔部の形成だけを繰り返し、結果として、本来の根尖孔を破壊することは避けなければならない。

●

X線写真や根管探索時の感覚から根管内をイメージし、根管全体を清掃、消毒することが重要である。根管拡大および根管形成の目的は、根管の歯髄組織や汚染物の清掃（除去）を行うことと、根管を根管充填に適した形態へと整備することである。これらの目的を達成していない場合は、高い確率で術後の痛みや根管充填のエラーが発生することは避けられない。

最後に症例を供覧する（図1 a〜d）。

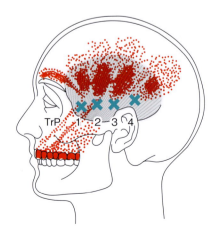

11章 トピック

Level Up & H!nt

- [01] 歯内療法が担う歯の細胞バンク
  ポジティブな抜髄治療のススメ ……… **172**
- [02] 生物学的歯内療法 ……………………… **176**
- [03] バイオフィルム …………………………… **178**
- [04] MTAの臨床 ……………………………… **180**
- [05] パルプ・リバスクラリゼーション ……… **184**
- [06] 歯内歯周疾患への対応 ………………… **188**
- [07] CBCTとマイクロスコープを用いた
  歯内療法 ………………………………… **192**
- [08] Internal Apicoectomy：マイクロスコープ
  を用いた新たなアプローチ …………… **196**
- [09] 磁力を用いた根管からの
  破折ファイル除去 ……………………… **200**

Level Up & H!nt

11章　トピック

[01] 歯内療法が担う歯の細胞バンク
ポジティブな抜髄治療のススメ

日本歯科大学生命歯学部　発生・再生医科学講座　**中原 貴**

▶ バイオ再生医療の到来

　再生医療にもさまざまな手法があるが、主に2つのアプローチに分けられる。1つは、バイオマテリアルや成長因子などを用いる再生医療であり、医用材料や医薬品として多くの治療法が、医科・歯科の臨床に投入されている。もう1つは、骨髄細胞やiPS細胞などの"細胞"を用いる再生医療である。

　端的にいえば、前者は細胞を用いない再生医療であり、後者の細胞を用いる再生医療のことを、筆者は「バイオ再生医療」と名づけた[1]。このバイオ再生医療は、とくに医科において、21世紀に入ってから急速な発展を遂げた。その代名詞ともいえるiPS細胞は、再生医療関連のニュースとして日常的に見聞きするようになり、もはや知らぬ者はいないといっても過言ではない。

　一方、歯科では、窩洞充塡や欠損補綴による材料主体の治療が長らく行われてきた。しかし最近、医科と等しく、歯科においてもバイオ再生医療の気運が高まっている。その主役となる細胞が、乳歯や智歯から得られる"歯髄細胞"である（図1）。

▶ 歯髄細胞のポテンシャル

　歯髄細胞は、これまで医療廃棄されてきた抜去歯から、歯髄組織を取り出して体外で培養することができる。そして、適切な培養条件の下で、歯髄細胞は骨芽細胞や神経細胞など多種類の細胞に変化する能力（多分化能）を有し、医科で広く知られた骨髄細胞と比べても遜色ない。

　さらに、両者を同時に培養して細胞増殖を比較すると、歯髄細胞は骨髄細胞よりも約3～4倍の高い増殖を示す（図2）[1]。この歯髄細胞の高い増殖能は、患者の年齢や性別に左右されることなく、歯髄細胞を培養すれば短期間で大量に増やすことができる点で、バイオ再生医療に有利な細胞といえる。

　すでに歯科臨床では、培養で増やした患者自身の歯髄細胞を抜髄根管に移植することにより、う蝕による不可逆性歯髄炎に罹患した失活歯に、歯髄を再生する臨床研究が実施された。最近の報告によると、細胞移植による目立った為害作用は認めず、良好な臨床的治癒を認めたとされている[2]。

　加えて、動物実験レベルではあるが、神経疾患や筋疾患などの全身疾患モデル動物に歯髄細胞を移植することにより、治療効果を認めた報告が続出している[1]。したがって、歯髄細胞は歯科疾患のみにとどまらず、全身疾患に対するバイオ再生医療にも有用であることがわかってきた。

▶ 歯の細胞バンクの登場

　ところが、歯髄細胞を用いるバイオ再生医療の普及には、解決すべき重大な課題が存在する。それは、患者の歯髄細胞が必要であること、すなわち患者自身が咬合に関与しない不要な歯を有することが必要である。その歯を治療抜歯して歯髄細胞を得なければ、バイオ再生医療を受けられない。

　この課題を解決するのが、これからの歯科が新たに提供するサービスとなる「歯の細胞バンク」である[3～5]。歯の細胞バンクは、従来は医療廃棄されていた抜去歯を再利用し、バイオ再生医療に向けた高いポテンシャルを有する歯髄細胞を培養し、凍結保

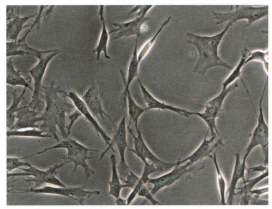

図❶　培養中の歯髄細胞

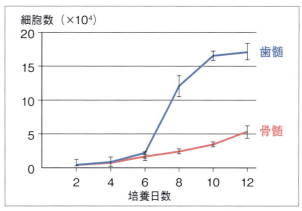

図❷　歯髄細胞と骨髄細胞の増殖能の比較

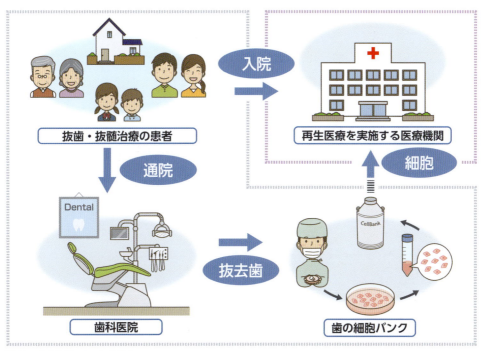

図❸　歯の細胞バンクの流れ

存することによって、将来の患者自身の疾患治療に活用するための医療インフラである（図3）。近年、歯の細胞バンクはベンチャー企業や大学が参入し、にわかに注目を集める新領域となっている。

患者の歯髄細胞を獲得する典型的な手段は、乳歯や智歯、あるいは矯正治療における小臼歯などの抜歯治療である。これまで筆者は、歯の細胞バンクの契機となる歯科治療として、患者の多くが経験する抜歯治療を推奨してきた。加えて、最近では後述する歯内療法を活用した、新規の歯髄細胞の獲得法を提案している[6]。

抜髄治療のパラダイムシフト

患者の歯髄細胞を得るためには、最初に抜去歯の歯髄組織の採取が必要である。治療抜歯された抜去歯を歯の細胞バンクへ搬送し、抜去歯を割断した歯髄腔から歯髄組織を取り出して培養を行うのが一般的な手順となる。

他方、日常臨床のなかで歯髄組織を採取できるケースとして、治療抜歯の他にも適した歯科治療がある。それは、歯内療法の一つである抜髄治療である。ただし、注意を要するのは、いわゆる感染根管治療として行われる感染歯髄の抜髄は、歯の細胞バンク

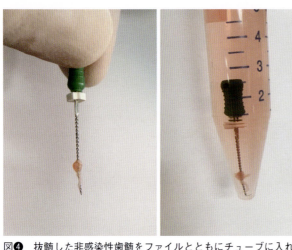

図❹ 抜髄した非感染性歯髄をファイルとともにチューブに入れ、歯の細胞バンクに送付する一例

図❺ 歯の細胞バンクに適用できる非感染性歯髄の抜髄症例

1. 補綴治療の前処置
2. 知覚過敏
   1）生活歯
   2）補綴治療歯
   3）歯周治療後の根面露出
   4）楔状欠損
3. 外傷による脱臼歯
4. 矯正治療による歯根吸収歯

には適用できない点である。歯髄細胞の培養は完全な無菌状態で行われるため、歯の細胞バンクに供する歯髄組織は、細菌感染がない歯髄が適している。そのため現在では、種々の理由によって非感染性歯髄を抜髄せざるを得ない症例において、新たに歯の細胞バンクという選択肢が生まれている（図4）。

歯科医院の院長にとって、痛みは自院の評判を左右する懸案事項である。「あの歯医者に行くと、痛いことをされる」などと言われようものなら、たちまち口伝てに噂が広まり、自院の経営を痛撃するであろう。そのため、一般的に大学病院よりも歯科医院の歯科医師のほうが痛みに敏感であり、無痛治療に努めるという患者への配慮が目立つ。

こうして、無痛治療の延長線上に存在する非感染性の抜髄治療は、歯の細胞バンクに適用できる歯髄組織を得る有用なチャンスとなった。

以上を踏まえて、細菌感染のない歯髄を抜髄する症例を具体的に挙げてみたい（図5）。

1．補綴治療の前処置

歯列不正など、さまざまな理由によって補綴治療は行われるが、抜歯や矯正治療が困難な症例では、前処置として便宜抜髄を行うことがある。この当該歯の歯髄は健全なので、歯の細胞バンクの適用となる（図6）。

2．知覚過敏

1）生活歯

個々の患者により、痛みに対する耐性は異なる。なかには日々の知覚過敏に悩まされ、その痛みから完全に解放されたい患者もいる。その当該歯の抜髄処置で得られる歯髄は非感染性なので、歯の細胞バンクに適した組織となる。

2）補綴治療歯

クラウンやブリッジなどの補綴処置を施した生活歯においても、知覚過敏が生ずることがある。こうした補綴治療歯の抜髄処置は、非感染性の歯髄が得られる貴重な症例である。

3）歯周治療後の根面露出

歯周治療によって歯周病が治癒した歯において、歯根面が露出することによって知覚過敏を生じるケースは多い。このとき、当該歯の歯髄は非感染性なので、知覚過敏の治療目的で抜髄した歯髄は、歯の細胞バンクに活用できる貴重な細胞ソースとなる。

4）楔状欠損

過度な咬合力を生ずるブラキシズム、クレンチング、咬合干渉などは、その過大な負荷によって当該歯に楔状欠損が生じることがある。これも知覚過敏を引き起こして痛みに敏感な患者には苦痛であり、抜髄処置を希望するケースがある。この場合も、歯髄自体は非感染性なので、歯の細胞バンクの適応となる。

3．外傷歯

小児患者で多く見られるケースとして、転倒などで乳歯を脱臼した際、整復固定した後に抜髄することがある。偶発事故で脱臼した歯の歯髄は、迅速に

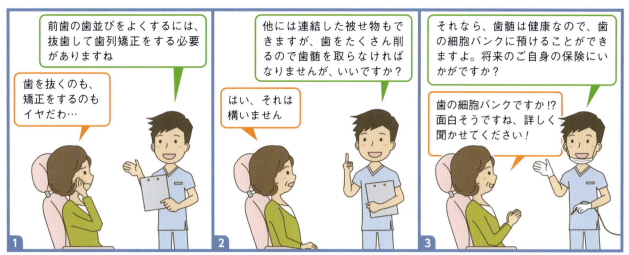

図❻ 補綴治療の便宜抜髄にあたり、患者に歯の細胞バンクを勧める一例

対処すれば感染している可能性は低いので、歯の細胞バンクに供することができる。

4. 歯根吸収歯

たとえば矯正治療において、過度な矯正力が当該歯に歯根吸収を引き起こすことがある。このケースでは、矯正力の除去と当該歯の抜髄が行われる。矯正治療歯の歯髄は細菌感染がない組織なので、歯の細胞バンクに適している。

歯内療法のポジティブな担い手

前述の歯髄の抜髄治療は、患者にとっては痛みが消失するメリットはあるものの、やはり非感染性の歯髄組織を除去するマイナス面が否めない治療である。けれども、歯の細胞バンクの視点でみれば、一見マイナスにみえた抜髄治療が、将来の医療の保険を担保するプラスの歯科治療に一変する。

バイオ再生医療時代に活躍する歯科医師は、抜歯治療と同様、非感染性歯髄の抜髄治療を要する症例に遭遇した際には、念頭に歯の細胞バンクのフラグがピンと立つことが望ましい。そうした日常臨床と歯の細胞バンクを有機的にリンクできる歯科医師が増加すれば、それだけ歯髄細胞をバイオ再生医療に活用できる患者が増えることになる。歯科医院は、とかくコンビニよりも数が多いなどと揶揄されるが、それは歯科医師がそれだけ広く細やかに患者福祉に貢献している証左である。

これからの歯科医師は、治療抜歯だけでなく抜髄処置を通じて、将来のバイオ再生医療を患者に勧めるポジティブな歯内療法を提供する責務がある。いまや歯の細胞バンクを日常臨床に導入し、将来のバイオ再生医療に向けた協働作業をともに展開する新時代が到来している。

【参考文献】

1) 中原 貴：バイオ再生医療の現状と展開～"安全な"歯科医療を再考する～．日本歯科医師会雑誌，67（6）：21-32，2014．
2) Nakashima M, Iohara K, Murakami M, Nakamura H, Sato Y, Ariji Y, Matsushita K: Stem Cell Res Ther, 8(1): 61, 2017.
3) 中原 貴：来たるべきバイオ再生医療に向けて～「歯髄細胞バンク」という新たな歯科医療のカタチ～．日本歯科医師会雑誌，68（10）：19-27，2016．
4) 中原 貴：歯科から発信するバイオ再生医療～「歯髄細胞バンク」という新たな希望～．公益財団法人8020推進財団 会誌「8020」，15：46-49，2016．
5) 中原 貴：2020年歯科医療シミュレーションマップ バイオ再生医療は歯科に新風を吹きこむか？．デンタルダイヤモンド，41（1）：28-33，2016．
6) 中原 貴（分担執筆）：【トピックス】歯内療法と歯髄細胞バンク—抜髄治療のパラダイムシフト．歯内療法の三種の神器 すぐに役立つ世界標準のテクニック＆最新トレンド，北村和夫（編），デンタルダイヤモンド社，東京，2016：118-123．

Level Up & H!nt

11章 トピック

[02] 生物学的歯内療法

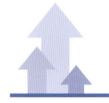

広島大学 大学院医歯薬保健学研究科 歯髄生物学研究室　**鈴木茂樹　柴 秀樹**

　生物学的歯内療法とは、増殖因子や低分子化合物などの細胞機能制御因子を用いることにより、残存歯髄細胞や根尖周囲の歯周靱帯細胞の機能を積極的に制御し、治癒に導くという概念に基づく歯内療法である。近年、根管未完成歯に対して、アペキソゲネーシスおよびアペキシフィケーションに次ぐ新治療法として、リバスクラリゼーション（revascularization）が注目されている。Revascularization は、根尖孔外から根管内への血液成分や根尖孔周囲細胞の流入を促し、それらに含まれる増殖因子と幹細胞によって歯髄組織や歯根形成を誘導する治療法であり、生物学的歯内療法に含まれると考えられる。患者自身から採取される幹細胞やiPS細胞などを用いた細胞移植による歯髄組織や根尖歯周組織の再生も、広義において生物学的歯内療法に含まれる。

▶ 新たな生物学的歯内療法であるバイオミネラリゼーションによる根管封鎖法

　根尖部の彎曲や狭小が強く、拡大器具が届きにくい症例は数多くある。さらに、デンタルX線写真やコーンビームCT（CBCT）で検知できない側枝は、NiTiファイルを主とするエンジン用ファイル、または手用ファイルにかかわらず、物理的に感染細菌の完全除去は不可能であり、将来的な根尖性歯周炎発症の原因となる。当研究室が提唱し、実現のために基礎的研究に取り組んでいる生物学的歯内療法は、①細菌感染の制御（抗菌物質の根管内投与による根管壁象牙質、あるいは残存歯髄組織中の感染細菌の除去）、および②細胞機能制御（石灰化誘導因子によって歯髄細胞ならびに歯周靱帯細胞の硬組織形成分化能の促進）により、根尖部根管の閉鎖を誘導するバイオミネラリゼーションによる根管封鎖法である（図1）。

　根管治療が不完全であっても根尖部根管が観察されず、臨床症状や根尖部周囲の組織に異常所見がない予後良好症例をみることがある。これは、抜髄時に適切な細菌感染制御のもと、不完全な抜髄によって根尖部根管に歯髄組織が残存したものの、歯髄組織の硬組織分化能が惹起され、自然成立型のバイオミネラリゼーションによる根管封鎖が行われたと推察できる。この根管封鎖を、歯内治療困難歯に対しても人為的に高確率に引き起こすのが、当研究室で想定している生物学的歯内療法であり、根尖性歯周炎発症のリスクを大幅に低減する、予知性の高い歯内治療になると考えている。

1. 細菌感染の制御

　感染細菌を除去する際、宿主の歯周靱帯細胞や残存歯髄細胞への傷害を極力避ける必要がある。これには、選択毒性のない消毒薬ではなく、選択毒性のある抗菌薬の使用が相応しい。抗菌薬頻回投与による耐性菌の出現を防ぐため、抗菌薬感受性試験に基づいた抗菌薬の根管内貼薬が必要である。現時点で、根管貼薬剤の適応が認められている抗菌薬はないので、根管内貼薬に向けて臨床研究が必要である。

　LL37は、37のアミノ酸から構成される塩基性抗菌ペプチドで、陽性に帯電しており、弱い陰性に帯電している細菌の細胞膜に引き寄せられ、細胞膜内への取り込み・ポア形成によって細胞膜破壊を引き起こし、細菌の細胞死を誘導する。抗菌薬が細菌の細胞壁、およびタンパク質の合成阻害などの代謝系に作用して抗菌力を示すのに対して、LL37の抗菌

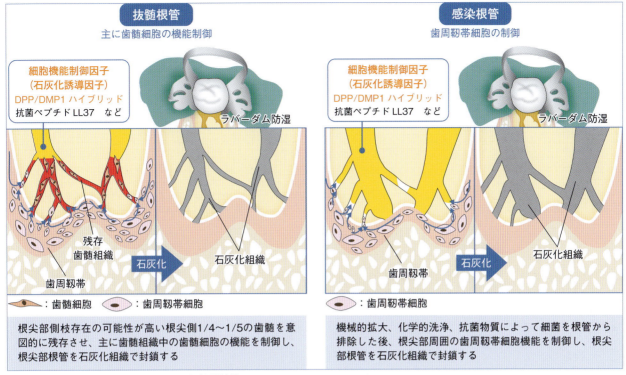

図❶ バイオミネラリゼーションによる根管封鎖法

力は物理的に細胞膜の傷害を引き起こすことによって発揮されるため、LL37に対する耐性菌は出現しにくいと考えられる。このように、LL37は有力な細菌感染制御因子候補といえる。

2．細胞機能制御

細胞機能制御因子候補は、象牙基質タンパク質、抗菌ペプチドLL37、増殖因子などである。

LL37は抗菌作用に加えて、血管新生作用、歯髄細胞遊走促進能、および実験的ラット頭蓋骨骨欠損の骨再生を促進する。象牙質は、骨同様に無機質が約70％を占める硬組織であり、コラーゲンを主とする有機質も存在し、含まれるタンパク質はさまざまな生理活性をもつ。

DPP（dentin phosphophoryn）、およびDMP-1（dentin matrix protein-1）は、主要な非コラーゲン性象牙基質タンパク質である。DPPとDMP-1をコードする遺伝子は、染色体上で横並びにある兄弟遺伝子で、生物が歯を獲得した際に2つに分かれたと推定され、それぞれが歯の形成・成熟に対して独自の機能をもつ。

また、DPPはヒト象牙質形成不全症の原因遺伝子である。DPPは細胞外基質のリン酸やカルシウムの局所濃度を調節し、基質石灰化に関与することがあきらかとなっている。一方、DMP-1は、歯髄組織に存在する未分化間葉系細胞の硬組織形成細胞分化を積極的に誘導する。そこで、当研究室では、LL37に加えて、組み換えDPPタンパク質をベースに、一部DMP-1のアミノ酸配列に組み替えたDPP/DMP-1ハイブリッド組み換えタンパク質を用いて、能動的バイオミネラリゼーションによる根管封鎖法の確立のための基礎的実験を行っている。

細菌感染制御下における細胞機能制御因子の積極的活用による生物学的歯内療法は、いまだ基礎的研究の域を出ないが、解剖学的形態に起因する歯内療法困難歯に対しても予知性の高い歯内療法の一つとして、近い将来、臨床応用されることが期待される。

【参考文献】
1）柴 秀樹：生物学的歯内療法における抗菌ペプチドLL37と象牙質リンタンパク質（ホスホホリン）の有用性について．広大歯誌, 47: 83-89, 2015.
2）Kobuke S, et al.: Relationship between length variations in Ser/Asp-rich repeats in phosphophoryn and in vitro precipitation of calcium phosphate. Arch Oral Biol, 9: 1263-1272, 2015.
3）Suzuki S, et al.: Dentin sialophosphoprotein is a potentially latent bioactive protein in dentin. J Oral Biosci, 4: 134-142, 2016.

Level Up & H!nt
11章 トピック

[03] バイオフィルム

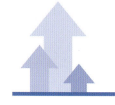

新潟大学大学院医歯学総合研究科 口腔健康科学講座 う蝕学分野　竹中彰治　野杁由一郎

　原則に則った歯内治療を行ったつもりでも、打診痛や咬合痛、違和感などの臨床症状が消失しない症例や、根管内症状が持続する症例を経験することがある。また、治癒に向かうと判断し、根管充塡を行ったにもかかわらず、数年後に病変の拡大を示す症例も散見される。これらの原因には、治療の過程で根尖孔外に溢出された切削片や薬剤、過剰根管充塡などに対する生体の防御反応によるものや、術者のテクニカルエラーに起因する技術的問題など、さまざまな要因が考えられる。とくに化学的清掃・機械的根管形成が十分に奏効しなかったことに起因する根管内外バイオフィルムによる感染継続が原因であることが多い。本項では、根管内外バイオフィルムの最新の知見について概説する。

▶ 根管内バイオフィルム

1．特徴
　歯内治療が施されてもなお、象牙細管内で生存した細菌が低栄養環境にもかかわらず生存し続けることが証明され、とくに根尖分岐、側枝、フィンやイスムスにおけるバイオフィルム形成を示唆する組織学的所見が多数報告されている[1, 2]。

　たとえばRicucciらは、根尖性歯周炎病変を有し、歯根端切除、もしくは抜歯対象となった歯根先端部106本（未処置歯64本、処置歯42本）の組織病理学的細菌学的検索を行い、以下の所見を報告している[1]。
①77％の歯根に根管内バイオフィルムが存在
②X線画像で5mm以下の透過像を有する歯根の62%、5mm以上の同歯根の82％にバイオフィルムが存在
③病理学的に囊胞、膿瘍、肉芽腫であった歯根中のバイオフィルムの存在率はそれぞれ、95、83、70％
④臨床症状およびフィステルの存在とバイオフィルムの有無との関連性はない

　バイオフィルム形成で根管洗浄液の浸透は減弱されるため、殺菌に必要な作用時間は長くなる。そのため、フィンやイスムスなど機械的切削ができない場所の化学的清掃効果を高める工夫が必要となる。

2．構成細菌
　Enterococcus faecalis は、未治療の感染根管よりも無症状の根尖性歯周炎を伴う根管充塡や再治療症例などの経過不良例から高頻度に検出（24～77％）され、アルカリ性環境下においても生育可能なことなどから、難治性根尖性歯周炎の原因菌として注目されてきた。しかし、近年の感染根管内細菌叢の網羅的解析では、従来の報告以上に多種多様の細菌種の存在があきらかとなり、*E. faecalis* の割合は必ずしも多くない（**表1**）。*E. faecalis* の存在は根尖性歯周炎の難治化要因の一つであるが、臨床症状の改善が認められないものの、細菌学的原因をすべて*E. faecalis* によるものと考えるのは間違いであろう。

　根管内バイオフィルムへの臨床での対処法は、他章を参照いただきたい。治療成績の向上が期待できる化学的・機械的根管形成法が日々報告されている。

▶ 根尖孔外バイオフィルム

　われわれの研究グループが、根尖孔外バイオフィルムの存在と、根尖性歯周炎の難治化への関与を報告[5]してから15年が経過した。それまでは、根尖孔外の細菌感染は急性根尖性歯周炎の場合か、瘻孔を形成して口腔内との交通がみられる場合に限られ

ると考えられていた。これは、根尖孔外の細菌は局所免疫（生体防御反応）により駆逐されると考えられていたためであるが、根尖性歯周疾患の病因論を覆す一連の研究により、現在では根尖孔外バイオフィルムが根尖性歯周炎の難治化の一因と認知されるようになった。一方で、期待した治療効果が得られない場合、根尖孔外バイオフィルムを原因とみなす傾向も高くなっているようである。

表❶ 感染根管から検出された細菌分類群（属）の割合（%）（参考文献[2, 3]より引用改変）。試料は凍結粉砕し、歯根すべてを試料として主根管だけでなく根管側枝やイスムスなど根管内部に存在するすべての細菌を解析している

無症状の慢性根尖性歯周炎 歯根端切除後の根尖端（10本）[2]		無症状の慢性根尖性歯周炎 根尖側1/2（23本）[3]	
Pseudomonas	15	Lactobacillus	14
Fusobacterium	15	Actinomyces	12
Klebsiella	6	Streptococcus	8
Stenotrophomonas	5	Actinobacteria	7
Agrobacterium	5	Prevotella	6
Pseudoramibacter	3	Parvimonas	3
Enterococcus	1.9	Enterococcus	0.2

1．特徴

Ricucciらは、歯根端切除もしくは抜歯対象となった歯の根尖部を病理組織学的に観察したところ、根尖孔外バイオフィルムが観察されたケースは6%（4/64）にすぎなかったと報告している[1]。また、Siqueiraらは、抜歯対象となった根尖部透過像を有し、無症状の初発感染根管歯の根尖部をSEMにて観察したところ、根尖孔外バイオフィルムは1例のみ（1/27）に観察されたと報告している[6]。このように、根尖孔外バイオフィルムの存在は難治化要因であるが、すべての症例にあてはまるわけではないことを念頭におく必要がある。

われわれの研究グループは、2009年4月から2013年3月までに大阪大学歯学部附属病院保存科へ歯内疾患症例に紹介された103症例を対象として、紹介元の一般開業医などが難治症例とみなした原因の追跡調査を行った。その結果、76症例は歯内治療により根管充填され、外科処置の対象となったのは27症例であった。このうち、根尖孔外バイオフィルムの関与が考えられる根尖性歯周炎は5症例（18.5%）にすぎなかった。紹介元が難治性と判断したケースのうち、74%（76/103）は外科処置を伴わない原則に則った歯内治療により治癒している。これは、システマティックレビューで示されている再根管治療の成功率（77%）と一致しており[7]、歯内治療で治癒する症例も難治性と判断されたことを示している。根管充填に至った症例が難治性とみなされた原因の分析結果では、技術的要因、病理・解剖学的要因および診査・診断の問題の要因が挙げられている。

感染根管の無菌化は困難を極めるが、ラットを用いたマイクロエンドモデルでは感染源を75%除去すれば治癒に向かうことが報告され[8]、根管治療そのものの実状とその手技を見直し、無菌的処置を心がけることで臨床成績は向上すると考えられる。

2．対処法

根尖孔外バイオフィルムが形成されると、根管内を対象とする通法の根管治療で除去することは不可能であり、外科的歯内療法（歯根尖切除術、意図的再植、分割抜歯）の適応となる。したがって、根尖孔外バイオフィルムへの最善策は、"根尖孔外にバイオフィルムを形成させないこと"であるといえる。

本項では、難治性感染根管の実態とバイオフィルムとの関連性を概説した。複雑かつ多様な根管内細菌の生態と、それらの除去を困難にする根管形態の2つの要因が期待せぬ経過を招く原因となっている。

一方で、難治性と判断した症例でも、根管治療の手技を見直すことで治癒に向かうことも多いようである。期待した改善効果が得られない場合、その原因を根尖孔外バイオフィルムに求める前に、歯内治療の原則である無菌的処置ができているかを再点検していただきたい。

【参考文献】
1) Ricucci D, et al.: J Endod, 36(8): 1277-1288, 2010.
2) Siqueira JF Jr, et al.: PLoS One, 11(9): e0162887, 2016.
3) Ozok AR, et al.: Int Endod J, 45: 530-541, 2012.
4) Sedgley CM, et al.: The treatment of apical periodontitis. John Wiley & Sons, Inc, 2014.
5) Noiri, et al.: J Endod, 28(10): 679-683, 2002.
6) Siqueira JF Jr, et al.: Int Endod J, 34(3): 216-220, 2001.
7) Ng YL, et al.: Int Endod J, 41(12): 1026-1046, 2008.
8) Yoneda N, et al.: Sci Rep, 7(1): 3315, 2017.

[04] MTAの臨床

東京都・岡口歯科クリニック　岡口守雄

　MTA（Mineral Trioxide Aggregate）は、1990年代初頭、米国ロマリンダ大学のTrabinejad教授らによって開発され、1998年にDentsply Tulsaによって ProRootMTAとして発売された。当初は灰色のProRootMTA Grayであったが、2002年にProRoot MTA Whiteが発売され、現在多くのメーカーによってさまざまなMTAが発売されている。

　MTAセメントは、わが国では覆髄材としてのみ薬事認可され、2007年から発売されている。しかし、偶発的穿孔の封鎖や根管充填、逆根管充填など、さまざまな歯内療法領域においてもその有効性は認められている。MTAは従来のセメントと異なる多くの利点をもつ材料であり、その一つ一つが重要な役割を果たしている。本項では、MTAの特徴と、歯髄保存療法・感染根管治療にいかに応用し、治療を成功に結びつけるか、筆者の症例をとおして紹介したい。

MTAの特徴

1. 優れた封鎖性

　間接・直接覆髄、根管充填、穿孔封鎖、逆根管充填などの処置では、いかに緊密な封鎖を行うかが成功率に影響する。MTAの封鎖性はアマルガム、Super EBA、IRMよりも優れていることが報告されており、Trabinejadは90日後であっても細菌侵入が見られなかったと報告している[1]。この良好な封鎖性により、間接・直接覆髄、穿孔封鎖、逆根管充填などの長期的な成功が期待できる。

2. 生体親和性

　MTAの生体親和性はアマルガムやSuper EBA、IRMよりも優れていることが報告されている[2]。MTAは、体液中のリン酸イオンに触れると、表面にアパタイト様のリン酸カルシウムの結晶を形成する。このため、MTAは高pHであるにもかかわらず、生体親和性がよいとされている。MTAは露髄面や、穿孔部・根尖部の歯周組織の生体組織に接するところに使用されるが、生体親和性の高さゆえ、術後の炎症反応が少なく、従来の材料に比べて良好な経過が期待できる。

3. 硬組織誘導能

　MTAは骨芽細胞や歯髄幹細胞などの培養細胞に対して細胞増殖や分化を促進し、骨芽細胞による骨形成を促進する。覆髄における硬組織誘導の機序は、基本的に水酸化カルシウム製剤と変わらず、MTAから放出されるカルシウムイオンによるものとされている。従来の水酸化カルシウム製剤よりも良好な成功率を得られるのは、高い封鎖性・生体親和性によって生体そのものの治癒能力を妨げないことによると考えられる。

4. 硬化

　MTAの主成分はポルトランドセメントであり、硬化は水和反応で、持続的な水分の供給を必要とする。これも他の歯科用セメントにはない大きな特徴である。従来の材料では、術野の乾燥が確実な封鎖の条件であった。しかし、硬化に際して水分が必要で、充填後は乾燥が大敵である。MTAは、穿孔封鎖や逆根管充填、直接覆髄など血液や滲出液の影響を受けやすい環境で、従来の材料より確実な硬化・封鎖が期待できる。

　一方で、MTAの硬化は遅く、ProRootでは十分

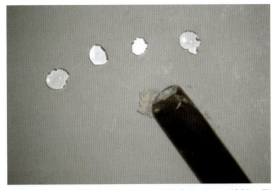

図❶ MTAを練和するときは、精製水をガラス練板に数滴、滴下しておき、適宜水分量を調整しながら練和するとよい

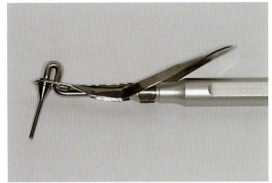

図❷ 外径／内径が1.2/0.8のニエットキャリア（日本歯科商社）。MTAの移送に用いる

な硬化が得られるのに3時間を要する。そのため、水分を含む綿球を留置したMTAをどんな材料で仮封するかの検討が必要である。また、近年では硬化時間を短縮したMTAも販売されており、各種MTAの特徴を理解し、選択することも重要である。

使用の実際

MTAの練和は、ガラス練板と金属スパチュラで行う。ガラス練板に精製水を数滴準備しておくとよい。MTAは離水が激しく、練和して放置しているとすぐに乾いてしまう。水分が足りない場合や、離水した場合は少し水を足すなど、適宜水分量を調整しながら練和する必要がある（**図1**）。また、1回の処置で使うMTAの量は思いのほか少ないため、水を加える際にはデリケートな操作が必要となる。

また、MTAは水分が多いと小さな気泡が入りやすく、圧接の際に緊密に詰めることが難しくなる。逆に、水分が少ないと気泡は侵入しにくいが、根管充塡などの際、硬く詰まりやすくなり、根管内に死腔ができやすくなる。MTAは、水分コントロールが非常に重要なマテリアルである。

MTAのキャリアにはさまざまなものがあるが、筆者は3Mix充塡用のニエットキャリア（外径／内径1.2/0.8：日本歯科商社）を使用している（**図2**）。ニエットキャリアは使用直後に、シリンジ内にMTAが付着していないかを確認し、しっかり水洗してから超音波洗浄機で洗浄する必要がある。

臨床の実際

以下に、筆者の臨床例を示す。

●症例1：直接覆髄（図3a〜j）

本症例では、隣接面の歯質が欠損していたため、周囲のう蝕を徹底的に除去した後、まずCRで隔壁を作製した。隔壁によって確実に防湿することができ、MTAも容易に充塡できる。MTAによる直接覆髄は、従来の水酸化カルシウムと比較して、デンティンブリッジの形成能、成功率に優れており、炎症反応も少ないことが報告されている[3]。

●症例2：難治性感染根管（図4a〜i）

本症例は、すでに2回の根尖切除術の既往があった。また、初診時のデンタルX線写真でガッタパーチャポイントと根管壁の間に隙間が認められ、根管内に感染源の残存が疑われた。このため、治療計画として外科的歯内療法ではなく、順方向からの感染根管治療を行った。根管内の感染源を取り除くことにより、サイナストラクトは消失し、根尖病変も治癒へと向かった。MTAの骨誘導能により、根尖部の病変は改善している。外科的歯内療法を選択する前に、通常の感染根管治療を十分に行うことが重要であると再確認できる症例である。

●

MTAは、近年開発された歯科用材料のなかで、最も革新的なものの1つであるが、歯髄保存・歯牙保存において重要なことは、可及的な感染源の除去である。それなくしては、いかにMTAを使用した

症例1　直接覆髄

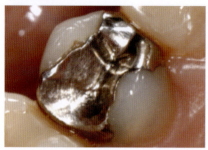

図❸a　初診時2016年11月4日、51歳、女性。左側臼歯部の冷水痛を主訴に受診。|4には不適合なメタルインレーが装着されており、内部にはう蝕が疑われた

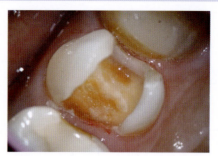

図❸b　メタルインレーを除去すると、内部に軟化象牙質を認める

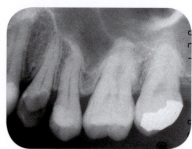

図❸c　デンタルX線写真。う窩は歯髄に近接している

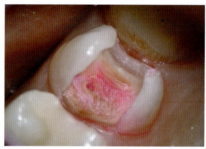

図❸d　う蝕検知液でう蝕を染め出し、赤染部を注意深く除去する

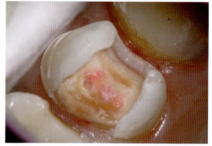

図❸e　その際、歯髄腔に近い部位以外に残る軟化象牙質を徹底的に除去し、コンポジットレジンで遊離エナメル質の補強と、近遠心部に隔壁を作る

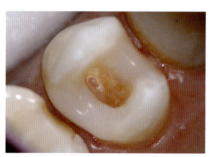

図❸f　コンポジットレジンで隔壁を作製後、歯髄腔に近い部分のう蝕を注意深く除去する。もしう蝕除去中に露髄しても、隔壁によって歯髄は唾液や血液の汚染から保護される。このケースでは、頬側髄角部に露髄を認めたが、隔壁によって唾液や血液の汚染から保護されている

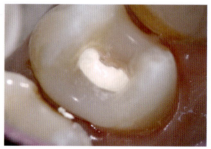

図❸g　MTAで覆髄した。隔壁を作ることでMTAがこぼれることなく、最小限の使用量で露髄部を封鎖できる。その上をコンポジットレジンにて充填した

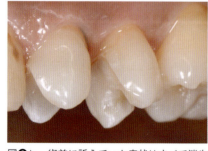

図❸h　術前に訴えていた症状はすべて消失したため、残存するエナメル質を可及的に保存するためにセラミックインレーで修復することとし、形成を行った

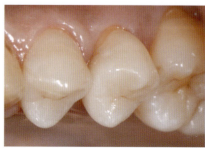

図❸i　術後の口腔内写真。|45ともに、セラミックインレーにて修復を行った

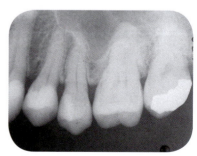

図❸j　術後のデンタルX線写真。|4の歯髄上にはMTAが充填されている。遠心の歯肉縁下マージンはセラミックインレーでカバーした

症例2　難治性感染根管

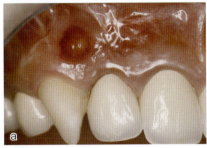
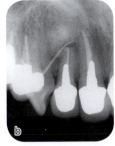
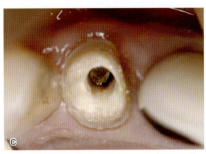

図❹a～c　初診時2003年8月20日、29歳、女性。紹介元の歯科医院で2回根尖切除の既往がある。a：3 2|間に大きなサイナストラクトが出現したため、歯根端切除術の依頼で当院を紹介された。b：同デンタルX線写真。サイナストラクトからガッタパーチャポイント（GP）を挿入すると、2|の根尖病変へと向かった。患歯は歯根が短くなり、骨窩洞内には人工骨が使用されている。根管とGPの間に隙間を認め、感染源の残存が考えられた。そのため、通常の根管治療を行う計画を紹介元の先生に伝え、了承を得てから治療を開始した。c：クラウンを除去し、メタルコアを除去した

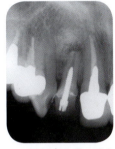
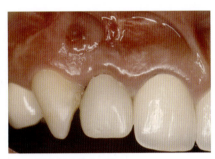
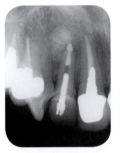
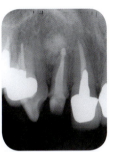

d：2003年9月1日のデンタルX線写真　　e：2003年9月11日　　f：2004年1月7日のデンタルX線写真　　g：2004年3月12日のデンタルX線写真

図❹d～g　d：GPを除去して感染根管治療を行った。既製ポストを使用してテンポラリークラウンを作製した。e：感染根管治療を行うと、サイナストラクトに消失傾向がみられた。f：MTAにて根管充填を行った。逆根管充填されていたアマルガムを根管内から除去したため、根尖は少し大きくなった。MTAが根尖部から溢出したが、緊密に充填されている。g：グラスファイバーにて支台築造を行った後、当院での治療を終了し、紹介元に戻した

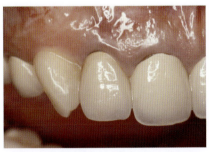
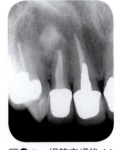

図❹h　根管充填後3年10ヵ月、2007年11月8日。補綴は紹介元の歯科医院で行われた

図❹i　根管充填後11年10ヵ月、2015年11月8日のデンタルX線写真。根尖部のMTAは分離し、根尖孔外のMTAは吸収されているようにみえる

からといって、処置を成功へ結びつけるのは困難であろう。本項が読者諸氏の明日からのMTA臨床の一助になれば幸いである。

【参考文献】
1) Torabinejad, et al.: Bacterial leakage of mineral trioxide aggregate as a root-end filling material. JOE, 21(6): 109-112, 1995.
2) Torabinejad M, et al.: Tissue reaction to implanted root-end filling materials in the tibia and mandible of guinea pigs. J Ended, 24: 468-471, 1998.
3) Zhaofei, et al: Direct pulp capping with calcium Hydroxide or Mineral Trioxide Aggregate: A Meta-analysis. J Endod, 41: 1412-1417, 2015.

Level Up & H!nt

11章 トピック

[05] パルプ・リバスクラリゼーション

宮城県・岩谷歯科医院　岩谷眞一

　根未完成歯の歯髄が壊死に陥り根尖病変が生じると、歯根の発育は停止し、根尖孔は広く開口したままとなってしまう。従来、このような症例は根尖部を硬組織によって閉鎖するアペキシフィケーション（Apexification）によって治療されてきた。しかし、この術式では根管壁の厚みを伴う歯根の成長は起こりえないため、歯根破折の危険性が高くなる。

　一方、根未完成歯を移植した場合、歯髄はいったん壊死に陥るが、やがて根尖周囲より血管と細胞成分に富む結合組織が増殖し、損傷を受けた歯髄と置換することが知られている[1]。この現象はパルプ・リバスクラリゼーション（PRV：Pulp revascularization）と呼ばれ、外傷歯の分野では確立された概念となっている。

　幼若永久歯では、生活力旺盛な根尖周囲組織と根管内が広く開いた根尖孔を介して繋がっていることから、根尖病変が生じていても根尖付近に生きた組織が存在していることがある。このような症例においては、細菌感染を除去することにより、PRVが生じる可能性がある。

PRVの背景

　2001年に、筆者らは根尖病変を伴う根未完成歯において、根管内の持続的な洗浄と抗菌剤の貼薬によりPRVが生じた症例を報告した（図1）[2]。その後、2004年にBanchsとTropeは、根尖部を探針で刺激して出血させ、根管内に血餅を形成することによりPRVを促すプロトコールを報告した（図2）[3]。

　組織再生の3要素として、幹細胞（Stem cell）、成長因子（Growth factor）、および、足場（Scaffold）が挙げられる。血餅中には根尖部歯乳頭（Apical papilla）由来の間葉系幹細胞と成長因子が含まれており、また、血餅中のフィブリンが足場になるといわれている。これまで、多くの症例報告が出されているが、その大半はこのプロトコールに準拠したものであり、AAE（米国歯内療法学会）が推奨する再生歯内療法（Regenerative procedure）の術式[4]も、これに沿ったものである。

　歯髄再生が期待されたPRVであったが、歯髄が完全に壊死している場合には、歯髄は再生しないこ

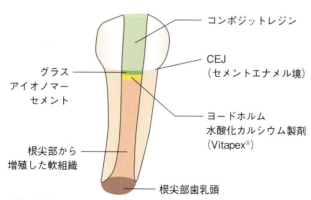

図❶　筆者らによるパルプ・リバスクラリゼーション（PRV）の術式

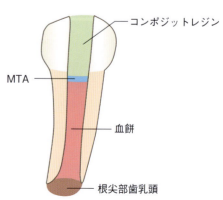

図❷　BanchsとTropeによるPRVの術式

症例 1

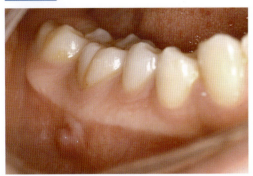

図❸　術前、6̲の根尖部近心頬側歯肉に瘻孔が認められる

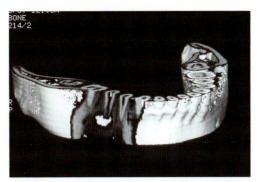

図❹　術前の三次元CT画像。5̲の根尖部に病変が認められる。根尖病変は、画像処理したため不透過像となっている

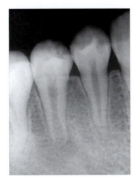

図❺　術前、5̲の歯根は未完成の状態で、根尖部に透過像が認められる

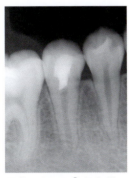

図❻　Vitapex® を充填して5ヵ月後には、その直下に硬組織の形成が認められるとともに、歯根が成長し始めている

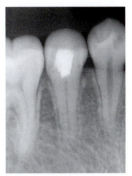

図❼　2年半後には、歯根が完成していた。根管壁は厚みを増し、歯髄腔は狭窄している

とが動物実験や症例の組織学的観察によりあきらかになってきた[5]。根管内は線維性結合組織で置換され、根管壁の肥厚はセメント質の添加によるものとされていることから、不完全な再生（修復）と理解されている。

Revascularizationは血管再生と訳され、心臓バイパス手術において血流が再開されるときに使われる用語であるため、これに異を唱える研究者もいる。最近は、リバイタライゼーション（Revitalization）、REPs（Regenerative endodontic procedures）あるいはRET（Regenerative endodontic therapy）という用語も使われるようになってきている。

 症例

症例1は13歳、女子の中心結節が破折した5̲（図3〜7）[2]、症例2は7歳、男児の外傷を受けた1̲（図8〜11）[6]である。無麻酔で髄腔開拡し、排膿を図った後、5％次亜塩素酸ナトリウムと3％過酸化水素水による洗浄を行った。また、細菌感染への対応として症例1では抗菌薬（メトロニダゾール＋シプロフロキサシン）を、症例2では水酸化カルシウム製剤（Calcipex®）を根管の上部に貼薬した。その結果、いずれの症例においても、根管内に軟組織が増殖してきた。そこで、その組織に接するようにヨードホルム・水酸化カルシウム製剤（Vitapex®）を充填し、グラスアイオノマーセメントと接着性コンポジットレジンにて封鎖した。経過観察の結果、いずれの症例ともEPT（＋）となり、歯髄腔の狭窄を伴う歯根の成長が認められた。

 根未完成歯における感染経路

Huangらは、根未完成歯における感染経路に関する仮説を報告している[7]。細菌感染は、歯冠側から根尖側へと徐々に進行する。感染が初期で健康な歯髄が残存していれば、アペキソゲネーシス（Apexogenesis）による対応が可能である。さらに

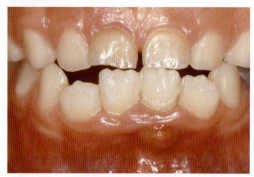

図❽　術前、|1 の唇側歯肉に膿瘍が認められる

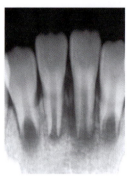

図❾　術前、|1 の根尖部から槽間中隔に及ぶ透過像が認められる

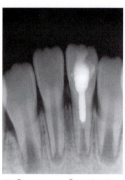

図❿　Vitapex® を充塡して3ヵ月後には、硬組織の形成と根尖の閉鎖が始まっている

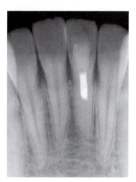

図⓫　11年後、歯根が完成し、歯髄腔は狭窄している。白線が明瞭に認められ、良好な治癒像を呈している

感染が進行すると、根尖病変が認められるようになるが、ダメージを受けた歯髄が残存している場合や、歯髄が破壊されたとしても根尖部歯乳頭が生存している場合が想定される（図12）。このような環境下では、PRV が生じる可能性がある。一方、根管内に生きた組織が残存している場合は、PRV ではなくアペキソゲネーシスとする見方もある[8]。

▶ AAE による術式

2016年に改訂された AAE が推奨する再生歯内療法の術式[4]を以下に示す。

● 1回目の処置

①治療のリスク、代替治療などについて、患者のインフォームド・コンセントを得る。
②局所麻酔を行った後、ラバーダムを装着する。
③髄腔開拡し、ファイルを挿入したX線像により、根尖から1mmアンダーな位置に作業長を決定する。
④20mL の1.5％NaOCl で、5 分間、静かに根管内を洗浄した後、20mL の生理的食塩水または EDTA で、5 分間、洗浄する。その際、洗浄針の先端は根尖から1mmアンダーとなるようにする。

⑤根管内をペーパーポイントで乾燥する。
⑥水酸化カルシウムあるいは低濃度の3 Mix（0.1～1.0mg/mL）を根管内に貼薬する。歯の変色に関連するミノサイクリンを除いた2 Mix や、ミノサイクリンの代わりにクリンダマイシン、アモキシシリン、セファクロルなどを用いてもよい。
⑦Cavit™、IRM™ あるいはグラスアイオノマーセメントを4mmの厚みで仮封する。

● 2回目の処置（初回治療から1〜4週間後）

①臨床症状がないことを確認する。もし、感染の兆候が認められたときは、1 回目の処置を繰り返し行う。
②血管収縮剤を含まない局所麻酔薬（3％メピバカイン）による麻酔を行った後、ラバーダムを装着する。
③20mL の17％EDTA で、5 分間、静かに根管内を洗浄した後、5 mL の生理的食塩水で1 分間洗浄し、根管内に貼薬した薬剤を除去する。
④ペーパーポイントで根管内を乾燥する。
⑤Kファイルまたは探針を用いて、根尖孔を2mm超えた位置までオーバーインスツルメンテーション

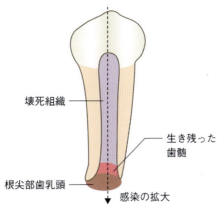

図⓬　根未完成歯における感染経路（参考文献7）より引用改変）

して根管内に出血を促し、CEJ まで血液で埋まるようにする。別に、PRP（Platelet-rich plasma）、PRF（Platelet-rich fibrin）、または AFM（autologous fibrin matrix）を用いる方法もある。
⑥血餅が形成されたら、その上に吸収性マトリックスの CollaPlug™、Collacote™、または CollaTape™ を置き、white MTA を充填する。MTA は変色に関連するため、審美性を重視するときは Biodentine® などの材料に変更する。その後、3〜4mm の厚みになるように光重合型グラスアイオノマーを流し込み、40秒間光照射し、硬化させる。最後に、接着性コンポジットレジンを充填し、処置を完了する。

● 経過観察

痛みがないこと、腫脹や瘻孔がないことを確認する。術後6〜12ヵ月でX線透過像の縮小を確認する。術後12〜24ヵ月で根管壁の厚みが増してきていることを確認する。歯根の成長や歯髄診に対する反応も確認する。

● 治療のゴール

最初のゴール：症状の消失と根尖部透過像の骨による治癒
第2のゴール：根管壁の厚みの増加と歯根の成長
第3のゴール：歯髄診に反応

 治療のポイント

AAE が推奨する術式は基礎研究を踏まえたものであり、実際の臨床を行ううえで参考にすべき点は多い。しかし、一つ注意すべきことがある。それは、この術式では意図的出血が必須とされているが、筆者らの症例に示すように、この操作を必ずしも必要としない症例も存在するということである。意図的出血は組織再生の観点から理論づけされており、今後の発展が期待されるが、オーバーインスツルメンテーションによるデメリットの有無についての検討も必要と考える9）。

PRV を成功に導くための要件を以下に示す。
①根管内の細菌感染を除去する。
②根管壁は可及的に削除しない。
③FC のような組織刺激性の強い薬剤は使用しない。
④意図的出血を行わない場合には、PRV を生じさせるためのスペースを根管内に確保する。
⑤接着性コンポジットレジンで歯冠側の封鎖を確実に行い、二次的な感染を防ぐ。

【参考文献】
1) Skoglund A, Tronstad L, Wallenius K: A microangiographic study of vascular changes in replanted and autotransplanted teeth of young dogs. Oral Surg Oral Med Oral Pathol. 45: 17-28, 1978.
2) Iwaya S, Ikawa M, Kubota M: Revascularization of an immature permanent tooth with apical periodontitis and sinus tract. Dent Traumatol. 17: 185-187, 2001.
3) Banchs F, Trope M: Revascularization of immature permanent teeth with apical periodontitis: new treatment protocol?. J Endod. 30: 196-200, 2004.
4) AAE Clinical Considerations for a Regenerative Procedure Revised 6-8-16 American Association of Endodontists. 211 E. Chicago Ave., Suite 1100 Chicago, IL 60611-2691, 2016.
5) 下野正基：リバスクラリゼーションの病理学的考察. the Quintessence. 35：1588-1605, 2016.
6) Iwaya S, Ikawa M, Kubota M: Revascularization of an immature permanent tooth with periradicular abscess after luxation. Dent Traumatol. 27: 55-58, 2011.
7) Huang GTJ, Sonoyama W, Liu Y, Liu H, Wang S, Shi S: The hidden treasure in apical papilla: the potential role in pulp/dentin regeneration and bioroot engineering. J Endod. 34: 645-651, 2008.
8) 月星光博：ミニマルインターベンション　エンドのパラダイムシフト. the Quintessence. 35：1102-1113, 2016.
9) 岩谷眞一：リバスクラリゼーションを再考する. the Quintessence. 35：572-589, 2016.

Level Up & H!nt

11章 トピック

[06] 歯内歯周疾患への対応

奥羽大学歯学部 歯科保存学講座 歯周病学分野　高橋慶壯

　歯内歯周複合病変は口腔内細菌による複合感染に、患者あるいは患歯ごとのリスク因子がかかわって形成されると考えられている。初発と進行の様態から、3つの病態（歯内疾患が初発、歯内疾患および歯周疾患が併発、歯周疾患が初発で病変が歯髄に波及）に分類され（図1）、治療の難易度と成功率は患歯の状態および根管系の損傷度によって大きく異なる。

　歯内歯周複合病変の病状の多様性が大きいためか、この病変に関する科学はあまり進歩していない。現状では歯内療法を先行し、経過観察中の病状改善度に応じて外科的歯内療法あるいは歯周外科治療を選択する。本項では、歯内歯周複合病変の病態、分類、診断および治療法の現状を解説し、各病変への対応方法について症例を通じて解説する。

歯内歯周疾患とは

　歯周組織は「セメント質−歯根膜−固有歯槽骨」の3ユニットに歯肉を加えた組織と定義できる。歯内あるいは歯周疾患のなかで、辺縁性歯周炎は「歯の周りの病気」、根尖性歯周炎は「根尖孔周辺の病気」と定義されているが、両疾患とも「歯の周りの病気」と考えてよい。前者は開放巣で再感染するリスクが高く、後者は閉鎖巣であり、歯内療法によって早期に治癒の転帰をとることが多い。歯髄組織と歯周組織が根尖孔、髄管、分枝、側枝および象牙細管を通じて直接交通している場合、一方の組織に生じた細菌感染および炎症反応が、もう一方へも波及して歯内歯周、あるいは歯周歯内複合病変を形成する[1]。

　筆者は共同研究者らと、歯周炎進行の数学モデルを non-linear chaotic model として報告した[2]。歯内および歯周疾患のような慢性の炎症性疾患の場合、病態を数学のようにシンプルな方程式で表現できるわけもなく、「複雑系の理論」で説明することが現実的であろう。両疾患が合併した歯内歯周複合病変のモデルは、よりいっそう複雑であると予測される。

歯内歯周複合病変の科学

　歯内および歯周疾患の病態は、ともに複数の細菌

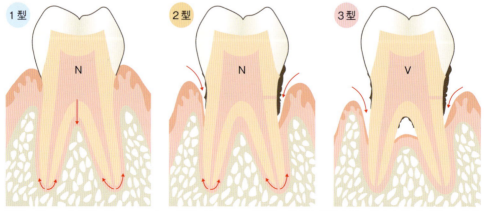

図❶　Simonの分類（N：necrosis＝壊死、V：vital＝生活）。治療の難易度は、歯内疾患（1型）＜歯内疾患＋歯周疾患（2型）＜歯周疾患（3型）の順に高くなる（参考文献[1]から引用改変）

による混合感染に、患者ごとのリスク因子が長期にわたって関与する炎症反応で、多因子性の生活習慣病でもあり、医原病がかかわっているケースも少なくない。1990年代のevidence-based medicine（EBM；科学的根拠に基づく医療）の広がりに伴い、歯内療法の治療結果に関するsystematic review（SR）が報告されているが、筆者が調べたかぎりでは、歯内歯周複合病変の治療に関するSRは見当たらなかった。臨床研究が実施されていないのは、病態のバリエーションが多く、診断の不確実性が高く、被験者の収集と選別自体が困難なことが要因かもしれない。

Cortelliniらの前向き研究では、患者の選別基準に「chronic perio-endo lesions and / or attachment loss to or beyond the apex.」（慢性の歯周歯内複合病変か根尖を超えて付着の喪失した患歯）とあり、3型（図1）を集めた治療結果が報告されている[3]。もっとも、この論文では、歯周組織再生療法のエキスパートが手術を行ったと記載されており、一般の歯科医師に当てはまる結果ではないであろう。

症例1　下顎前歯部歯肉の腫脹

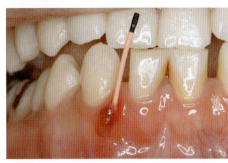

図❷a　23歳、女性。主訴：下顎前歯部歯肉の腫脹。初診時の口腔内所見。瘻孔にガッタパーチャポイントを挿入している

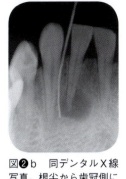

図❷b　同デンタルX線写真。根尖から歯冠側に病変が拡大している

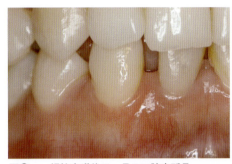

図❷c　根管充填後9ヵ月の口腔内所見

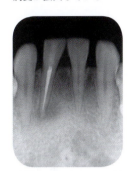

図❷d　同デンタルX線写真。根尖周囲の透過像が縮小している

歯内歯周複合病変の分類

歯内歯周複合病変をSimonは5つ、Weineは4つに分類したが、基本的な病態は3つである。すなわち、①歯内病変由来型：X線所見では進行した歯周炎に類似した骨吸収像を示すが、根管由来の病変（1型：図2a〜d）、②歯内歯周病変混合型：根尖性歯周炎による根尖周囲の骨吸収と辺縁性歯周炎による骨吸収とが独立、あるいは交通して合併した病変（2型：図4a〜i）、および③歯周病変由来型（歯周歯内複合病変）：歯周炎によって3ユニットの破壊が進行し、歯周ポケットを経由して副根管または根尖孔経由で歯髄が感染した病変（3型：図3a〜g）である。

歯内歯周複合病変の治療結果に関するエビデンスレベルは高くないが、筆者の臨床経験からは、若年者では侵襲性歯周炎を除けば、初発疾患は根尖性歯周炎由来（症例1）、40歳以上で全顎的に垂直性骨吸収を認める患者では歯周炎由来（症例2）か、医原病がかかわる歯内疾患（症例3）であることが多い。歯内療法が不適切になされた失活歯の場合、歯根破折、穿孔あるいはセメント質剝離との鑑別が困難で、患部を外科的に精査するか、治療中に鑑別診断されることが多い（症例3）。

歯内歯周複合病変の治療

歯内歯周複合病変の治療目的は、「感染源の除去」、「歯周組織の再生」、および「咬合機能の回復」であり、常に根管治療を先行させる。根管治療においては、「根管本来の形態を保持して、根管の内壁を均等に拡大形成する」という治療原則に従って根管の内壁を切削し、根管系の感染源を3次元的に可及的に除去した後は生体の治癒力に期待する[4]。

初発疾患が歯内疾患で歯周炎のリスクが低い場合、根管治療を行って予後を観察する。治癒の転帰をとらない場合には、根尖孔が破棄されていたり、根尖孔周辺が感染によって汚染されている可能性が高いため、歯内療法を繰り返すのではなく、外科的歯内

症例2　4 3| の咬合痛

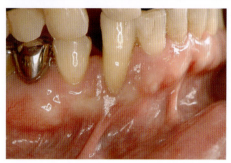

図❸a　56歳、男性。ブラキサー、スモーカー（20本/日）。主訴：4 3|の咬合痛。初診時の口腔内所見。|3の歯肉退縮および小帯の高位付着を認めた

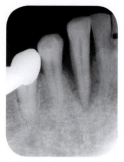

図❸b　デンタルX線写真。根尖に達する骨吸収が予測される

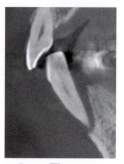

図❸c　|3のCBCT矢状断面画像。唇側は根尖を越えて骨吸収が進行し、歯根膜腔は拡大して歯槽硬線が消失している。上行性歯髄炎と診断し、抜髄後に歯周組織再生療法を提案した

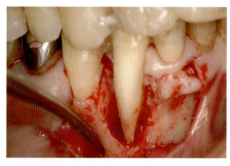

図❸d　術中の所見。画像診断で予測したとおり、骨吸収は根尖まで達していた。患者は保険内の治療を希望したため、まず小帯切除と付着歯肉幅の獲得を目的に遊離歯肉移植術を行い、次いで自家骨移植と骨膜を含む結合組織移植を適応した

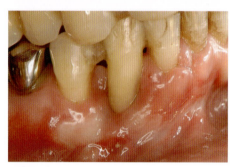

図❸e　術後4年の口腔内所見。歯周ポケットは10mmから3mmに減少した

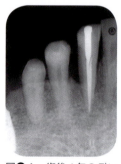

図❸f　術後4年のデンタルX線写真。骨再生が予測される

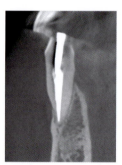

図❸g　CBCT矢状断面画像。唇側は数mm程度骨再生し、歯根膜腔と歯根膜腔は正常化した

療法（意図的再植、歯根端切除術）を選択する。

　初発疾患が歯周治療の場合、しばしば根尖付近まで歯周組織が破壊されているため、まずは歯内療法を先行し、数ヵ月から半年程度は経過観察し、必要に応じてエナメルマトリックスタンパク質、骨移植やGTR法による歯周組織再生療法を適応する[5]。

　Kimら[6]は、実体顕微鏡を使用して外科的歯内療法の治療成績を向上させたが、歯内歯周複合病変の治療成績は歯内疾患のみの場合に比較して2割程度悪いと報告している。歯内歯周複合病変では、病態における歯周疾患の占める割合が高いほど治療の難易度が増すと考えられ、根管治療に加えて歯周組織再生療法にも習熟していなければ、治療は成功しない。

　歯内歯周複合病変のなかでも、上行性歯髄炎や歯髄が失活して根尖性歯周炎と重度の歯周炎が合併している患歯では、根尖まで歯周組織の破壊が進行しているので、hopeless teethと診断されることが多い[7,8]。歯周外科治療を行う前に、適切な根管治療に加えて患者、あるいは患歯のリスク因子を抑制し、治療効果が最大限になるように計画する。患者自身の歯を残すことへの価値観が治療結果に大きく影響するため、治療技術の研鑽に加えて、患者教育とリスク軽減が成功のポイントになる。

症例3　左上奥歯の咬合痛と歯肉の腫脹

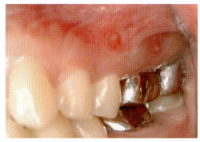

図❹a　32歳、女性。主訴：左上奥歯の咬合痛と歯肉の腫脹。初診時の口腔内所見。|6の頬側歯肉に瘻孔を2つ認めた。数年前に患歯の根管治療を受けている

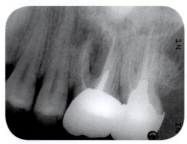

図❹b　デンタルX線写真。MB根根尖周囲および根分岐部の骨吸収が予測された

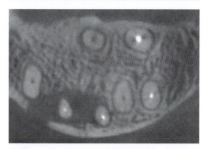

図❹c　|6 CBCT水平断面画像。|6の頬側皮質骨が吸収し、骨吸収は頬側2根の中間部まで波及している。根管治療を開始した際、髄床底に穿孔を認めたため、近心頬側根の根尖性歯周炎および穿孔部由来の病変が交通した状態と診断した

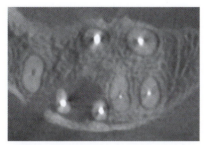

図❹d　根管充填6ヵ月後の|6のCBCT水平断面画像。骨再生を認めないため、患者に外科治療を選択すると説明した

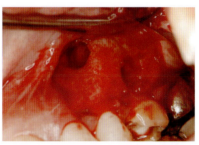

図❹e　外科的歯内療法の術中の所見。骨欠損部が2ヵ所存在した

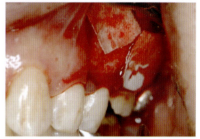

図❹f　骨欠損部の肉芽を掻爬し、MB根根尖部を切除後に骨欠損部にスポンゼルを填入した上に2枚の遮蔽膜を設置し、GTR法を応用した外科的歯内療法を適応した

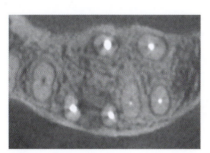

図❹g　歯根端切除術後5ヵ月のCBCT水平断面画像。皮質骨が再生したことがわかる

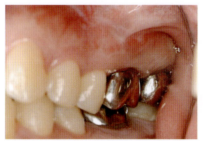

図❹h　歯根端切除術後6年の口腔内所見。不快な臨床症状はない

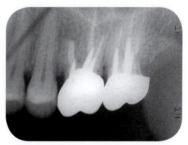

図❹i　歯根端切除術後6年のデンタルX線写真。MB根根尖部および根分岐部周辺の骨再生を認める

　根尖性歯周炎が初発の場合（歯内歯周複合病変）、9割程度は根管治療のみで治癒するが、稀に外科的対処を必要とする。また、初発および病態に占める歯内疾患と歯周疾患の影響度が不明瞭な症例に対しても、基本的な対処は同じである。一方、歯周疾患が初発の場合（歯周歯内複合病変）には、歯周組織再生療法が不可避であるため、歯周病専門医と連携を図るのも選択肢の一つである。紙面の関係で十分に説明できないが、治療の詳細は拙書[1, 4, 7, 8]を参照していただければ幸いである。

【参考文献】

1） 高橋慶壮, 吉野敏明：エンドペリオ病変の臨床 歯内―歯周複合病変 診断と治療のストラテジー. 医歯薬出版, 東京, 2009.
2） Papantonopoulos G, Takahashi K, et al.: Mathematical modeling suggests that periodontitis behaves as a nonlinear chaotic dynamical process. J. Periodontol. 84 (10): e29-39, 2013.
3） Cortellini P et al.: Periodontal regeneration versus extraction and prosthetic replacement of teeth severely compromised by attachment loss to the apex: 5-year results of an ongoing randomized clinical trial. J Clin. Periodontol. 38: 915-24, 2011.
4） 高橋慶壮：考えるエンドドンティクス―根管形成と根管充填の暗黙知と形式知―. クインテッセンス出版, 東京, 2015.
5） Oh SL et al.: Treatment strategy for guided tissue regeneration in combined endodontic-periodontal lesions: case report and review. J. Endod. 35: 1331-6, 2009.
6） Kim S, Kratchman S: Modern endodontic surgery concepts and practice: a review. J Endod 32: 601-623, 2006.
7） 高橋慶壮：歯内療法における臨床思考の技術. デンタルダイヤモンド社, 東京, 2014.
8） 高橋慶壮：歯内・歯周複合病変の正体を探る 臨床の暗黙知から形式知への変換. デンタルダイヤモンド, 41(8): 26-46, 2016.

Level Up & H!nt
11章　トピック

[07] CBCTとマイクロスコープを用いた歯内療法

日本歯科大学附属病院 総合診療科　北村和夫

▶ マイクロスコープの問題点

現在、マイクロスコープを使いこなせれば、歯内療法の精度が増すことに異論の余地はない。しかし、マイクロスコープは光の届く範囲しか観察することができないため、根管を見るためには、反射像を映すダイレクトミラーが必要であり、ミラーテクニックの習得が必須である。そして、ミラーテクニックを極めても、マイクロスコープにも限界がある。すなわち、ミラーをどんなに傾けても彎曲部の先までは光が届かないため、マイクロスコープでは観察することはできない。

もう一つの問題点は、観察している領域が狭いため、患者のわずかな動きで患歯が視野から外れる、ピントがずれるなどの問題が発生することである。また、高倍率で使用すると、焦点がピンポイントで合うため、直線的な距離感を掴みにくい。したがって、高倍率になるほど全体像を把握しにくく、残存象牙質の厚みもわかりにくくなるので、ときどき倍率を下げて確認する必要がある。また、マイクロスコープでは、髄床底や根管壁など、象牙質表面の情報は得られても、象牙質の内部の情報までは得られない。そこで必要になるのが、歯科用コーンビームCT（以下、CBCT）検査による硬組織内部の情報である。

▶ CBCT検査で得られる情報

歯内療法では、主に象牙質に囲まれた髄室と根管および根尖歯周組織を治療対象とするため、画像診断が重要である。歯内療法において、デンタルX線写真での画像診断が頻用されてきたが、対象物を二次元の平面に投影しているため、病態や解剖学的な位置関係などの詳細までは把握できなかった。しかし現在では、これらの問題点の多くを、三次元的評価が可能なCBCT検査の情報により補うことができる。

次に、歯内療法におけるマイクロスコープとCBCTの併用の利点について解説する。CBCT検査では、マイクロスコープで観察できない彎曲部より先の破折ファイルや穿孔まで、確認することができる。CBCTの検査結果を踏まえてマイクロスコープ下で歯内療法を行うと、歯根と根管の数（症例1）、破折ファイルの数と位置、歯根内部・外部吸収や歯内歯の診断、根尖病変の検査などに有効である。すなわち、歯内療法は術前にCBCT検査で硬組織の内部構造をあきらかにし、リアルタイムにマイクロスコープで対象物の表面を拡大して見ながら治療することで、精度が一段と向上する[1]。

▶ CBCT検査での注意点

マイクロスコープから得られる情報がリアルタイムで更新されるのに対し、CBCT検査からの情報は、あくまでも撮像時の情報にすぎない。CBCT検査の情報が古い場合、根尖病変を有する症例では、その進行や治癒によって患歯や根尖歯周組織に変化が生じる可能性がある。また、金属や根管充填材などにより、撮像時にアーチファクトが出現するので、再根管治療を施す際には、根管充填材まで取り除いた後に撮像するとよい。

歯内療法を施す際には、マイクロスコープと

CBCTの併用が相乗効果をもたらすように、お互いの欠点をカバーし、長所を最大限に活かしながら治療することが大切である。

次に、マイクロスコープとCBCTの併用効果の高かった非外科的歯内療法（症例1）[2]と、外科的歯内療法（症例2）[3]を紹介する。

マイクロスコープとCBCTを用いた歯内療法

◉症例1：4根5根管性の上顎第1大臼歯の根管治療

- **患者**：18歳、男子
- **主訴**：6の咬合時の違和感
- **現病歴**：1ヵ月前に6に自発痛が出現したため、近隣の歯科医院で抜髄処置を施されるも、違和感が残存するため、CBCTで精査された（図1）。過剰根を有する複雑な形態であったため、本学附属病院に紹介来院した。
- **現症**：患歯周囲歯肉に異常所見はみられず、歯周ポケット検査の結果、全周3mm以内であった。デンタルX線検査で根尖歯周組織に異常は認められないが、歯根の形態は不鮮明であった（図2）。持参のCBCT画像より、口蓋根の近心側に過剰根がみられ、4根を確認した（図1）。
- **診断**：6の慢性根尖性歯周炎
- **処置と経過**：マイクロスコープ下で、近心頰側に2根管、遠心頰側根に1根管、近心口蓋根に1根管、遠心口蓋根に1根管の4根5根管であることを確認した（図3）。感染根管治療を行い、根管充塡後のデンタルX線検査とCBCT検査を行った。4根5根管が緊密に充塡されているのを確認した（図4、5）。患者への説明用に、三次元構築画像を作製した（図6）。その後、ファイバーポストとレジンで築造し、紹介医で全部鋳造冠を装着され、良好に経過している（図7）。

◉症例2：過剰根を有する上顎中切歯の外科的歯内療法

- **患者**：29歳、男性
- **主訴**：上顎右側前歯部唇側歯肉からの排膿
- **現病歴**：1ヵ月前より1の唇側歯肉から排膿が続き、近隣の歯科医院で治療を受けるも完治せず、CBCT撮像を行った（図8）が、原因はわからなかった。精査加療のため、本学附属病院に紹介来院した。
- **現症**：1の近心唇側歯頸部に、歯根の一部露出が認められた（図9）。また、患歯の唇側歯頸部より数mm根尖側に瘻孔を認めたが（図9）、歯髄電気診の結果、生活歯であった。歯周ポケットは、唇側の瘻孔付近だけ5mmと深かった。偏遠心投影で、近心唇側に長さ約5mmの短い過剰根を確認した（図10）。過剰根は、紹介医で撮像したCBCT画像でも確認できた（図8）。
- **診断**：1健康歯髄、1過剰根の慢性根尖性歯周炎
- **処置と経過**：マイクロスコープ下で歯肉を剥離し、過剰根を確認した（図11）。過剰根を慎重に削合して根管を確認し、中切歯の歯髄腔と交通していなかったため、過剰根のみを切断除去して根面の形態を整えた（図12）。偏遠心投影で、過剰根除去後の状態を確認した（図13）。唇側の歯頸部歯肉の安定後、露出していた根面は接着性コンポジットレジンで修復し、5年間、生活歯のまま良好に経過している（図14）。

●

現代の歯内療法において、マイクロスコープとCBCTは、検査、診断、治療を確実に行うために必要である[1〜3]。現在では、患歯のCBCT画像の読像を条件として、歯根端切除術と根管治療（4根管、樋状根管）にマイクロスコープ使用による加算が保険収載されており、今後その適用範囲の拡大が予想される。この2つが日常的に併用されるようになれば、歯内療法の成功率が上がると考えている。そして近い将来、CBCTの情報がマイクロスコープの接眼レンズ内に映し出される時代が訪れるかもしれない。歯科医師であれば、歯内療法の潮流にも乗り遅れないように精進したいものである。

【参考文献】

1) 北村和夫：マイクロスコープとCBCTを用いた歯内療法．季刊・歯科医療．31（2）：12-20，2017．
2) Kitamura K: Endodontic treatment on maxillary first molar with four roots and five root canals using a microscope and the cone-beam computed tomography, Int J Microdent, 5: 62-67, 2014.
3) Kitamura K: Surgical endodontic approach to a maxillary central incisor with a supernumerary root. Int J Microdent, 7: 86-90, 2016.

症例 1　4 根 5 根管性の上顎第 1 大臼歯の根管治療

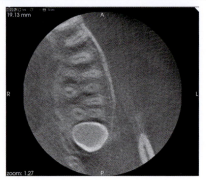

図❶　CBCT による6の水平断像。5 根管を観察できる

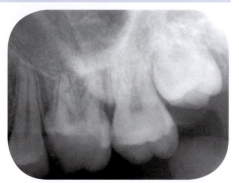

図❷　術前のデンタル X 線写真。6の口蓋根が不鮮明である

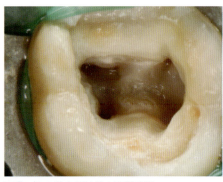

図❸　6の髄室開拡後の顕微鏡像

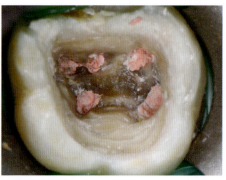

図❹　6の根管充填後の顕微鏡像

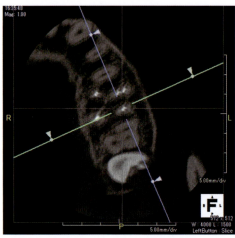

図❺　6の根管充填後の CBCT 像

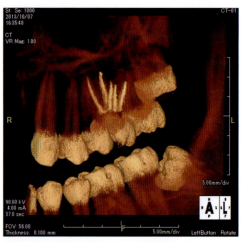

図❻　6の根管充填後の 3D 構築画像

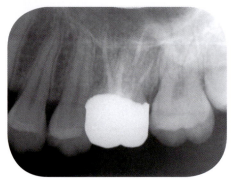

図❼　6の根管充填後 3 年のデンタル X 線写真

症例2　過剰根を有する上顎中切歯の外科的歯内療法

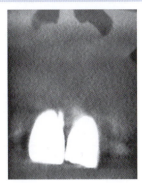
a：冠状断像

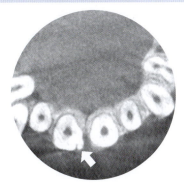
b：水平断像。近心唇側に過剰根を認める（矢印）

図❽ a、b　紹介医で撮影した1|のCBCT画像

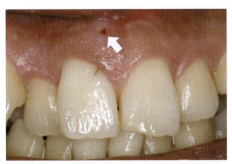

図❾　術前の口腔内写真。唇側過剰根根尖相当部歯肉に瘻孔を認める（矢印）

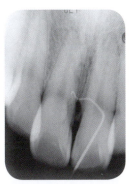

図❿　唇側の瘻孔から挿入したガッタパーチャポイントは、過剰根根尖に到達

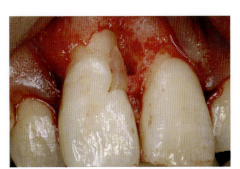

図⓫　マイクロスコープ下で、1|の近心唇側に過剰根を確認する

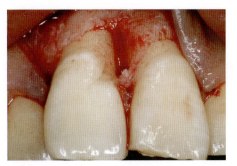

図⓬　マイクロスコープ下で過剰根のみを削合し、根管内の感染源を除去した

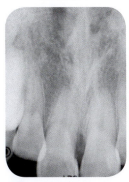

図⓭　術直後のデンタルX線写真。過剰根の除去を確認した

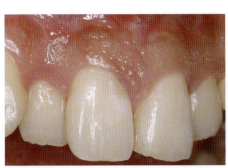

図⓮　5年リコール時の1|の口腔内写真（左）とデンタルX線写真（右）。異常所見はみられず、経過良好である

Level Up & H!nt

11章 トピック

[08] Internal Apicoectomy：マイクロスコープを用いた新たなアプローチ

茨城県・長尾歯科　**長尾大輔**

　日々の診療において、根管の解剖学的な複雑さや、根管治療における合併症によって、より複雑な状況に陥り、通常の根管経由の根管治療のみでは治癒が困難、もしくは不可能と思われる症例に遭遇することがある。このような場合、外科的歯内療法や、残念ながら抜歯に至ってしまうこともある。

　外科的歯内療法の代表例として、歯根端切除術と意図的再植術がある。これらの施術にあたり、マイクロスコープの使用は術野および患歯の精密な観察や、成功率の向上[1, 2]に大きく寄与している。しかし、患者に与える外科的侵襲や術式自体、実はほとんど変わっておらず、有病者や高齢者などには適用しにくい場合もある。つまり、精度こそ向上しているが、低侵襲とはいいがたい。

　そこで筆者は、マイクロスコープを用いて、従来の外科的歯内療法のような切開・剝離・縫合・抜歯などの大きな外科的侵襲を一切加えず、終始根管経由で根尖を短く切削し、根管内の感染歯質はもちろん、根尖孔外に溢出したガッタパーチャや根尖病変に至るまで、低侵襲かつ高精度に除去する「Internal Apicoectomy」（以下、IA）を考案した。これは、従来の歯内療法の常識を覆す、まったく新しい術式である。本項では、複雑な問題を多く抱えた7̲ に対し、IAを施した症例を供覧するとともに、日常臨床における本術式の意義や新たな可能性について報告する。

終始根管経由で施す

　まず、IAについて抜去歯を用いて解説する（図1）。ここで用いる抜去歯は、あくまでも多量の感染歯質や根尖孔外感染が存在しているものとして考えていただきたい。

①根尖孔外にアプローチをかけるため、必ず浸潤麻酔を行う。

②古い修復・補綴物を除去し、う蝕検知液「カリエスチェック」（日本歯科薬品）を用いて、歯冠部の感染歯質を徹底的に除去する。歯を抜かずに終始根管経由で施すため、意図的再植術のように歯根膜に大きなダメージを与えず、通常の歯内療法のように数回に分けて施すことも可能である。

③必ず根尖を3㎜切削するのではなく、症状により臨機応変に対応する。そのため、切削量は症例ごとに異なる。鉗子などによる術中の歯の破折という最悪の事態も回避できる。

　本法は非外科であると思われるかもしれないが、筆者はいまのところ、非常に高いスキルを要求される外科と考えている。したがって、根尖を短く切削する作業までは、あえてラバーダム防湿はしていない。その後の処置は、当然ラバーダム防湿下で行う。

「どうしても抜きたくない」

患者：41歳、女性
主訴：約1年ほど前から、左上奥の舌側の歯ぐきが腫れている
全身疾患：花粉症
既往歴：7̲ は、他院にて過去に何度か根管治療を受けていた
X線所見：7̲ の近心根に、パーフォレーションおよびファイルの破折片を認めた。さらに、大きな病変のなかで遊離した大量のガッタパーチャの溢出を認め、上顎洞の洞底線は不明瞭（図2a）

Internal Apicoectomy の術式

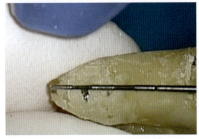

a：黒の印は、根尖から約3mm[3)]の位置を示す

図❶a〜g　IAの術式を抜去歯を用いて解説（動画からのキャプチャー像）

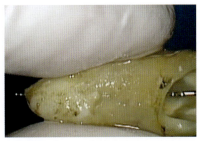

b：超音波チップのAMファイル #25、30（SATELEC）を使い、先端をあえて根尖孔外にオーバーさせる

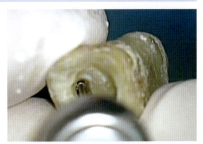

c：次いで、MIステンレスバー（28mm、34mm：マニー）や超音波チップのET-BD（SATELEC）で、根管内の感染歯質を慎重に除去していく

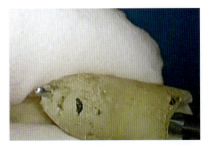

d：根尖部まで、器具がスムースにアクセスできるようになったら、MIステンレスバー #1（28mm）、#2（28mm、34mm）などを、根尖孔外に少しオーバーさせる

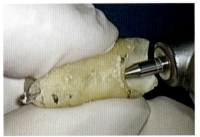

e：必要以上に歯質を切削しないよう細心の注意を図りながら、根管内径の太さに応じたMIステンレスバー #3、4、5（28mm）、#6（28mm、34mm）を根尖孔外に少しオーバーさせ、バーのアンダーカットを利用し、プルストロークで根尖部をさらに広げながら根を短くしていく

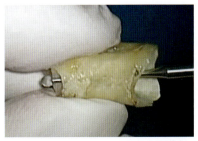

f：最後に使用したMIステンレスバーのアンダーカットを利用し、切削した根尖部を極力整える

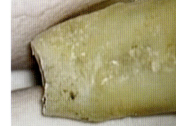

g：終始根管経由で、根尖から3mmの位置まで切削することができた

現症：自発痛（−）、垂直打診（+）、水平打診（±）、根尖部圧痛（±）、波動（−）、動揺度（1）、サイナストラクト（+）

処置内容：初診時、口蓋側に大きなサイナストラクトを認め（図2b）、まずは近心根のパーフォレーションリペアを行った。次いで、遠心根および口蓋根にIAを施した。そのため、根尖孔外が確認しやすくなり（図2c）、根尖孔外のガッタパーチャ（図2d）や不良肉芽も（図2e）、OKマイクロエキスカ（サンデンタル）などを用い、目視しながら除去することができた。

また、根管内吸引用サクションで、出血、滲出液、排膿などを吸引し、ガッタパーチャなどが残っていないかを確認後、根管内にカルシペックス（日本歯科薬品）を貼薬し、水硬性仮封材CAVITON（ジーシー）にて仮封した。

IA直後のデンタルX線写真（図2f）では、遠心根および口蓋根が短くなり、大きな病変の中で遊離していたガッタパーチャも、きれいに除去できたことがわかる。近心根は、後日破折ファイルを除去し、通常の根管治療を行った。

その後、根管内および根尖孔外まできれいになったことを確認し（図2g）、近心根はガッタパーチャで、遠心根および口蓋根は根尖孔外にテルダーミス（オリンパステルモバイオマテリアル）を圧入し（図2h）、根管内はPROROOT MTAセメント（DENTSPLY MAILLEFER）にて根管充填した。根管充填後のデンタルX線写真においても、MTAセメントがオーバーすることなく、根尖部切削面までぴったり充填されていることがわかる（図2i）。歯冠補綴後のデンタルX線写真では（図2j）、根尖部のX線不透過性がさらに増し、上顎洞の洞底線も明瞭になってきたことがわかる。歯冠補綴物の適合も良好である。

術後の口腔内写真（図2k）では、初診時に口蓋

症例　Internal Apicoectomy の施術

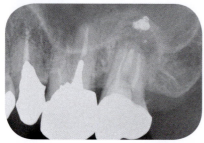

図❷a　初診時のデンタルX線写真。⎿7近心根には、パーフォレーションおよびファイルの破折片を認めた。さらに、大きな病変の中で、遊離した大量のガッタパーチャの溢出を認め、上顎洞の洞底線は不明瞭であった

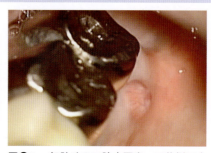

図❷b　初診時の口腔内写真。口蓋側に大きなサイナストラクトを認めた

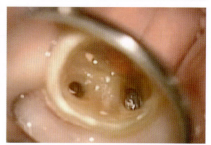

図❷c　IAを施したことで、遠心根および口蓋根の根尖孔外を確認しやすくなった

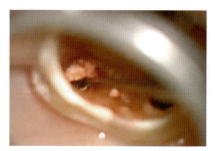

図❷d　OKマイクロエキスカなどを用いて、根尖孔外を見ながら遊離していたガッタパーチャを除去できた

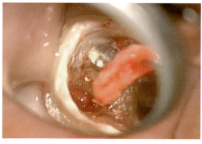

図❷e　根尖孔外を見ながら、不良肉芽も除去できた

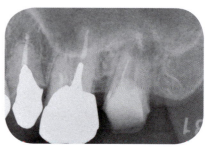

図❷f　IA直後のデンタルX線写真。遠心根および口蓋根が短くなり、大きな病変の中で遊離していたガッタパーチャもきれいに除去できた

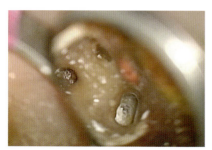

図❷g　すべての根管内および根尖孔外ができれいになったことを確認

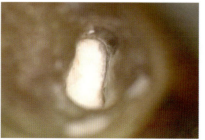

図❷h　根管充塡前に、MTAセメントが根管内で緊密に充塡できるよう、遠心根および口蓋根は根尖孔外にテルダーミスを圧入した

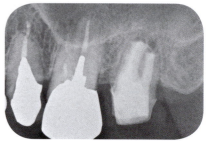

図❷i　根管充塡直後のデンタルX線写真。MTAセメントが根尖孔外に溢出せずに、根管内で緊密に充塡できていることがわかる。根尖部のX線不透過性は徐々に増してきている

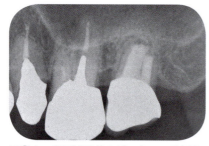

図❷j　歯冠補綴後のデンタルX線写真。歯冠補綴物の適合は良好である。根尖部のX線不透過性がさらに増し、上顎洞の洞底線もより明瞭になってきた

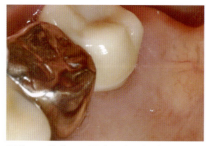

図❷k　術後の口腔内写真。初診時に口蓋側に認められた大きなサイナストラクトは消失した

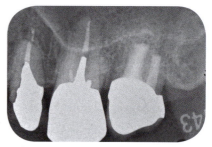

図❷l　IA後3年のデンタルX線写真。根尖部のX線不透過性は、さらに増しているように見える。現在のところ、経過良好である

(図2b〜e、g、h、kは動画からのキャプチャー像、図2a〜c、f、j、kはTHE INTERNATIONAL JOURNAL OF MICRODENTISTRY. 8 (1): 8, 2017. より転載)

側に認められた大きなサイナストラクトは消失していた。術後3年のデンタルX線写真では（**図21**）、根尖部のX線不透過性は、さらに増しているように見える。

IAの意義と可能性

外科的歯内療法の選択において、前歯や小臼歯の場合はまず歯根端切除術を施し、それでも予後不良なら、抜歯直前の最終手段として、意図的再植術を選択することができる。一方、大臼歯では、最初から意図的再植術を選択するしかないのが現状であり、患歯の歯根形態や残存歯質量、歯根膜の状態などによっては、術中の歯の破折や術後の歯根吸収を引き起こす危険性もある[4]。

本項で供覧した症例においても、解剖学的位置関係から、意図的再植術を選択せざるを得ない状況であったが、歯を破折させないように注意し、歯根膜の温存を図りながら多くの複雑な問題を短時間で[5]すべて改善するのは、極めて困難と思われた。そこで今回、IAを施し、これらのリスクを回避しながら、無事に保存・機能させることができた。

このように、IAは複雑な問題を抱える大臼歯に対する治療として、新たな選択肢となり得る可能性を秘めている。また、大きな外科的侵襲を加えないため、従来の外科的歯内療法に比べ、患者の術後のQOL向上にも寄与する術式ではないかと考えている。当院では、これまでに26の大臼歯にIAを施してきた。術後の鎮痛薬の服用状況からも（**図3**）、非常に低侵襲であることがわかった。したがって、複雑な問題を抱えた大臼歯はもとより、外科処置を施しにくい有病者や高齢者などへの新たな選択肢となり得ることも示唆された。

筆者は、IAを日本顕微鏡歯科学会で初めて発表した際、「残存歯質が少ないため、長期的にはどうなのか？」とのご意見を多くの先生より頂戴した。今回報告した症例は、他院では"即抜歯"と診断されたシビアな歯であったため、マイクロスコープ下でIAを施す際、徹底的に感染歯質を除去したため、確かに残存歯質は少なくなった。しかしながら、筆者としては、健全歯質を的確に残すことができたと

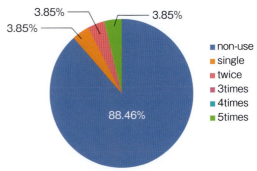

図❸　IA後の鎮痛薬の服用状況。当院では、これまで26の大臼歯に対してこれを施してきたが、約9割の患者が術後に鎮痛薬を服用していないことから、本術式は非常に低侵襲であることが示唆された

考えている。本症例は現在までの術後3年間、患者の口腔内で何の問題もなく、保存・機能している。この"3年"をどう捉えるかによって、評価は分かれるところであろう。

われわれ歯科医師の多くは、経過3年の症例に対し、"まだ3年"、"たかが3年"と考えがちである。しかし、本症例の患者は、今後もより長くもってほしいと願っているものの、初診時の状況を考えると"3年も"経過していると捉えてくれている。仮に、明日この歯が破折して抜歯になったとしても、欠損補綴を施す時期を"3年も"延ばすことができたと考えれば、臨床的には非常に大きな意味があると考えている。

今回、筆者自らが考案・実施したIAを振り返り、改めて"歯の保存"の新たな可能性と、"抜歯"の判断の難しさを痛感した。まだ誕生したばかりの術式ゆえ、本症例を含めて今後も真摯に検証を続け、患者のかけがえのない歯を1本でも多く助けられるように精進していきたい。

【参考文献】
1) Setzer FC, Shah SB, Kohli MR, Karabucak B, Kim S: Outcome of endodontic surgery: a meta-analysis of the literature-Part 1: Comparison of traditional root-end surgery and endodontic microsurgery. J Endod, 36(11): 1757-1765, 2010.
2) Setzer FC, Shah SB, Kohli MR, Karabucak B, Kim S: Outcome of endodontic surgery : a meta-analysis of the literature-Part 2 : Comparison of endodontic microsurgical techniques with and without the use of higher magnification. J Endod, 38(1): 1-10, 2012.
3) Kim S, Pecora G, Rubinstein R: Color atlas of microsurgery in endodontics. W. B. Saunders, 2001.
4) Andreasen JO: Experimental dental traumtology: development of a model for external root resorption. Endod Dent Traumtol, 3(6): 269-287, 1987.
5) Andreasen JO: Effect of extra-alveolar period and storage media upon periodontal and pulpal healing after replantation of mature permanent incisors in monkeys. Int Oral Surg, 10(1): 43-53, 1981.

Level Up & H!nt
11章 トピック

[09] 磁力を用いた根管からの破折ファイル除去

大阪歯科大学 口腔治療学講座　稲本雄之

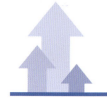

▶ 根管内破折ファイル

根管内でのファイル破折は偶発事故の一つであり、その後の根管治療の妨げとなる。これを除去するためには、マイクロスコープと超音波の併用による機械的な方法が有用であることはよく知られている。

根管内で超音波振動を作用させると、破折片が髄床底まで飛び出してくることがしばしばある。その除去にはピンセットが用いられることが多いと思われるが、把持が不確実なため、落下させる懸念がある。バキュームでの吸引も可能であるが、除去した破折片の形態を確認できなくなるのが難点である。このような場合に磁力を応用すると、簡単に破折片を取り除くことが可能である。

▶ 材料および方法

使用する磁石は、形状と感染予防対策の観点から、マグネットピックアップツール（以下、MT）が便利である。市販のMTに光重合型コンポジットレジン用光照射器のカバーを取り付ければ、感染予防対策が可能である（図1）。ここに強磁性体材料のstainless steel（以下、SS）製根管用チップ（図2）を取り付ける（以下、SSMT）。ネジ留めではなく磁力で取り付けるため、チップの方向は自由に設定可能である（図3）。

▶ 術式

マイクロスコープ観察下で根管内破折ファイルに超音波振動を与え、食い込みが緩んでルーズになった状態（図4）、あるいは髄床底まで破折片が出てきた状態を作り出す（図5）。その後、SSMTで破折ファイル片を釣り上げる（図6）。先端に取り付けるチップは、強磁性体であれば利用可能であるため、破折片の位置や状態に応じて選択可能である。途中で破折片を落下させてしまう心配はほとんどなくなる。なお、NiTiファイルは非磁性体であるため、SSMTで釣り上げることはできないので注意が必要である。

また、SSMTは破折ファイルの最終的な取り除きには有用であるが、根管に食い込んだ状態のファイルを引き抜くほどの力は備わっていない。このような場合には、ループデバイスの使用が推奨される。

▶ 根尖孔外への応用

大きく開いた根尖孔から破折ファイルが溢出している場合、従来は根尖部の掻爬など外科的アプローチが必要であった。根尖孔外へ達する細長いチップのSSMTであれば、非外科的に対応できる可能性もあるのではないだろうか。

【参考文献】
1）寺内吉継：偶発症・難症例への対応．6．ファイル破折の予防策と対処法—ファイルの特性を理解したうえで．ヒョーロン・パブリッシャーズ，東京，2014：75-104．

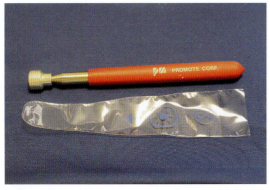

図❶ 市販のマグネットピックアップツール（MT）と光照射器のディスポーザブルカバー

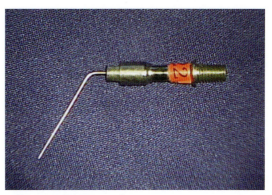

図❷ SS製根管用チップ

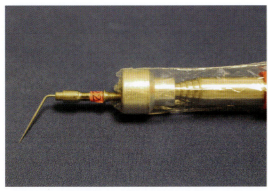
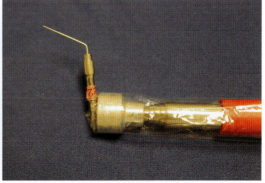

図❸ 左：SS根管用チップをMTに取り付ける（SSMT）。右：チップの方向は自由に設定できる

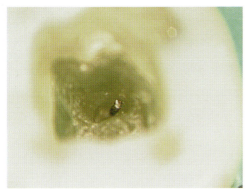

図❹ 根管内で破折ファイルがルーズになった状態

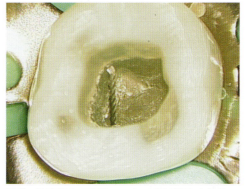

図❺ 髄床底まで破折ファイルが飛び出した状態

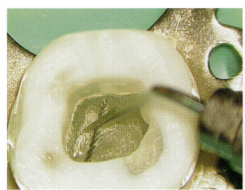
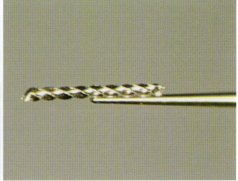

図❻ 左：SSMTで釣り上げるところ。右：除去後の破折ファイル

DENTAL DIAMOND NEW BOOK

歯内療法の三種の神器
すぐに役立つ世界標準のテクニック&最新トレンド

【編著】北村和夫（日本歯科大学附属病院）

豪華執筆陣が贈る、歯内療法のバイブル！

保険診療における再根管治療の頻度は依然として高止まりしているものの、近年、歯内療法における器具・器材、薬剤などの進歩は著しい。特筆すべきは、歯内療法の「三種の神器」といわれる「マイクロスコープ」、「NiTiファイル」、「歯科用CBCT」の普及で、これらを使いこなすことにより、再治療などの頻度を格段に抑えられる。本書はこれら三種の神器以外にも、歯内療法における世界標準のテクニックや最新のトレンドについて、各分野の第一人者がメリット・デメリット、使用時の「＋α」のポイントなど余すところなく解説している。すべての臨床家に役立つ歯内療法のバイブル！

《A4判・176頁・オールカラー　本体8,000円＋税》

CONTENTS

序章　歯内療法の"三種の神器"
　　　　　　　　　　　　　　　　　　　北村和夫

1章　歯科用コーンビームCT
1. 歯科用CBCTでわかること　　　　　吉岡隆知
2. 歯科用CBCTの歯内療法への応用　柴田直樹・中田和彦
3. デンタルX線写真で診断できず、歯科用CBCTで診断した症例　　　古澤成博

2章　マイクロスコープ
1. マイクロスコープの特徴　　　辻本真規・辻本恭久
2. マイクロスコープ下でのメタルコア除去　木ノ本喜史
3. マイクロスコープを使用したガッタパーチャ除去　　　岡口守雄
4. 予測可能な破折器具の除去　　　寺内吉継
5. マイクロスコープ下でのイスムス除去　　石井 宏
6. マイクロスコープ下での穿孔部封鎖　　吉川剛正
　　　　　　　　　　　　　　　　　　　　　他

3章　NiTiロータリーファイル
1. NiTiロータリーファイルの変遷　　五十嵐 勝
2. 形状記憶性NiTiロータリーファイルHyFlex™ EDMを用いた根管形成　　　北村和夫
3. TF Adaptiveの臨床活用法　　　寺内吉継
4. SAF（Self Adjusting File）を用いた根管形成
　　　　冨永尚宏・佐藤（田中）美香・石井信之
　　　　　　　　　　　　　　　　　　　　　他

4章　トピックス
1. 歯内療法と歯髄細胞バンク
　　──抜髄治療のパラダイムシフト　　中原 貴
2. 3Dプリント技術の歯内療法への応用　加藤広之
3. MTAのサイエンス　　　　　興地隆史
4. MTAの病理　　　　　　　古澤成博
5. MTAによる攻めの直接覆髄　高田光彦
　　　　　　　　　　　　　　　　　　　　　他

デンタルダイヤモンド社

▲詳しい情報はこちら

DENTAL DIAMOND NEW BOOK

日常臨床の レベルアップ&ヒント72

[編集委員]
北村和夫(日本歯科大学附属病院)・岩渕博史(神奈川歯科大学大学院)
飯野文彦(東京都・いいの歯科医院)・田中晃伸(茨城県・タナカ歯科医院)・坪田有史(東京都・坪田デンタルクリニック)

すぐ読めて、臨床のヒントがもりだくさん!

本書は、「コンポジットレジン修復」、「歯内療法」、「歯周治療」、「クラウン・ブリッジ」、「インプラント」、「有床義歯」、「外科手術」、「小児歯科」、「高齢者歯科」など、日常臨床におけるほぼすべての領域のなかから、全72項目を厳選。各分野を専門とする先生方にそれぞれ創意工夫を凝らしているポイントや注意点といった"勘所"を中心に解説いただき、2頁もしくは4頁で端的に編んでいる。読みやすく、臨床のレベルアップに直結する、開業医にうれしい一冊。

▼詳しい情報はこちら

A4判・184頁・オールカラー　本体8,000円+税

CONTENTS

1章　コンポジットレジン修復
部分修復時のシェードテイキング
コンポジットレジン修復のリペア　他

2章　歯内療法
ダブルドライバーテクニック(メタルコア除去)
ガッタパーチャの除去　他

3章　歯周治療
セルフ・プラークコントロールを行いやすい歯冠形態
歯周病罹患歯の動揺とその対応　他

4章　クラウン・ブリッジ.etc
支台歯形成のポイント
大臼歯部における補綴物の調整および研磨　他

5章　インプラント
レベルアップに欠かせない切開・剥離・縫合の基本手技
ソケットプリザベーション(リッジプリザベーション)　他

6章　有床義歯
設計のレベルアップポイント
義歯修理のレベルアップポイント　他

7章　外科手術
非歯原性歯痛―歯痛の原因が見つからないとき
外来観血処置後の管理　他

8章　小児歯科
歯科医師が見つける習癖とその対応
大臼歯萌出異常への介入時期と方法　他

9章　高齢者歯科
高齢者の摂食嚥下障害への対応
サルコペニア　他

10章　トピックス
マタニティ歯科
垂直歯根破折における接着再建法のコツ　他

デンタルダイヤモンド社

編著者プロフィール

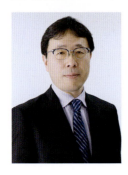

北村和夫（きたむら かずお）

- 1986年　日本歯科大学歯学部卒業
- 1990年　日本歯科大学歯学部大学院歯学研究科歯科臨床系 修了
- 2015年　日本歯科大学附属病院総合診療科 教授

日本歯科保存学会 専門医、指導医、理事
日本歯内療法学会 専門医、指導医、代議員
日本顕微鏡歯科学会 副会長、指導医、理事
日本歯科人間ドック学会 認定医、理事
日本歯科医学教育学会 評議員
関東歯内療法学会 理事
米国歯内療法学会 準会員
日本外傷歯学会 会員　他

【主な著書】
- 『歯界展望別冊 エンド難症例 メカニズムと臨床対応』（医歯薬出版，2009）・共著
- 『デンタルダイヤモンド増刊号 よくわかる外傷歯 症例から学ぶ治療のエッセンス』（デンタルダイヤモンド社，2010）・共著
- 『歯内療法成功への道 偶発症・難症例への対応 メカニズムから考える予防と治療戦略』（ヒョーロン・パブリッシャーズ，2014）・共著
- 『デンタルダイヤモンド増刊号 臨床力アップにつながる 歯の破折の診断と処置 診断・治療』（デンタルダイヤモンド社，2014）・編著
- 『日本歯科評論別冊 最新・歯内療法の器具・器材と臨床活用テニック』（ヒョーロン・パブリッシャーズ，2015）・編著
- 『日常臨床のレベルアップ＆ヒント72』（デンタルダイヤモンド社，2015）・編著
- 『別冊ザ・クィンテッセンス マイクロデンティストリー YEAR Book 2015/2016』（クインテッセンス出版，2015）・編著
- 『抜髄 Initial Treatment ―治療に導くための歯髄への臨床アプローチ―』（ヒョーロン・パブリッシャーズ，2016）・共著
- 『歯内療法の三種の神器』（デンタルダイヤモンド社，2016）・編著
- 『別冊ザ・クィンテッセンス YEAR Book 2017 最新エンドのグローバルスタンダード』（クインテッセンス出版，2017）・共著
- 『別冊ザ・クィンテッセンス マイクロデンティストリー YEAR Book 2017』（クインテッセンス出版，2017）・編著
- 『日本歯科評論別冊 これが決めて！マイクロスコープの臨床』（ヒョーロン・パブリッシャーズ，2017）・共著
- 『動画で学ぶ臨床テクニック』（クインテッセンス出版，2017）・共著　他

歯内療法のレベルアップ＆ヒント

発行日	2017年10月1日　第1版第1刷
編著者	北村和夫
発行人	濱野 優
発行所	株式会社デンタルダイヤモンド社
	〒113-0033 東京都文京区本郷3-2-15 新興ビル
	電話＝03-6801-5810（代）
	https://www.dental-diamond.co.jp/
	振替口座＝00160-3-10768
印刷所	共立印刷株式会社

ⓒ Kazuo KITAMURA, 2017

落丁、乱丁本はお取り替えいたします

- ●本書の複製権・翻訳権・上映権・譲渡権・公衆送信権（送信可能化権を含む）は㈱デンタルダイヤモンド社が保有します。
- ● [JCOPY]〈（社）出版者著作権管理機構 委託出版物〉
本書の無断複写は著作権法上での例外を除き禁じられています。複写される場合は、そのつど事前に（社）出版者著作権管理機構（TEL:03-3513-6969，FAX:03-3513-6979，e-mail:info@jcopy.or.jp）の許諾を得てください。